新文京開發出版股份有限公司

新世紀・新視野・新文京 — 精選教科書・考試用書・專業參考書

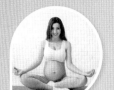

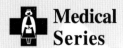
Medical Series

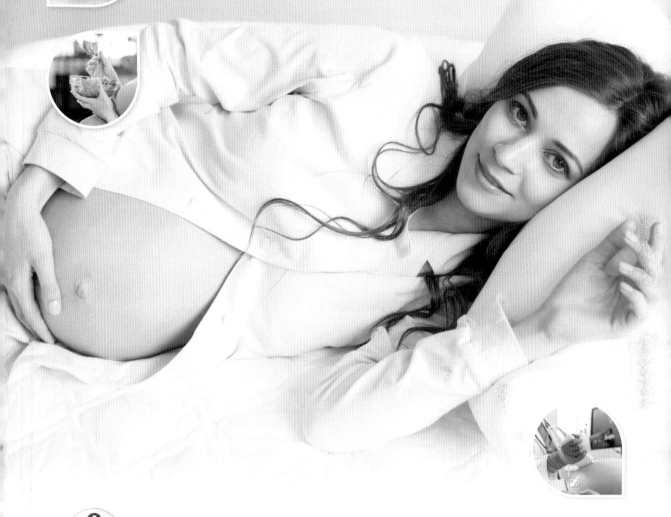

高危險妊娠護理

Nursing Care in
High-Risk
Pregnancies

張靖梅・劉錦成・朱桂慧
巫曉玲・葉月珍——編著

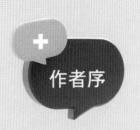

作者序

　　高危險妊娠發生率雖僅占所有妊娠 10%，但卻涵蓋 70%周產期死亡率，隨著生育率的下降，高危險妊娠儼然已成為現今婦產科照護預防及照護的重點。世界衛生組織(WHO)指出全世界每天約有 810 名婦女因懷孕和分娩相關因素死亡，因此，提供專業、安全、高品質的照護及支持性環境，可有效降低孕產婦及新生兒的死亡率。

　　因國人晚婚、晚生逐年增長，高齡導致的妊娠風險性逐年提升，衛生福利部已於 110 年 7 月 1 日起擴大補助孕產婦產檢、超音波檢查、健康照護衛教指導、妊娠糖尿病篩檢與貧血檢驗，及乙型鏈球菌篩檢，期能掌握孕期每階段狀況，讓產程更順利。根據統計，產婦及新生兒死亡／重大傷害高風險項目，主要為：(1)妊娠高血壓、子癇前症；(2)植入性胎盤、前置胎盤；(3)胎盤早期剝離；(4)羊水栓塞、靜脈栓塞；(5)胎兒窘迫；(6)產後大出血。由此可知，高危險妊娠照護已成為產科教學及臨床照護不可忽視的環節。近年來，臨床醫療機構積極推動「孕產兒安全(Safe maternal and newborn care)」，提升孕產兒安全，降低孕產兒風險。除此之外，衛生福利部更將孕產兒安全列入醫院醫療品質及病人工作目標。均可證實高危險妊娠照護占舉足輕重的重要性。

　　本書有感高危險妊娠照護的重要性，及政府近年來於高危險妊娠照護政策的變遷。因此，特邀請目前在產科具有權威的醫護專家學者，共同編撰此本書籍。全書共 21 章，內容整理有最新的高危險妊娠照護政策、診斷、處置及照護，每章節導入案例，以情境式案例探討連結學理，訓練學生批判性思考能力並讓學習更具有統整性。此外，在傳染性疾病的照護章節內，亦將COVID-19 照護納入介紹。相信本書的編撰，對初學產科的專科及大專護理學生、臨床護理人員，都將獲得匪淺的收穫。最末，因網際網路的發達，找尋文獻變得更加容易，若專家對本書內容有不同意見及論述，也非常歡迎賜教與建議。

弘光科技大學副教授

張靖梅　謹識

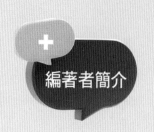
編著者簡介

張靖梅

學歷：國立陽明大學護理研究所博士

現任：弘光科技大學護理系副教授

劉錦成

學歷：國立陽明醫學院醫學系

　　　長庚大學臨床醫學研究所碩士

現任：童綜合醫院婦產部主任

　　　國立中興大學後醫學系專任助理教授

朱桂慧

學歷：國立陽明大學護理研究所博士

現任：經國管理暨健康學院護理系助理教授

巫曉玲

學歷：長庚大學臨床醫學研究所博士班（護理組）

現任：樹人醫護管理專科學校護理科助理教授

葉月珍

學歷：澳洲 Griffith University 護理哲學博士

現任：國立臺中科技大學護理系副教授

CONTENTS

目錄

Chapter 01

高危險妊娠護理概論

一、 高危險妊娠的危險因素 4
二、 高危險妊娠的評估 5
三、 高危險妊娠的照護政策 13
四、 高危險妊娠的醫療照護 16
課後複習 21

Chapter 02

產前胎兒健康評估

一、 胎心音聽診 27
二、 無壓力試驗 28
三、 宮縮壓力試驗 32
四、 胎兒生物物理學評估 32
五、 杜卜勒超音波檢查 33
六、 超音波檢查 35
七、 胎盤定位 36
八、 遺傳疾病之產前診斷 37
九、 羊膜腔穿刺術 38
十、 絨毛膜取樣 39
十一、 非侵入性胎兒染色體篩檢 40
十二、 生化檢查 41
十三、 母體胎動評估 41
十四、 胎兒肺部成熟度評估 42
課後複習 43

Chapter 03

高危險妊娠的醫療處置

一、 高危險妊娠的檢查 47
二、 高危險妊娠的醫療處置 52
課後複習 56

Chapter 04

高危險妊娠之心理障礙

一、 高危險妊娠婦女之母職與壓力 62
二、 高危險妊娠婦女常見心理反應 62
三、 高危險妊娠婦女之護理照護 65
情境模擬教案 69
課後複習 71

Chapter 05

妊娠劇吐

一、 導因 77
二、 臨床症狀與表徵 78
三、 診斷與檢查 78
四、 醫療處置 78
五、 護理照護 79
情境模擬教案 82
課後複習 83

CONTENTS

Chapter 06 流 產

一、 流產的種類 89

二、 醫療處置 93

三、 護理照護 95

情境模擬教案 97

課後複習 99

Chapter 07 妊娠誘發性高血壓

一、 定義 105

二、 類別 105

三、 危險因素 108

四、 病理生理變化 108

五、 臨床症狀與表徵 109

六、 診斷與檢查 110

七、 妊娠誘發性高血壓的影響 113

八、 醫療處置 113

九、 護理照護 118

情境模擬教案 121

課後複習 124

Chapter 08 妊娠合併糖尿病

一、 孕期醣類代謝的改變 132

二、 臨床症狀與表徵 132

三、 診斷與檢查 133

四、 醫療處置 135

五、 護理照護 137

情境模擬教案 140

課後複習 142

Chapter 09 妊娠合併心臟病

一、 孕期心臟功能的改變 150

二、 臨床症狀與表徵 150

三、 診斷與檢查 151

四、 醫療處置 152

五、 護理照護 153

情境模擬教案 158

課後複習 160

Chapter 10 妊娠合併全身性紅斑性狼瘡

一、 導因 165

二、 臨床症狀與表徵 167

三、 診斷與檢查 169

四、 醫療處置 171

五、 護理照護 173

情境模擬教案 175

課後複習 177

CONTENTS

Chapter 11
妊娠合併甲狀腺疾病

一、導因 183
二、臨床症狀與表徵 184
三、診斷與檢查 186
四、醫療處置 188
五、護理照護 190
情境模擬教案 191
課後複習 193

Chapter 12
妊娠合併海洋性貧血

一、導因 199
二、臨床症狀與表徵 200
三、診斷與檢查 201
四、醫療處置 203
五、護理照護 204
情境模擬教案 205
課後複習 207

Chapter 13
妊娠合併傳染性疾病

一、德國麻疹 213
二、水痘 215
三、單純性疱疹 217
四、B 型肝炎 218
五、人類免疫缺乏病毒感染 220
六、梅毒 223

七、淋病 225
八、披衣菌感染 227
九、肺結核 228
十、嚴重特殊傳染性肺炎 230
情境模擬教案 232
課後複習 234

Chapter 14
前置胎盤與植入性胎盤

一、定義 239
二、危險因素 240
三、臨床症狀與表徵 241
四、診斷與檢查 242
五、醫療處置 242
六、護理照護 244
情境模擬教案 246
課後複習 249

Chapter 15
胎盤早期剝離

一、臨床分類 255
二、危險因素 256
三、臨床症狀與表徵 257
四、診斷與檢查 259
五、醫療處置 259
六、護理照護 260
情境模擬教案 262
課後複習 265

Chapter 16

早產及安胎

一、誘發早產危險因素　274

二、早產病史評估　274

三、臨床症狀與表徵　275

四、診斷與檢查　275

五、醫療處置　278

六、護理照護　283

情境模擬教案　286

課後複習　289

Chapter 17

子宮內生長遲滯及子宮內胎兒死亡

一、子宮內生長遲滯　295

二、子宮內胎兒死亡　299

情境模擬教案　304

課後複習　306

Chapter 18

未足月早期破水

一、導因　311

二、臨床症狀與表徵　312

三、診斷及檢查　312

四、醫療處置　314

五、護理照護　316

情境模擬教案　317

課後複習　318

Chapter 19

產後出血

一、早期產後出血　323

二、晚期產後出血　330

三、產後出血的護理照護　334

情境模擬教案　336

課後複習　338

Chapter 20

妊娠合併瀰漫性血管內凝血

一、導因　343

二、病理生理變化　343

三、臨床症狀與表徵　343

四、診斷及檢查　344

五、醫療處置　345

六、護理照護　345

情境模擬教案　346

課後複習　348

Chapter 21

產科急症

一、羊水栓塞　353

二、子宮破裂　357

情境模擬教案　364

課後複習　366

張靖梅　編著

高危險妊娠護理概論

Nursing Care Perspectives in
High-risk Pregnancy

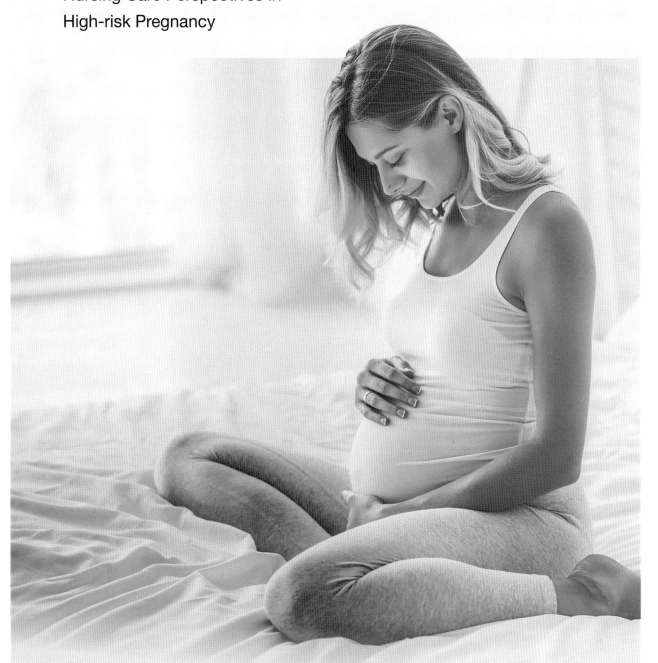

本章大網
一、高危險妊娠的危險因素
二、高危險妊娠的評估
三、高危險妊娠的照護政策
四、高危險妊娠的醫療照護

學習目標
1. 能了解何謂高危險妊娠。
2. 能清楚高危險妊娠危險因素。
3. 能執行高危險妊娠評估。
4. 能了解高危險妊娠之健康政策。
5. 能熟悉高危險妊娠醫療照護。

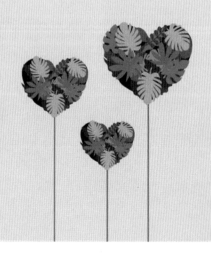

前言　Foreword ────────────────────────●

　　懷孕對婦女而言是一個面臨生、心理挑戰的時期。當婦女懷孕期間因生理、心理、社會及胎兒因素，危害到母體健康或導致胎兒死產、流產或早產等瀕臨生命危險狀態，即為高危險妊娠(High-risk pregnancy)。導致高危險妊娠原因範圍極廣，包含遺傳、內科、外科、婦科、產科…等因素，舉凡能影響及威脅母親及胎兒健康發展者，均屬於高危險妊娠。雖然高危險妊娠發生率僅占 10%，但卻涵蓋 70%周產期死亡率，隨著生育率的下降，高危險妊娠儼然已成為現今婦產科照護預防及照護的重點。早期發現與診斷懷孕婦女是否為高危險妊娠，並給予適當處置，為當今產科照護重要的目標與方針。

　　Rubin (1984)認為孕婦在妊娠期間有四項母性發展任務，分別為：(1)確保自己及胎兒在懷孕及分娩過程中能安全順利通過；(2)確保家人接受新生兒；(3)情緒上與胎兒連成一體建立親密關係；(4)學習對孩子奉獻自己。高危險妊娠往往危及母胎健康狀況，當無法完成這項母性任務，即容易導致母性角色適應困難。一旦懷孕婦女被診斷為高危險妊娠，在生理方面，除了承擔正常孕婦所需承受的生理不適外，還需面對疾病所導致的問題、藥物作用與副作用；心理方面，除需擔心母嬰健康上威脅外，尚需面臨社會壓力，包括家庭角色與責任改變、經濟壓力…等問題，甚至為要確保胎兒安全，必須被迫接受或放棄某種生活型態，或將原本負擔的角色及責任交給他人，變為依賴家人與醫療人員的患者，因而影響經濟收入、生涯規劃等。

　　此外，高危險妊娠本身容易導致早產、低出生體重、剖腹產等負向的生產結果，婦女除了要需調適懷孕原有壓力外，還需面對治療所帶來的各項衝擊，易陷入無助、焦慮、害怕及罪惡感。當婦女在懷孕過程中，獲知需安胎時，生理除飽受安胎過程所造成的不適外，心理也會對安胎結果產生不確定感、擔心胎兒是否健康、是否能成功安胎至足月、害怕失去胎兒，再加上臥床休息活動受限，婦女很容易產生焦慮及不確定感。不確定感是一種複雜的情緒，包括否認、擔憂以及害怕。高危險妊娠孕婦常會因非預期、無法控制狀況，而產生焦慮、害怕、不確定感與壓力，影響對懷孕的適應。研究發現，孕婦安胎的焦慮程度會隨著時間增長而加重，嚴重時不僅影響孕婦自

身，也會影響家庭正常運作，家庭成員除了會對母體與胎兒的預後感到焦慮外，也需承攬原本孕婦所執行的母親角色與責任、擔心胎兒健康狀態、及因安胎天數的不確定，需配合改變或調整工作行程，導致家庭成員負荷變重。

　　依國民健康署調查顯示，目前臺灣高危險妊娠主要問題如下：

1. 神經管缺陷平均發生率約為萬分之七，但根據通報臺灣神經管缺陷發生率介於 0.4~1‰，故鼓勵孕婦補充葉酸持續至妊娠 4 週，以減少胎兒神經管缺損。

2. 孕婦營養狀態，碘、維生素 B_2、葉酸、鐵和維生素 D 有不足情形，鼓勵孕婦加以重視補充各種營養素。

3. 懷孕併發高血壓發生率約 5.2~8.2%，懷孕併發子癇前症發生率約 0.2~9.2%；婦女懷孕期若併發子癇前症，產後發生高血壓、缺血性心臟病、中風和靜脈栓塞疾病風險，會較一般妊娠婦女高，因此妊娠誘發性高血壓應予預防及重視。

4. 孕婦有超重或肥胖現象，當體重控制不當時，妊娠發生妊娠糖尿病、子癇前症、產程異常、胎頭骨盆大小不對稱和胎兒過大…等風險會明顯增加，故孕期體重的維持及監控有其必要。

5. 青少女懷孕所致之社會問題及胎兒周產期死亡、出生體重過輕、早產風險、新生兒健康，需加以重視。

6. 國內晚婚現象愈趨普遍，高齡婦女發生不孕、流產、早產、死產、高血壓、妊娠糖尿病等高危險妊娠合併症的風險增加，且隨著準媽媽年齡升高，胎兒低出生體重、染色體異常或發生其他先天缺陷的機率也隨之提升。

一、高危險妊娠的危險因素

1. 嚴重家族遺傳性疾病或畸形。

2. 母親年齡：孕齡為 18 歲以下或 35 歲以上，妊娠週數超過 42 週。

3. 生活型態：吸菸、喝酒、嚼檳榔、使用非法藥物和身體或精神承受重大壓力等。

4. 母體健康問題：高血壓、肥胖、糖尿病、癲癇、甲狀腺疾病、心臟或血液疾病、中樞神經、心臟、肺臟、骨骼肌肉先天畸形、控制不佳的哮喘、感染，及母體身高<149 公分、體重過輕($BMI<18.5kg/m^2$)、體重超重($BMI \geq 25~30kg/m^2$)和肥胖($BMI \geq 30kg/m^2$)等。

5. 妊娠合併症：懷孕期間出現的各種併發症，例如：胎盤位置異常、胎盤早期剝離、前置胎盤、植入性胎盤、羊水過少或過多、母體血型 Rh 陰性、早產、早期破水、產前出血、子宮頸閉鎖不全、胎兒生長遲滯、胎兒窘迫、胎兒子宮內死亡、胎兒過大、胎兒窘迫缺氧、妊娠糖尿病、妊娠高血壓、子癇前症、妊娠過期、懷孕合併內外科疾病、懷孕時合併有感染疾病、前胎剖腹產、胎位不正…等。

6. 多胞胎妊娠。

7. 妊娠史：與妊娠相關的病史，如：產次、懷孕間隔（如產後三個月內再次懷孕者）、流產、感染傳染性疾病或濾過性病毒（如德國麻疹）、長期不孕或使用藥物或荷爾蒙、產檢次數、孕期體重增加、懷孕次數等。

8. 社會危險因子：未成年懷孕、低收入戶或中低收入戶、教育程度高中職肄業或以下、受家暴未產檢，以及具身心障礙身份孕產婦、具新住民及原住民身份孕產婦。

二、高危險妊娠的評估

產前檢查宗旨即是在早期篩檢與診斷出高危險妊娠。為周全孕期照護，行政院 110 年 5 月 6 日通過「少子女化對策—建構安心懷孕友善生養環境」，擴大產檢次數及項目，並自 110 年 7 月 1 日，將原本 10 次產前檢查增加至 14 次，新增妊娠糖尿病篩檢、貧血檢驗與 2 次一般超音波檢查，以降低妊娠與生產併發症，減少孕婦及新生兒死亡，並減輕育齡家庭經濟負擔（見表 1-1、表 1-2）。

表 1-1　產前檢查補助時程及項目

補助時程	產檢補助項目
第 1 次（第 8 週）	一、例行檢查項目^(註) 二、流產徵兆、高危險妊娠及孕期營養衛教指導
第 2 次（第 12 週）	一、於妊娠第 8 週以後或第 2 次檢查需包括下列檢查項目： 　　(一) 問診：家庭疾病史、過去疾病史、過去孕產史、本胎不適症狀、成癮習慣查詢 　　(二) 身體檢查：體重、身高、血壓、甲狀腺、乳房、骨盆腔檢查、胸部及腹部檢查 　　(三) 實驗室檢驗：血液常規項目，包括白血球(WBC)、紅血球(RBC)、血小板(Plt)、血球容積比(Hct)、血色素(Hb)、平均紅血球體積(MCV)、血型、Rh 因子、德國麻疹抗體 Rubella IgG 及 B 型肝炎血清標誌檢驗 HBsAg、HBeAg（惟因特殊情況無法於本次檢查者，可於第 8 次孕婦產前檢查時接受本項檢查）、VDRL 或 RPR（梅毒檢查）及尿液常規 二、例行檢查項目^(註) 三、德國麻疹抗體檢查呈陰性之孕婦，應在產後盡速注射 1 劑麻疹腮腺炎德國麻疹混合疫苗，該劑疫苗免費
第 3 次（第 16 週）	一、例行檢查項目^(註) 二、早產防治衛教指導
第 4 次（第 20 週）	一、例行檢查項目^(註) 二、早產防治衛教指導
第 5 次（第 24 週）	一、例行檢查項目^(註) 二、早產徵兆及孕期營養衛教指導
第 6 次（第 28 週）	例行檢查項目^(註)
第 7 次（第 30 週）	例行檢查項目^(註)
第 8 次（第 32 週）	一、例行檢查項目^(註) 二、於妊娠 32 週前後提供 VDRL 等實驗室檢驗
第 9 次（第 34 週）	例行檢查項目^(註)
第 10 次（第 36 週）	例行檢查項目^(註)
第 11 次（第 37 週）	例行檢查項目^(註)
第 12 次（第 38 週）	例行檢查項目^(註)
第 13 次（第 39 週）	例行檢查項目^(註)
第 14 次（第 40 週）	例行檢查項目^(註)

註：例行產前檢查內容包括：
　　1. 問診內容：本胎不適症狀如出血、腹痛、頭痛、痙攣等。
　　2. 身體檢查：體重、血壓、胎心音、胎位、水腫、靜脈曲張。
　　3. 實驗室檢查：尿蛋白、尿糖。

表 1-2　高危險妊娠產前檢查補助項目

產檢補助項目	妊娠週數及內容
第 1 次超音波檢查	建議於妊娠第 8~16 週提供，確定胎兒心跳，評估著床位置、胎數、胎兒大小及預產期
第 2 次超音波檢查	建議於妊娠第 20 週前後提供，評估胎數、胎兒大小測量、心跳、胎盤位置、羊水量
第 3 次超音波檢查	建議於妊娠第 32 週後提供，評估胎兒心跳、胎兒大小測量、胎位、胎盤位置及羊水量
貧血檢驗	建議於妊娠第 24~28 週提供全套血液檢查及血小板計數
妊娠糖尿病篩檢	建議於妊娠第 24~28 週提供空腹及口服 75 公克葡萄糖 1 小時及 2 小時後血漿葡萄糖測定
母乳衛教指導費	母嬰親善醫療機構產前檢查母乳衛教指導，每次產檢給付 20 元，共可補助 14 次
Rubella IgG 實驗室檢驗	建議於第 2 次產前檢查，惟特殊情況可改於第 8 次產檢檢查
HBsAg、HBeAg	建議於第 2 次產前檢查，惟因特殊情況無法於本次檢查者，可改於第 8 次產前檢查接受本項檢查
產前乙型鏈球菌篩檢	建議於懷孕滿第 35 週至未達第 38 週前
孕婦產前健康照護衛教指導	每次給付 100 元，共可補助 2 次：第 1 次於經醫師診斷、確認懷孕後至妊娠未滿 17 週；第 2 次於妊娠第 29 週以上

　　許多危害母親及胎兒健康狀況因素，可經由產前檢查的健康病史收集、身體評估、實驗室檢查等項目中被評估出，可透過完整相關病史評估篩檢出高危險妊娠孕婦，相關評估內容可包含：

（一）產前病史評估

　　預防高危險妊娠應做好產前相關病史評估，評估項目可包含：

◎ 父、母親（孕婦）年齡

　　高齡懷孕通常會增加母胎的罹病率、死亡率的危險。一般而言，孕婦年齡越高，罹患子癇前症、糖尿病、肥胖症或其他內科方面疾病的風險越高，也會增加剖腹產、胎死腹中、植入性胎盤的機率。

　　高齡孕婦風險性包括：

1. 孕婦易罹患高血壓疾病和糖尿病，導致子宮內胎兒成長受限。

2. 容易引起自發性早產。

3. 母親年齡越大產下非倍數染色體（染色體多於或少於正常雙套染色體）新生兒的機率會越高，如唐氏症兒。父親年齡增加雖與生下非倍數染色體的新生兒無關，但高齡父親生下的子女罹患顯性體染色體異常（如纖維神經瘤、軟骨發育不全等）風險會增加。

◎ **受孕過程是否借助於人工生殖技術**

　　如試管嬰兒技術。接受過人工輔助生殖科技而懷孕者會增加周產期死亡率（胎死腹中加上早期新生兒死亡）、多胞胎妊娠、早產、先天性畸形兒及低出生體重兒的危險。

◎ **過去內科病史**

　　很多內科疾病於懷孕期間會引發母兒的併發症，如慢性高血壓、糖尿病、栓塞性血栓疾病、甲狀腺機能異常、心臟病、腎臟病、肺臟病（如氣喘、結核病）、類肉瘤病、結締組織異常、癌病、癲癇、血液異常（如貧血、凝血病變、血紅素疾病）、精神異常等。若母體一旦懷孕，處置尚需考慮到疾病、治療、懷孕及胎兒可能相互影響的因素，因此更需謹慎照護。

◎ **家族病史**

　　可藉著家族圖譜了解到家族成員是否罹患心臟病、糖尿病、畸形、不孕、精神障礙、囊性纖維病變、鐮狀細胞疾病等遺傳疾病。可利用篩檢方法及決定性測試得知胎兒是否可能被遺傳。

◎ **過去產科病史**

1. **習慣性流產病史**

　　有無發生連續三次或以上的自然流產（小於妊娠 20 週），稱為習慣性流產或重複性流產。可能需要做一些檢查，如流產胚胎染色體檢查、習慣性流產病人及其配偶的染色體檢查、子宮頸及子宮異常的檢查、內分泌功能的檢查（如甲狀腺機能低下）、生殖器官感染疾病的篩檢。

2. 胎死腹中或新生兒死亡病史

了解其發生原因是否與細胞遺傳（染色體及基因）異常、胎兒先天性構造畸形症候群、胎兒母體出血（胎兒血流入母體循環內）等因素有關。

3. 早產病史

孕婦若曾有過早產的病史，日後發生早產風險性易增加。早產兒較易罹患腦性麻痺、發育遲延、視覺及聽覺失能、慢性肺疾病。其致病、死亡的原因包括呼吸窘迫症候群、腦室內出血、嬰兒氣管及肺臟發育不全、壞死性腸炎、敗血症、呼吸中止、早產兒之非炎性視網膜病變、高膽色素血症等。

4. 是否曾罹患子癇前症或子癇症病史

若曾經在前胎或家族人員懷孕併有妊娠誘發性高血壓，此次機率易增加。

5. 是否曾生過先天性畸形兒或基因染色體異常嬰兒

若曾經生過先天性畸形或基因染色體異常嬰兒，則此胎重覆發生比率易增加。

6. 致畸胎原的曝露

任何物質、製劑、因子、環境因素，在滋養層或胎兒發育的過程中會導致其結構或功能上永久性不良的變化者，皆稱為致畸胎原。曝露在確定的致畸胎原中通常會增加婦女產下先天性異常兒機會，例如：

(1) 藥物：如酒精、抗痙攣與腫瘤藥物、鋰、汞、沙利多邁、放射活性碘、雄性素、四環黴素等。

(2) 感染性因子：如感染巨細胞病毒、水痘－帶狀疱疹病毒、德國麻疹病毒、弓漿蟲等。

(3) 放射線。

（二）高危險妊娠評估量表

◎ 古德溫(Goodwin)產前胎兒危險計分法

造成高危險妊娠的因素，常是生理、心理和社會等各種因素糾結而成，可利用古德溫(Goodwin)產前胎兒危險計分法（表 1-3），找出潛在高危險妊娠

婦女。古德溫(Goodwin)產前胎兒危險計分法主要分為懷孕期、生殖方面病史、目前懷孕情況、妊娠週數，當總分達 3 分（含）以上即為高危險妊娠。

表 1-3　古德溫(Goodwin)產前胎兒危險計分法

分類 I					
基本資料（懷孕期）	1. 年齡		4. 糖尿病		
	年齡 15 歲或小於 15 歲	1	A 級	1	
	年齡 35 歲以上	1	B、C、D 級	2	
	年齡 40 歲以上	2	F、R 級	3	
	2. 產次		5. 慢性腎臟病	1	
	產次 0 次	1	6. 慢性腎臟病合併腎功能減退	3	
	產次 5 次以上	2	7. 孕前有高血壓		
	生產間隔少於 2 年	1	140/90mmHg 以上	1	
	距醫療單位 50 哩以上	2	160/110mmHg 以上	2	
	3. 體重		8. 孕期間心臟衰竭	2	
	低於 45 公斤	1	9. Rh(－)母親		
	90 公斤或以上	2	帶有純同質結合體父親	2	
			胎兒已受影響	3	

分類 I		
生殖方面的病史	自然性流產	子癇前症
	治療性流產	中位產鉗之難產
	流產或生產後骨盆感染	剖腹生產
	胎兒死亡	子宮切除術
	新生兒死亡	肌瘤切除術
	仍存活之早產兒	重大先天性異常
	仍存活之體重過輕兒	子宮頸閉鎖不全
	產前出血	巨嬰：4.5 公斤或以上
	有以上一種情況者	1
	有二種或更多上述情況者	2
計分（在分數上畫圈）　　　0　　　1　　　2　　　3		

分類 II				
目前懷孕情況	1. 早期出血		13. 母親發燒和胎心率大於 160 次／分	2
	只有出血	1	14. Rh 抗體素增加(2 Tube+)	2
	合併疼痛	2	15. 沒有產前檢查	2
	2. 晚期出血		16. 檢查次數少於 3 次	1
	停止的	1	17. 心臟病：AHA 分類 2 或 3 級	2
	持續的	2	18. 貧血	
	伴隨疼痛	3	Hb 10g/dl 或更低	1
	合併有高血壓	3	懷孕 36 週後 Hb 10g/dl	2
	3. 自發性早期破水		Hb 8g/dl 或更低	2
	潛伏期達 24 小時	2	巨大紅血球性貧血	2
	4. 無症狀菌尿症	1	19. 特殊感染	
	5. 妊娠誘發性高血壓		未治療的梅毒	2
	第一級	1	弓漿蟲感染	2
	第二級	2	肝炎	1
	6. 子癇症	1	懷孕期間接種疫苗	1
	7. 羊水過多	3	德國麻疹價數明顯上升	
	8. 多胎妊娠	2	6 週時	3
	9. 妊娠糖尿病		9 週時	2
	36 週前診斷出	1	12 週時	1
	36 週後診斷出	2	20. 吸入性麻醉	1
	10. 胰島素需要量降低（48 小時內減少 50%以上）	3	21. 腹部手術	2
	11. 母親酸中毒	3	22. 子宮頸閉鎖不全	3
	12. 母親發燒（39℃ 或以上）	1	23. 12 週時做過骨盆放射線診斷	1
計分（在分數上畫圈）　　　0　　　1　　　2　　　3				

分類 III				
妊娠週數	28 週或以下	4	37 週或以下	1
	32 週或以下	3	42 週或以上	1
	35 週或以下	2	43 週或以上	2
計分（在分數上畫圈）　　　0　　　1　　　2　　　3				
總分(0~10)＝（分類 I＋分類 II＋分類 III 之總分）				

註：總分 3 分以上為高危險妊娠。

◎ **早產高危險群評分表**

Holbrook、Laros 及 Creasy (1989)所發表的早產高危險群評分表，此評估方式是只要孕婦有一個（含）以上的主要變項，或兩個（含）以上的次要變項，即歸類為高危險妊娠（表 1-4）。

表 1-4　早產高危險群評分表

主要變項	次要變項
• 多胞胎妊娠 • 曾有早產分娩者 • 曾有早產陣痛但足月分娩者 • 妊娠期間腹部手術 • 羊水過多 • 子宮畸形 • 子宮頸錐狀切除者 • 子宮敏感曾因疑似早產陣痛而入院者 • 一次以上妊娠中期流產者 • 32 週時子宮頸擴張逾 1 公分 • 32 週時子宮頸變薄逾 50%	• 妊娠期間發燒性疾病 • 妊娠 12 週後出血 • 有腎臟炎之病史 • 吸菸每天逾 10 支 • 有一次妊娠中期流產者 • 多於二次之妊娠初期流產者

◎ **親子依附影響評估**

高危險妊娠狀態易影響親子依附關係建立，影響因素包含如下：

1. 多胎生產。

2. 孩子出生間隔在 10~12 個月之間。

3. 懷孕或生產期間未在同一位醫師處做產檢。

4. 在建立親子關係的關鍵時刻，母親卻因家庭經濟因素必須離開家庭。

5. 孕婦藉著失去工作的理由刻意對丈夫冷落。

6. 產前期間發現婚姻不協調。

7. 接近生產時卻失去了丈夫或嬰兒的父親。

8. 在受孕或懷孕過程中孕婦失去一個很親近的人。

9. 流產過、曾經不孕、分娩中受傷害或曾失去子女。

10. 懷孕合併症。

11. 好友或親戚中有生下缺陷的子女。

三、高危險妊娠的照護政策

（一）高危險妊娠網路建立及緊急處置規範

　　在臺灣，「醫院緊急醫療能力分級評定作業程序」規範，醫院若要成為高危險妊娠孕產婦處置中、重度醫療院所，需符合下列規範：

1. 需具高危險妊娠照護能力之婦產科專科醫師及護理人員。

2. 需訂有不同高危險妊娠孕產婦照護之處置流程（含住院、手術、轉院機制、緊急會診機制等）。此高危險妊娠孕產婦係指有下列妊娠合併症之孕產婦由急診、產房及住院之個案：

   (1) 妊娠合併高血壓、子癇前症及子癇症。

   (2) 妊娠合併內科疾病。

   (3) 妊娠合併婦科或外科疾病。

   (4) 妊娠合併產前、產中、產後大出血。

   (5) 妊娠合併羊水栓塞合併症。

   (6) 妊娠合併早產。

   (7) 妊娠合併早產早期破水。

   (8) 妊娠合併先天胎兒異常或子宮內胎兒死亡。

   (9) 其他可能危及胎兒或母親安全之狀況。

3. 能給於緊急高危險妊娠孕產婦入院後盡速處置。此「緊急」係指母體生命徵象不穩定（如：嚴重型高血壓、休克等）、胎兒心跳異常或其他可能危害母體、胎兒生命的情況。此條文規範，中度級急救責任醫院應於緊急高危險妊娠孕產婦到院後 1 小時內，需由專科醫師指導診治；而重度級急救責任醫院，則應於緊急高危險妊娠孕產婦到院後 30 分鐘內，由專科醫師指導診治。

4. 有受過高危險妊娠照護訓練醫護人員，且具新生兒高級救命術(NRP)證書。

5. 能於夜間執行高危險妊娠孕產婦緊急分娩及剖腹產手術。

6. 參與區域聯防及轉診網絡系統；具備高危險妊娠孕產婦及新生兒之轉診網絡規劃及運作，且有完整的區域轉診聯繫方式；或具備初步穩定高危險妊娠孕產婦及新生兒之能力且與其他醫院有相互合作，能於產婦或新生兒轉診前給予妥善照護。

　　高危險妊娠孕產婦及新生兒之轉診轉介過程中，需要非常注意轉診或轉院的安全性。轉送具相當大的壓力，容易在轉送途中病情惡化，所以在轉送之前一定要先穩定醫療狀況。轉診前需特別注意的穩定措施包括：

1. Airway：呼吸道建立與維持。

2. Breathing：設立良好呼吸狀態。

3. Circulation/Communication：維持循環狀態的穩定／轉介者與接受的醫院及醫療人員需進行足夠且良好的溝通與交班。

4. Drugs/Documentation：準備適當的藥物並備齊所需的文件。

5. Environment/Equipment：轉送的設備、環境及器材需備妥。

6. Fluids-Electrolytes/Glucose：轉送前及轉送中需維持患者水分、電解質及血糖的恆定。

7. Gastric decompression：為避免轉送途中發生嘔吐及吸入性肺炎的情形，必要時放置口胃管或鼻胃管引流減壓。

　　安排有受過訓練的醫護人員協助轉送外，轉院過程需注意流程安全性，包含用藥、處置、供氧急救設備皆應完善，也應定期將轉診患者的處置計畫及預後狀況，回覆給原轉診醫師。

（二）高風險孕產婦健康管理試辦計畫

　　國民健康署於 106 年推動「高風險孕產婦健康管理試辦計畫」，擇定四縣市（新北市、嘉義縣、花蓮縣及臺東縣）結合轄區醫療院所進行。其收案條

件主要分社會經濟危險因子（未滿 20 歲、低收、中低收入戶、教育程度高中職肄業或以下）以及健康風險因子（菸、酒、檳榔、多胞胎、曾生產過早產兒、妊娠高血壓、妊娠糖尿病），可由衛生局視轄內需求調整，經個案同意提供健康促進需求評估。透過電話追蹤及視個案需求執行到宅訪視，輔導協助個案定期產檢，提供孕期至產後 6 週關懷，如發現有需醫療或社政介入，則予以轉介。產後關懷包括提供產婦（如哺乳）及對新生兒照護的衛教諮詢（如新生兒黃疸、排便、聽力篩檢、事故傷害防制、親子共讀等）。其衛教項目如表 1-5。

表 1-5　孕產婦健康問題評估與衛教關懷建議項目

問題	衛教關懷項目
營養問題	1. 與個案共同擬訂營養管理計畫 2. 衛教葉酸、碘、鐵、鈣及維生素 D 等營養素補充及食物 3. 衛教均衡飲食
體重問題	1. 與個案共同擬訂體重管理計畫 2. 衛教均衡飲食
吸菸	1. 提供戒菸之衛教（吸菸對孕婦影響、戒菸的好處、戒菸的方法與資源等） 2. 提供戒治團體或互助支持團體 3. 轉介：戒菸專線、戒菸門診
喝酒	1. 提供戒酒之衛教（喝酒對孕婦影響、戒酒的好處、戒酒的方法與資源等） 2. 提供戒治團體或互助支持團體 3. 轉介
嚼檳榔	1. 提供戒檳榔之衛教（檳榔對孕婦影響、戒檳榔的好處、戒檳榔的方法與資源等） 2. 戒治團體或互助支持團體 3. 轉介
生過早產兒	1. 提供早產防治衛教 2. 提供中、重度級急救責任醫院相關資訊 3. 轉介中、重度級急救責任醫院

表 1-5　孕產婦健康問題評估與衛教關懷建議項目（續）

問題	衛教關懷項目
確診為妊娠高血壓	1. 與個案共同擬訂控制血壓計畫 2. 衛教依醫囑按時服藥（了解個案使用藥物之時間、途徑、劑量及有無副作用）並提供諮詢 3. 提供妊娠高血壓控制之諮詢及衛教 4. 教導自我監測及惡化的症狀與徵象、飲食、產前產後相關衛教 5. 轉介中、重度級急救責任醫院
確診為妊娠糖尿病	1. 與個案共同擬訂孕期控制血糖計畫 2. 提供妊娠糖尿病控制之諮詢及衛教：血糖及體重監測、藥物治療、營養與運動指導及產後追蹤 3. 轉介中、重度級急救責任醫院
社會福利轉介資源	1. 提供各項補助：各種津貼與生育給付資訊（參考孕婦健康手冊資源篇） 2. 轉介社會局

四、高危險妊娠的醫療照護

（一）高危險妊娠常見檢查

1. 有家族遺傳病史者，由醫師詳細告知可能會發生及將來要面對的遺傳問題。

2. 羊膜穿刺檢查：於懷孕 16~18 週進行羊膜穿刺檢查，透過羊水分析胎兒染色體是否異常。

3. 超音波檢查：產前使用超音波測量子宮頸長度，以確定是否有早產的風險。

4. 高層次超音波、彩色都卜勒超音波檢查：仔細觀察胎兒器官是否發育正常。

5. 胎兒監測器：記錄子宮收縮頻率及監測胎兒心跳變化，了解胎兒在母體健康狀況。

6. 實驗室檢測：如尿液、血液檢測，是否患有愛滋病(AIDS)、感染梅毒等傳染性疾病。

7. 胎兒生物物理學評估(Biophysical profile; BPP)：使用超音波與胎心率監測器監測胎兒，並根據其結果進行評分，如：無壓力試驗(NST)、胎兒呼吸運動(FBM)、胎動(FM)、肌張力(FT)、羊水量(AFV)。

（二）高危險妊娠照護重點

◎ 強化醫療照護跨領域團隊合作

針對高危險妊娠個案，依其治療、產程進展、安胎、手術時程進行跨領域專家討論，如：產兒科討論會、周產期特殊個案討論會，依可能的醫療處置形成共識，跨領域成員可包含：產科醫師、兒科醫師、護理師、藥師、營養師、社工師、復健師…等，以提高治療方針的一致性，使照護品質更趨完善。

◎ 提升住院安胎孕婦之照護

住院安胎常對孕婦造成影響與相關壓力。孕婦因住院而離開家庭及原本的環境，心裡會感到不安與衝突，且安胎藥物副作用亦會造成孕婦極大的不適。整個住院過程一直到生產，護理人員若能給予適時合宜的護理支持，將可提升孕婦及家庭正向調適的能力。在住院安胎期間，護理措施可包含如下：

1. 確保母體及胎兒安全與健康：利用胎兒監視器監測胎心音、宮縮頻率、強度及規則性；按醫囑給予安胎藥物並指導藥物副作用。

2. 評估孕產史、健康史及此次身心狀況，安排舒適環境以預防發生痙攣。

3. 提供孕婦及家屬有關高危險妊娠狀況所需之正確訊息。

4. 提供相關之疾病及身體舒適護理，並促進親子關係的建立。

5. 解釋母體及胎兒之健康評估，協助並陪伴接受檢查。

6. 協助孕婦及家人因應活動及飲食之受限：

(1) 鼓勵臥床休息。

(2) 每日固定採左側臥 2~3 次，每次 10~15 分鐘。

(3) 避免舉重物及產前乳房護理，減少子宮應激性。

(4) 避免咖啡因飲料及菸酒。

7. 評估運用家庭的資源及支持系統：運用家庭內在資源與外在資源協助家庭正常運作，例如：家屬輪流陪伴及家務安排等，並協助共同的生活調適。

8. 增加孕婦及家庭成員自我照顧的能力：教導孕婦及家庭成員觀察水腫狀態、輸出輸入量，及辨認早產徵兆，如腹痛、陰道分泌物、宮縮連續超過 6 次以上等。

對高危險妊娠婦女而言，醫護人員的支持是其重要的社會支持來源，研究顯示社會支持高的高危險妊娠婦女會有較高程度的心理安適狀態、較低的不確定感、較有效的壓力因應行為。因此，社會支持對高危險妊娠婦女而言相形重要。若要增加孕婦及家庭成員自我照顧的能力，臨床上實施護理指導的方法眾多，包括電話諮詢、個別指導、團體衛生指導、座談會、示範教學、角色扮演、工作團體等。

對於非住院的高危險妊娠婦女，由於就診的時間不一，婦女們又往往因擔憂自身及胎兒的安全而盡量減少外出，因此，團體衛生指導、座談會、角色扮演、工作團體等護理指導並不適合；反之，衛教手冊及電話諮詢則為較合適的介入方式。目前醫療院所常見的衛教介入方式是給予圖文並茂的衛教手冊合併個別衛教方式，以增進高危險妊娠婦女對個人的疾病及自我照顧的認知。

◎ **落實孕產期之照護**

針對妊娠前期、妊娠期間、待產及分娩期所提供之護理重點包括：

1. 妊娠前期

鼓勵育齡婦女接受婚前檢查及孕前諮詢，以了解是否有潛藏風險。已有健康問題者，應先將病情穩定後再做妊娠計畫，以減少風險。

2. **妊娠期**

(1) 加強衛生教育：指導孕婦及家屬有關高危險妊娠之產前保健及自我照顧方法，包括營養之攝取、適當活動量、預防感染、臥床休息、血壓與血糖監測。

(2) 監測母體及胎兒健康狀態：定期接受超音波、胎兒評估檢查、生物理學檢查、臍動脈與子宮動脈血流阻力評估檢查。

(3) 孕期危險徵兆觀察：如陰道出血、早期破水、腹痛、持續性嘔吐、發燒、嚴重頭痛、水腫、眩暈、視力模糊、上腹痛、全身痙攣、少尿、沒有胎動時，應及時就醫。

(4) 給予心理支持。

3. **待產及分娩期**

(1) 提供以家庭為中心的產科護理

A. 提供照護時，應注意家庭成員的價值觀及需求，使其得到合乎期望需求的照護。

B. 將生產的主導權重歸於家庭成員，尤其是產婦本身及重要支持者—丈夫。

C. 提供人性化的護理照護並尊重孕產婦的自主權。

D. 敏銳且完整性地察覺孕產婦此時此刻之需求。

E. 準爸爸陪產制。

F. 提供更多生產教育資訊。

(2) 減輕焦慮及疼痛

A. 藥物產痛緩解：如減痛分娩。

B. 非藥物產痛緩解：如指壓(Acupressure)、針灸(Acupuncture)、催眠(Hypnosis)、經皮神經電刺激法(Transcutaneous electrical nerve stimulation; TENS)、治療性觸摸(Therapeutic touch)、芳香療法(Aromatherapy)與生物回饋法(Biofeedback therapy)、音樂療法(Music therapy)。

(3) 維持胎兒健康狀態

　　A.整個產程使用胎兒監測器，觀察子宮及胎心音變化。

　　B.注意觀察胎兒窘迫徵兆。

4.　產後期

(1) 預防合併症：如產後大出血、子癇症、全身性紅斑性狼瘡復發。

(2) 協助母親及家庭面對新生兒，並適當扮演父母角色。

課後複習　　　　　　　　　　　　　　　　　　　　　● EXERCISE

1. 下列哪些婦女是高危險妊娠的危險群？(1) BMI ≧ 25~30kg/m² (2)多胞胎妊娠 (3)妊娠 38 週 (4)未成年懷孕。(A)(1)＋(2)＋(3)　(B)(2)＋(3)＋(4)　(C)(1)＋(3)＋(4)　(D)(1)＋(2)＋(4)。

2. 林太太是高危險妊娠婦女，依照醫護人員之指示，定期接受產前檢查及保留一些與受孕有關之吉祥物，此為 Rubin 所提孕婦心理發展任務中的哪一項？(A)確保自己及胎兒在懷孕和分娩過程中能安全順利　(B)確保家人接受新生兒　(C)與胎兒建立親密關係　(D)貢獻自己。

3. 承上題，醫師評估林太太有早產跡象，建議安胎治療，治療過程需忍受安胎藥物副作用且被迫絕對臥床休息，此為 Rubin 所提孕婦心理發展任務中的哪一項？(A)確保自己及胎兒在懷孕和分娩過程中能安全順利　(B)確保家人接受新生兒　(C)與胎兒建立親密關係　(D)貢獻自己。

4. 承上題，醫師給予林太太做胎兒生物物理學評估(Biophysical profile; BPP)，評估之項目不包括下列何者？(A)胎兒身體運動　(B)胎兒呼吸運動　(C)胎兒張力　(D)胎兒血流量。

5. 有關高危險妊娠的敘述，下列何者正確？(A)按照古德溫(Goodwin)產前胎兒危險計分法，高危險妊娠因子不包括「年齡」與「產次」　(B)高危險妊娠不一定會造成不良的妊娠結果，良好的產前醫護措施與胎兒健康評估，可降低其危險性　(C)相對於高危險妊娠孕婦，一般正常孕婦是屬於零危險妊娠者　(D)高危險妊娠的定義是「懷孕時因生理或心理因素，危害母體健康」。

6. 醫院若要成為高危險妊娠孕產婦處置中、重度醫療院所，以下列何項正確？(A)需訂有孕產婦門診就醫機制　(B)醫護人員需具備 ACLS 證書　(C)重度級急救責任醫院，應於孕產婦到院後 30 分鐘內，由專科醫師診治　(D) 24 小時皆需能執行緊急分娩及剖腹產手術。

7. 高危險妊娠孕產婦及新生兒轉送前，下列敘述何者正確？(1) Airway 設立良好呼吸狀態 (2) Communication 維持循環穩定 (3) Drugs 準備適當的藥 (4) Equipment 轉送的設備及器材。(A)(1)＋(3)　(B)(2)＋(3)　(C)(2)＋(4)　(D)(3)＋(4)。

8. 有關臺灣高危險妊娠問題，下列何者正確？(1)唐氏症發生率介於 0.4~1‰ (2)孕婦有營養不足情形 (3)子癇前症是孕產婦死亡重要原因 (4)孕婦超重或肥胖。(A)(1)＋(3)　(B)(2)＋(3)　(C)(2)＋(4)　(D)(3)＋(4)。

9. 古德溫(Goodwin)產前胎兒評估法可用於早期發現高危險妊娠，當其總分一旦超過幾分以上，即代表個案為高危險性妊娠？(A) 1 分(B) 2 分(C) 3 分(D) 4 分。

10. 有關高危險妊娠住院安胎之照護，何者敘述正確？(1)鼓勵平躺休息 (2)避免舉重物及產前乳房護理 (3)辨認早產跡象，如宮縮連續超過 6 次 (4)以團體衛教方式指導自我照護。(A) (1)＋(3)　(B)(2)＋(3)　(C)(2)＋(4)　(D)(3)＋(4)。

11. 如何提供高危險妊娠產婦以家庭為中心的產科護理？(1)注意家庭成員價值觀 (2)完全以產婦意見為主 (3)尊重孕產婦的自主權 (4)鼓勵準爸爸陪產。(A)(1)＋(2)＋(3)　(B)(2)＋(3)＋(4)　(C)(1)＋(3)＋(4)　(D)(1)＋(2)＋(4)。

12. 下列哪些徵兆，孕婦需及時就醫？(1)陰道出血 (2)視力模糊 (3)全身痙攣 (4)腹瀉。(A)(1)＋(2)＋(3)　(B)(2)＋(3)＋(4)　(C)(1)＋(3)＋(4)　(D)(1)＋(2)＋(4)。

13. 連續幾次自然流產稱為習慣性流產？(A) 1 次　(B) 2 次　(C) 3 次　(D) 4 次。

14. 高齡懷孕通常會有哪些風險？(1)易罹患子癇前症 (2)子宮內胎兒成長受限 (3)產下非倍數染色體新生兒的機率高 (4)易產下體染色體異常新生兒。(A)(1)＋(2)＋(3)　(B)(2)＋(3)＋(4)　(C)(1)＋(3)＋(4)　(D)(1)＋(2)＋(4)。

15. 國民健康署推動「高風險孕產婦健康管理試辦計畫」，是針對哪些高風險懷孕婦女予以介入？(1)多胞胎妊娠 (2)感染傳染性疾病 (3)菸酒癮 (4)未滿 20 歲孕婦。(A)(1)＋(2)＋(3)　(B)(2)＋(3)＋(4)　(C)(1)＋(3)＋(4)　(D)(1)＋(2)＋(4)。

欲參考解答
請掃描 QR code 或至 reurl.cc/2ZL8p9 下載

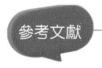

方惠珍、劉介宇、戴蕙蓮、陳治平、高美玲(2011)・健康諮詢介入措施對非住院高危險妊娠孕婦不確定感、壓力與生產結果之成效・*護理暨健康照護研究，7*(1)，3-13。[Fang, H. C., Day, H. L., Gau, M. L. (2011). Uncertainty, Stress, and Birth Outcomes in Non-Hospitalized, High-Risk PregnancyWomen: The Effectiveness of Health Consultation. *Journal of Nursing and Healthcare Research, 7*(1), 3-13.http://dx.doi.org/10.6225/JNHR.7.1.3]

郭素珍、高美玲(2002)・美國高危險妊娠婦女的居家照護・*護理雜誌，49*(4)，81-86。[Kuo, S. C., & Gau, M.L. (2002). Antepartum home care for high-risk pregnant women in America. *The Journal of Nursing, 49*(4), 81-86.]

馮容莊(2002)・*高危險妊娠護理*・偉華。[Feng, R. C. (2002). High-risk pregnancy nursing care. Weyfar.]

Abedin, S., & Arunachalam, D. (2020). Maternal autonomy and high-risk pregnancy in Bangladesh: The mediating influences of childbearing practices and antenatal care. *BMC Pregnancy Childbirth, 20*(1), 555. doi:10.1186/s12884-020-03260-9

Badakhsh, M., Hastings-Tolsma, M., Firouzkohi, M., Amirshahi, M., & Hashemi, Z. S. (2020). The lived experience of women with a high-risk pregnancy: A phenomenology investigation. *Midwifery, 82*, 102625. doi:10.1016/j.midw. 2019.102625

Belhomme, N., Doudnikoff, C., Polard, E., Henriot, B., Isly, H., & Jego, P. (2017). [Aspirin: Indications and use during pregnancy]. *Rev Med Interne, 38*(12), 825-832. doi:10.1016/j.revmed.2017.10.419

Çelik, F. P., & Güneri, S. E. (2020). The Relationship between Adaptation to Pregnancy and Prenatal Attachment in High-Risk Pregnancies. *Psychiatr Danub, 32*(Suppl 4), 568-575.

Coco, L., Giannone, T. T., & Zarbo, G. (2014). Management of high-risk pregnancy. *Minerva Ginecol, 66*(4), 383-389.

Cumberbatch, C. J., Birndorf, C., & Dresner, N. (2005). Psychological implications of high-risk pregnancy. *Int J Fertil Womens Med, 50*(4), 180-186.

Holbrook, R. H., Laros, R. K., & Creasy, R. K. (1989). Evaluation of a risk-scoring system for prediction of preterm labor. *American Journal of Perinatology, 6*(1), 62-68.

Holness, N. (2018). High-Risk Pregnancy. *Nurs Clin North Am, 53*(2), 241-251. doi: 10.1016/j.cnur.2018.01.010

Medeiros, F. F., Santos, I. D. L., Ferrari, R. A. P., Serafim, D., Maciel, S. M., & Cardelli, A. A. M. (2019). Prenatal follow-up of high-risk pregnancy in the public service. *Rev Bras Enferm, 72*(suppl 3), 204-211. doi:10.1590/0034-7167-2018-0425

Mirzakhani, K., Ebadi, A., Faridhosseini, F., & Khadivzadeh, T. (2020). Well-being in high-risk pregnancy: An integrative review. *BMC Pregnancy Childbirth, 20*(1), 526. doi:10.1186/s12884-020-03190-6

Munch, S., McCoyd, J. L. M., Curran, L., & Harmon, C. (2020). Medically high-risk pregnancy: Women's perceptions of their relationships with health care providers. *Soc Work Health Care, 59*(1), 20-45. doi: 10.1080/00981389. 2019.1683786

Newsome, M. (2021). Critical Support Where High-Risk Pregnancy Meets Addiction. *Health Aff (Millwood), 40*(1), 10-13. doi:10.1377/hlthaff.2020.01449

Rakhshani, A., Nagarathna, R., Mhaskar, R., Mhaskar, A., Thomas, A., & Gunasheela, S. (2012). The effects of yoga in prevention of pregnancy complications in high-risk pregnancies: A randomized controlled trial. *Prev Med, 55*(4), 333-340. doi:10.1016/j.ypmed.2012.07.020

劉錦成　編著

產前胎兒健康評估

Prenatal Fetal Health Assessment

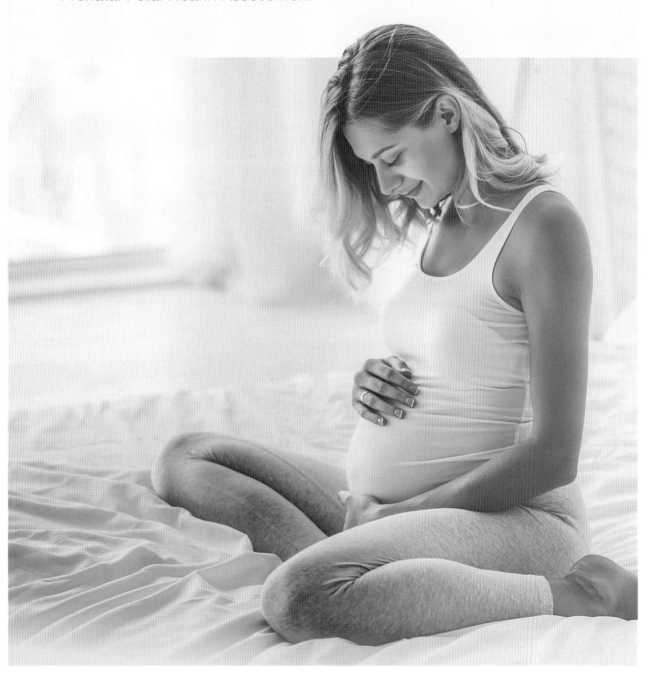

本章大網

一、胎心音聽診

二、無壓力試驗

三、宮縮壓力試驗

四、胎兒生物物理學評估

五、杜卜勒超音波檢查

六、超音波檢查

七、胎盤定位

八、遺傳疾病之產前診斷

九、羊膜腔穿刺術

十、絨毛膜取樣

十一、非侵入性胎兒染色體篩檢

十二、生化檢查

十三、母體胎動評估

十四、胎兒肺部成熟度評估

學習目標

1. 能說出產前胎兒健康之評估項目。

2. 能了解產前胎兒健康評估之意義。

3. 能了解胎心音聽診、無壓力試驗、宮縮壓力試驗、胎兒生物物理學評估、杜卜勒超音波檢查、遺傳疾病之產前診斷、羊膜腔穿刺術、母體胎動評估等產前胎兒健康評估之目的、判讀及合併症。

前言　Foreword

　　產前胎兒健康評估從確認懷孕時之超音波檢查妊娠胚囊位置、胎數、胎兒心跳、胎盤位置到後續透過生化檢驗，以評估遺傳性疾病到利用簡單的母體胎動及胎心音聽診，都可以適度評估胎兒在子宮內生長狀況及健康狀態。

　　家族史中雙親遺傳性疾病、染色體甚至單基因遺傳、孕婦高血壓、糖尿病、甲狀腺及其他新陳代謝，到孕婦的心靈狀態，都會影響到腹中胎兒的健康，因此全面性健康評估在妊娠早期就必須視為整個懷孕期中評估的重要部分。

一、胎心音聽診(Fetal Heart Beat Auscultation)

　　70 年代電子式胎兒監測器(Electronic fetal monitoring; EFM)取代傳統胎心音偵測儀後，胎心音偵測儀目前大多只用於門診、急診及手術室做為一項即時、簡便的評估工具，一般需要在第二孕期中期以後，才較容易聽到腹中胎兒心跳。

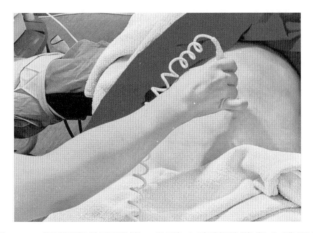

圖 2-1　剖腹產前麻醉後，以胎心音聽診胎兒心跳變化

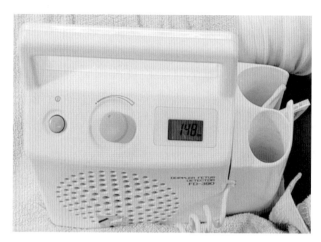

圖 2-2　胎心音監測器顯示胎心率為每分鐘 148 次（正常範圍每分鐘 110~160 次）

國外大規模研究顯示孕婦待產中，以間歇性聽診或以電子式胎兒監測器評估胎兒狀況時，其週產期罹病率及死亡率兩者並無差異。

臨床上會因胎兒數目、大小、位置及母體狀況而有不同聽診情況，但不失為一快速判斷胎兒健康狀況的便利工具。

二、無壓力試驗(Non-Stress Test; NST)

無壓力試驗相對於宮縮壓力試驗實施上較簡單，於臨床能更快判讀胎兒的狀態。因為不需靜脈注射子宮收縮劑，於實務上更加被廣泛應用。原理為腹中胎兒若有血液酸化現象，即可透過監測器反應在胎心音上，以作為臨床判斷及處置依據，但缺點為有相對較高的偽陰性及偽陽性。

無壓力試驗也可配合超音波下羊水量(Amniotic fluid volume)檢查，以評估胎兒出生狀態。一般羊水量若低於 5 公分以下，則胎兒出生健康狀況相對較差。

無壓力試驗一般多在第二孕期後期執行，且在高危險妊娠時可做為一固定測試工具，測試時需記錄胎兒基礎心率(Baseline fetal heart rate)、變異性(Variability)、有無加速(Acceleration)或減速(Deceleration)，同時也會記錄子宮收縮的頻率(Frequency)、收縮時間(Duration)等變數。

正常胎心音速率每分鐘在 110~160 次之間，胎心音加速(Acceleration)為每分鐘大於 160 次，胎心音減速(Deceleration)為每分鐘少於 110 次，一般所謂反應性心跳(Reactive fetal heart beat)定義為：大於 32 週胎兒在 20 分鐘內，於 10 秒內至少有兩次心跳增加 10 次的胎心音加速；小於 32 週於 15 秒內至少有兩次心跳增加 15 次的胎心音加速，且上述都沒有任何胎心音減速情況發生。上述狀況還必須伴隨有中度胎心音變異性(Moderate variability)。

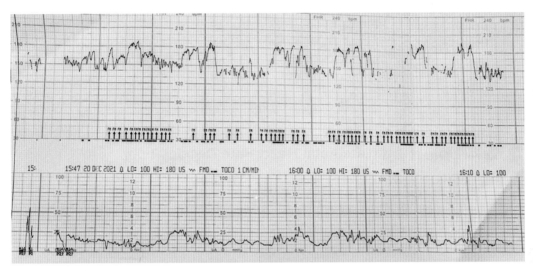

圖 2-3 無壓力試驗(NST)。此案例胎兒基本心跳每分鐘 150 次，並有多次胎心率加速(Acceleration)、無心跳減速現象(Deceleration)。下方顯示不規則子宮收縮型態，中間箭頭顯示孕婦感覺胎動時所按的次數

◎ 早發性胎心音減速(Early Fetal Heart Rate Deceleration)

早發性胎心音減速代表生產過程胎頭下降時，正常生理現象通常可以發現胎心音減速的最低點(Nadir)，剛好相對應子宮收縮壓力的最高點(Peak of uterine contraction)（圖 2-4）。

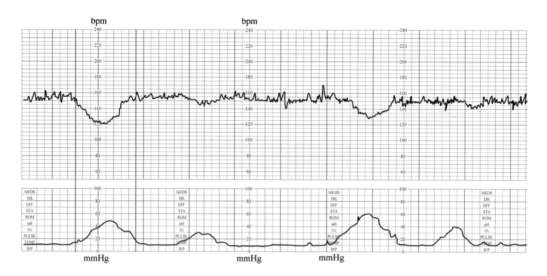

圖 2-4　早發性胎心音減速

◎ 遲發性胎心音減速(Late Fetal Heart Rate Deceleration)

　　遲發性胎心音減速表示胎盤灌注血流不足(Placenta insufficiency)，通常在胎兒生長遲緩(Intrauterine fetal growth retardation)或子癇前症(Preeclampsia)時，可以發現此現象（圖 2-5）。

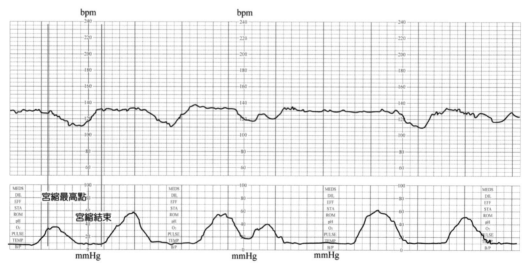

圖 2-5　遲發性胎心音減速。子宮收縮到頂點胎心音才開始下降，通常意味著胎盤血流灌流不足(Placenta insufficiency)

◎ **變異性胎心音減速(Variable Fetal Heart Rate Deceleration)**

胎心音減速和子宮收縮無相關性，表示臍帶血流受到壓迫(Cord compression)，可藉由母體左側臥、給予靜脈點滴輸液及氧氣補充來舒緩（圖2-6）。

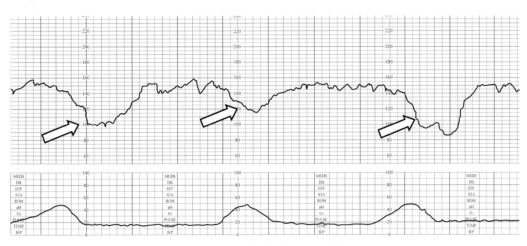

圖 2-6　變異性胎心音減速

◎ **正弦波形胎心音(Sinusoidal Fetal Heart Rate)**

正弦波形胎心音通常表示胎兒處於嚴重貧血或極度缺氧的情況，臨床上必須立即娩出（圖2-7）。

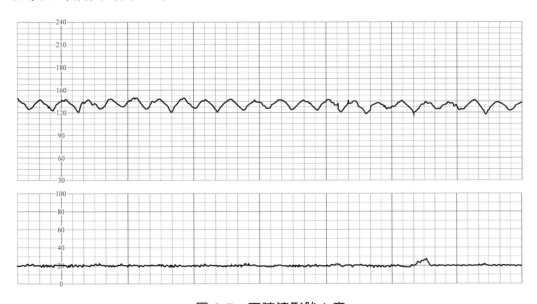

圖 2-7　正弦波形胎心音

　　無壓力試驗中胎兒心率會隨著胎兒週數大小、母體狀況及妊娠健康狀況有所變化，另一重要訊息是可以藉此得知子宮是否處於收縮狀態，臨床上可以用來評估產婦安胎、催生，以及門診評估、產房生產當中的重要資訊來源。

三、宮縮壓力試驗(Contraction Stress Test)

　　宮縮壓力試驗是評估胎盤氣體交換功能的一種方式，主要是測試胎心率對子宮收縮的反應，可了解胎兒在子宮內可否得到足夠的氧氣，以及生產時胎兒是否已經發育完全。

　　宮縮壓力試驗中是由靜脈注射催產劑(Piton-S)，或刺激孕婦乳頭，使子宮於 10 分鐘內有三次子宮收縮，若在收縮時有胎心音減速表示陽性，表示胎盤功能不太好，可以據此做為下一步處理的依據。

四、胎兒生物物理學評估(Biophysical Profile; BPP)

　　胎兒生物物理學評估可於產前評估胎兒的健康狀況，其結合了無壓力試驗及超音波檢查，針對下列五項胎兒的評估（表 2-1）：

1. 胎兒呼吸運動(Fetal breathing movements)：指子宮內胎兒胸壁及橫膈膜的運動。

2. 胎兒軀體動作(Fetal gross body move)：指胎兒的主動性運動，如身軀的滾動、四肢和軀幹的同時動作等。

3. 胎兒身體張力／屈曲(Fetal tone)：指胎兒在子宮內其軀幹及四肢會從屈曲而伸張的狀態。

4. 羊水容積(Amniotic fluid volume)：指從超音波上所看到的最大羊水囊，由兩相垂直的平面分別測量其直徑。

5. 無壓力試驗(Non-stress test; NST)：請參考前文。

表 2-1　胎兒生物物理學評估項目

評估項目	正常（2分）	異常（0分）
胎兒呼吸運動	30 分鐘內，有一次超過 20 秒的呼吸運動	胎兒 30 分鐘內，沒有任何呼吸運動
胎兒軀體動作	至少有兩次軀幹或四肢的移動	少於兩次軀幹或四肢的移動
胎兒身體張力／屈曲	至少有一次四肢或軀幹的伸展或彎曲	無或不完全的動作
羊水容積	至少在一垂直面有大於或等於 2 公分的羊水量	最大羊水量小於 2 公分
無壓力試驗	20 分鐘內有兩次加速	20 分鐘內少於兩次加速

上述評估項目中，正常為 2 分、異常為 0 分，綜合評估後 8~10 分為正常、6 分為灰色地帶、小於或等於 4 分為異常、0~2 分則需要立即娩出。

臨床上有簡化版胎兒生物物理學評估(Modified BPP)，是只以無壓力試驗及羊水量做為依據。不正常定義為無壓力試驗呈現胎心音異常 (Non reassurrance fetal heart beat)或最大羊水量小於 2 公分。

五、杜卜勒超音波檢查(Doppler Sonography)

藉由測量子宮動脈及胎兒臍動脈杜卜勒血流型態，可以準確預測子宮胎盤血流狀態，進而評估孕婦腹中胎兒健康狀態。一般在懷孕初期，臍動脈血流會先影響而進一步可以見到胎兒中大腦動脈阻力降低，若是進展到胎兒臍動脈無末期舒張壓血流(Absent of end diastolic flow)或末期舒張壓逆流(Reverse end diastolic flow)（圖 2-8），就表示胎兒窘迫(Fetal distress)迫在眉睫。

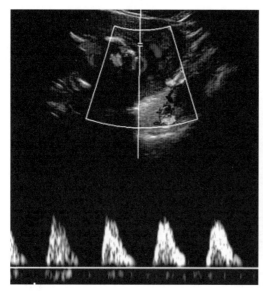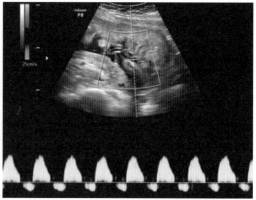

(a)胎兒臍動脈無末期舒張壓血流　　　　　(b)胎兒臍動脈末期舒張壓逆流

圖 2-8　杜卜勒超音波檢查

在生長遲滯胎兒的評估上，臍動脈血流可以做為一系列追蹤最好的方式，而中大腦動脈血流則可用於評估胎兒缺血狀態的工具。

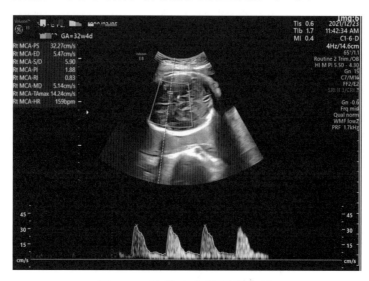

圖 2-9　胎兒中大腦動脈血流

六、超音波檢查(Ultrasound)

　　超音波從早期妊娠的囊胚檢查，到後期胎兒成長狀況及胎盤血流評估，都扮演著重要的角色。

1. 第一孕期

　　除了胚囊、胎心音、胎次、多胎絨毛膜及羊膜數目，以及頸部透明帶的測量，到子宮動脈血流波型，配合血中生化，預測早期子癇前症機率。

2. 第二孕期

　　20~24 週更是高層次超音波，評估胎兒各個器官是否正常的時機，除了及時找出異常胎兒外，超音波也可評估胎兒生長狀況，與胎盤甚至子宮及其附屬器是否異常的工具。

3. 第三孕期

　　超音波除了評估胎兒成長狀況，也可藉由杜卜勒血流評估胎兒是否有貧血、血液酸中毒而造成的胎兒窘迫，及評估胎盤是否有前置胎盤，甚至植入性胎盤的可能性。

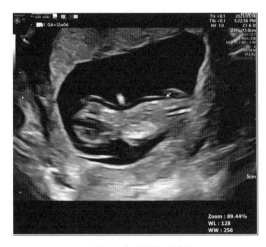
(a)胎兒全身性水腫

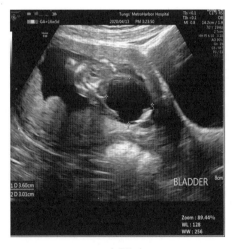
(b)水腦症

圖 2-10　超音波檢查

七、胎盤定位(Placenta Localization)

　　胎盤的位置在整個妊娠過程中都可藉由超音波做準確定位，以提供醫師在照護時的依據。除了前壁、後壁、宮頂的分布，臨床上最重要的是評估胎盤邊緣距離子宮頸口的距離，若有胎盤覆蓋住整個子宮頸口，稱為完全性前置胎盤(Complete or total placenta previa)，部分覆蓋者稱為部分性前置胎盤(Partial placenta previa)，而只有邊緣距離子宮頸口則稱為邊緣性前置胎盤(Marginal placenta previa)，另外還有所謂低位性前置胎盤(Low-lying or lateral placenta previa)（圖 2-11、圖 14-1）。

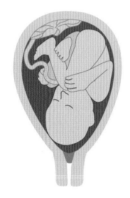 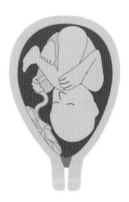

(a)正常胎盤　　　　　　　　　　　　　(b)前置胎盤

圖 2-11　正常胎盤與前置胎盤

　　臨床上另一重要的胎盤觀察重點為，胎盤是否不正常緊密附著、侵犯或穿透子宮肌肉層，形成「植入性胎盤」。依照胎盤和子宮壁侵犯的程度，可分為黏生性胎盤(Placenta accreta)、嵌入性胎盤(Placenta increta)、侵蝕性胎盤(Placenta percreta)（圖 2-12）。這三者除了超音波定位外，尚可以磁振造影(Magnetic resonance imaging; MRI)準確評估胎盤侵犯子宮肌肉層深度，以做為生產時準備的依據。

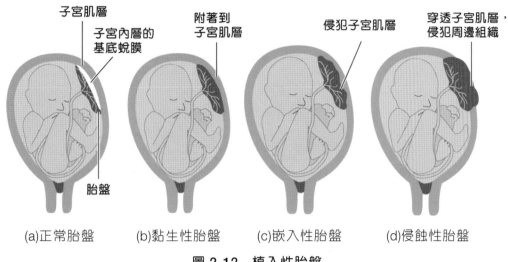

| (a)正常胎盤 | (b)黏生性胎盤 | (c)嵌入性胎盤 | (d)侵蝕性胎盤 |

圖 2-12　植入性胎盤

八、遺傳疾病之產前診斷(Prenatal Diagnosis)

　　產前遺傳疾病的診斷除了雙親家族遺傳疾病的樹狀圖外，一般可以藉由篩檢性檢驗(Screening test)及診斷性檢驗(Diagnostic test)兩種方式得知。篩檢性檢驗有第一孕期的所謂非侵入性檢驗(Non invasive prenatal testing; NIPT)或無細胞 DNA 檢驗(Cell free DNA testing)，以胎兒頸部透明帶(Nuchal translucency; NT)／母體血中的妊娠性血漿蛋白-A (Pregnancy-associated plasma protein A; PAPP-A)及 β-人類絨毛性腺激素(β-human chorionic gonadotropin; β-hCG)，作為第一孕期唐氏症篩檢。

　　四指標生化篩檢(Quad test)則是測量母親血液中 α-胎兒蛋白(Alfa fetal protein; AFP)、β-人類絨毛性腺激素(β-hCG)、非結合型雌三醇(Unconjugated estriol; uE_3)及抑制素 A (Inhibin A)，測出腹中胎兒罹患唐氏症(Down's syndrome)、愛德華症候群(Edward's syndrome)、巴陶氏症候群(Patau syndrome)及脊柱裂(Spina bifida)的機率。

　　上述篩檢性方式若測出陽性或高危險者，則需以羊膜腔穿刺術做最後確診(Diagnostic test)。

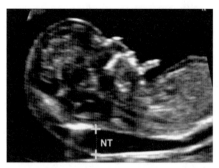

圖 2-13　頸部透明帶(Nuchal translucency; NT)。檢查於胎兒 12 週左右，利用超音波偵測後頸部透明帶以及鼻樑骨之有無，以早期發現異常胎兒

九、羊膜腔穿刺術(Amniocentesis)

羊膜腔穿刺術是利用 20 或 22 號針頭，經孕婦腹部抽取羊膜腔內羊水（圖 2-14），於實驗室進行傳統細胞培養或矩陣晶片分析(Microarray)，測知胎兒染色體，大多於 15~18 週進行。若週數小於 14 週，較易發生穿刺失敗或傷及胎兒等併發症，較晚進行則會面臨若胎兒有問題，需要進一步處理時的倫理道德問題。

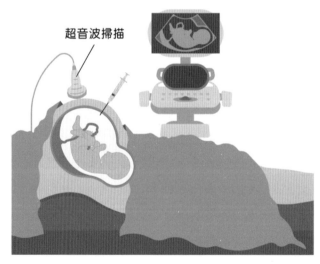

超音波掃描

圖 2-14　羊膜腔穿刺術

在有經驗的婦產科醫師伴著超音波導引下，抽取大約 15~30ml 羊水（將前面 1~2ml 丟棄，以避免母體汙染）。一般羊水為清徹透明狀，若是呈褐色可能表示之前羊膜腔內有出血情形，通常也意味著胎兒往後可能有不良事件發

生；出現鮮血則可能是穿越母體的汙染，或不小心穿刺到胎兒臍帶（通常會有短暫胎心下降）；若為綠色則可能為胎兒在子宮內解胎便所致。

根據國外大規模研究發現，因為羊膜腔穿刺術所導致的流產率約為千分之一，通常做完穿刺後必須注意：是否有陰道出血、下腹疼痛、羊水流出以及非常罕見的因細菌感染導致羊膜腔發炎(Amnionitis)等情形發生。

十、絨毛膜取樣(Chorionic Villi Sampling; CVS)

絨毛膜取樣通常在 10~13 週，藉由超音波導引下取胎兒胎盤少許組織，經由 7~10 天的培養而得知胎兒產前遺傳資訊（染色體組成），相對羊膜腔穿刺術，絨毛膜取樣讓孕婦較早知道胎兒染色體結果，以及規劃下一步處置。

臨床上可以經腹部或經子宮頸取得絨毛組織，若胎盤位於子宮前方經腹部取樣較簡單，而且較少因取樣造成胎兒流產，可減少出血及感染的機率；相對於經腹部取樣，經陰道絨毛取樣在嚴重子宮後傾、胎盤位於子宮後壁、降低母體不適及減少胎兒母體血液交流，較有優勢。

併發症方面，經腹部絨毛取樣 14 天內流產率大約為 0.7%，其他還有術後少量出血、感染、羊膜破裂及造成胎兒母親血流交流而導致異體免疫作用(Alloimmunization)等。

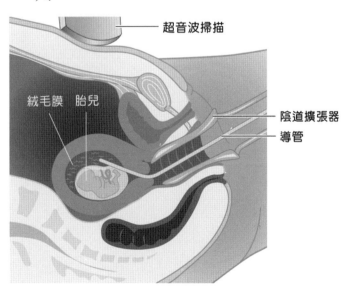

圖 2-15　絨毛膜取樣

十一、 非侵入性胎兒染色體篩檢
(Non Invasive Prenatal Screening)

　　非侵入性胎兒染色體篩檢又稱無細胞 DNA 檢驗(Cell free DNA testing)，可以在較傳統母體四指標妊娠週數（16~18 週）更早前，藉由抽取母體血中所含胎兒染色體成分分析其染色體構造，對於傳統三倍體異常，如唐氏症(Down's syndrome Trispmy 21)、愛德華症候群(Edward syndrome Trisomy 18)、巴陶氏症候群(Patau syndrome Trisomy 13)有較高的偵測率(Detection rate)，但確定診斷尚需藉由羊膜腔穿刺術或絨毛膜取樣等細胞培養方式，始能決定。

　　臨床上若母血中胎兒成分過少(<4%)、母親體重大於 81 公斤、胎兒週數少於 10 週等因素，而無法測出。篩檢的成效在一般常見三倍體的偵測率(Detection rate; DR)及偽陽性率(False positive rate; FPR)，如表 2-2 所示。

表 2-2　非侵入性胎兒染色體篩檢

比較項目	偵測率 (Detection rate; DR)	偽陽性率 (False positive rate; FPR)
唐氏症 (Down's syndrome Trispmy 21)	99.5%	0.05%
愛德華症候群 (Edward syndrome Trisomy 18)	97.7%	0.04%
巴陶氏症候群 (Patau syndrome Trisomy 13)	96.1%	0.06%

　　偽陽性一般常見於侷限胎盤鑲嵌(Confine placenta mosacism)、雙胞胎其中之一死亡(Vanishing twins)、母親鑲嵌染色體(Maternal mosacism)、母體罹患癌症等。

十二、生化檢查(Biochemical Analysis)

第一孕期中妊娠性血漿蛋白-A (PAPP-A)及 β-人類絨毛性腺激素(β-hCG)，配合胎兒頸部透明帶，可以評估胎兒是否有唐氏症：第二孕期則可檢測母親血液中 α-胎兒蛋白(AFP)、β-人類絨毛性腺激素(β-hCG)、非結合型雌三醇(uE$_3$)及抑制素 A (Inhibin A)（即四指標生化篩檢），以估算出胎兒罹患三倍體基因疾病(Trisomy)及脊柱裂的機率。通常測試時間為 15~22 週，在偵測唐氏症上大約有 75~80%的敏感度，而罹患唐氏兒母體血中 β-hCG、Inhibin A 會上升，AFP、uE$_3$ 則會下降；罹患愛德華症候群（約 1/7,000）母體血中 β-hCG、AFP、uE$_3$ 則都會下降。

除了第一孕期及第二孕期母體血液分析外，臨床上還有連續性篩檢(Sequential/Stepwise screen)，即在 11~13 週利用母血生化及胎兒頸部透明帶，區分出三類不同風險病人，再給予不同追蹤和處置，若風險大於 1/50 則建議直接以絨毛膜取樣來確立診斷，若風險大於 1/1,500 則無需進一步檢查，風險在兩者之間則於 16~18 週做第二次母血生化檢驗做再次評估，一般篩檢敏感度有 88~96%。

最後一項則是整合式篩檢(Integrated screen)，利用第一孕期測血中 PAPP-A，到第二孕期再抽血檢查四指標生化篩檢後，綜合計算出胎兒罹患唐氏症及其他三倍體的風險，理論上這種方式有最好的敏感度(93~96%)。

上述無論是第一孕期或第二孕期生化檢查都是篩檢(Screening)模式，檢驗陽性者，仍需以診斷性(Diagnostic)的羊膜腔穿刺術或絨毛膜檢查做最終確診。

十三、母體胎動評估(Fetal Movement Counting)

母體胎動評估是一簡單自我評量腹中胎兒健康狀態的方式，通常在 18~25 週，可以明顯感受到胎兒的胎動，在 2 個小時內有感受到 10 次胎動即為正常，建議盡可能在休息狀態或吃完餐點時評估。

若第一次評估未能在 2 小時內感覺到 10 次胎動，可休息一陣子再重新評估，也可藉由吃點甜食、左側躺臥重新測試一次，若還是未能在 2 小時內感覺到 10 次胎動，則需進一步檢查。

十四、 胎兒肺部成熟度評估
(Fetal Pulmonary Maturity Evaluation)

　　胎兒肺部成熟度評估主要應用於短期內必須娩出胎兒的一項評估方式，主要透過羊膜腔穿刺術抽取羊水，測試卵磷脂：抱合髓磷脂(Lecithin / Sphingomyelin; L/S ratio)比值，得知胎兒肺部是否成熟，以減少呼吸窘迫綜合症(Respiratory distress syndrome)的發生，正常值為 2:1。

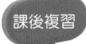課後複習　　　　　　　　　　　　　　　　　　　　　　　● EXERCISE

1. 無壓力試驗主要是評估下列哪一個項目？(A)臍帶血流狀況　(B)胎盤功能　(C)子宮收縮狀況　(D)胎兒成熟度。

2. 在胎兒生物物理學評估項目中，何者不需使用超音波掃描？(A)無壓力試驗　(B)胎兒呼吸運動　(C)胎兒身體張力　(D)羊水量。

3. 陳女士曾生過唐氏症的小孩，目前懷孕 10 週，則可接受何種檢查？(A)羊膜穿刺　(B)絨毛膜絨毛取樣　(C)胎兒鏡　(D)臍帶穿刺。

4. 張女士目前妊娠 34 週，產前檢查時主訴最近兩天感覺胎動明顯變少了，最適合安排的檢查為：(A)無壓力試驗　(B)宮縮壓力試驗　(C)羊膜穿刺術　(D)絨毛膜取樣術。

5. 執行羊膜穿刺術最合宜的時間為妊娠幾週時？(A) 1~5 週　(B) 15~18 週　(C) 30~32 週　(D) 36~38 週。

6. 下列何種方法可判別胎兒肺部的成熟度？(A)杜卜勒血流評估　(B)絨毛取樣術　(C)羊膜穿刺術　(D)臍帶穿刺術。

7. 有關絨毛膜取樣之敘述，下列何者錯誤？(A)可檢測胎兒神經管發育缺陷　(B)可檢測胎兒染色體缺陷　(C)建議妊娠 10~13 週執行　(D)可能會出現流產。

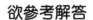**欲參考解答**
請掃描 QR code 或至 reurl.cc/2ZL8p9 下載

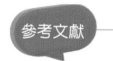 ●REFERENCE

Cunningham, F. G., Leveno, K., Bloom, S., Spong, C., Dashe, J., Hoffman, B., & Casey, B. (2018). *Williams obstetrics* (25th ed). McGraw Hill.

Norton, M. (2016). *Callen's ultrasonography in obstetrics and gynecology* (6th ed). Elsevier.

CHAPTER

03

劉錦成　編著

高危險妊娠的醫療處置

Treatment for High-risk Pregnancy

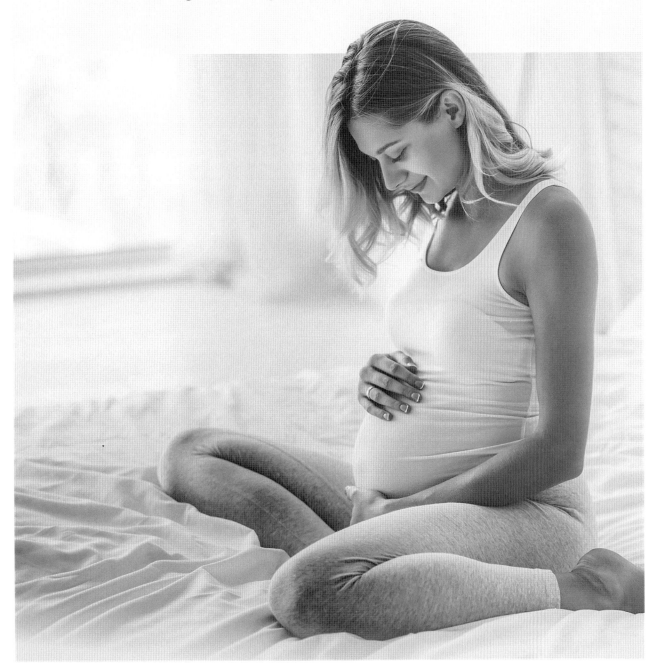

本章大網

一、高危險妊娠的檢查

二、高危險妊娠的醫療處置

學習目標

1. 能說出何謂「高危險妊娠」。

2. 能了解高危險妊娠的檢查項目及其目的。

3. 能描述高危險妊娠的醫療處置。

4. 能了解周產期醫療照護的內容。

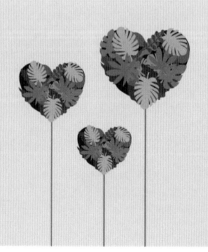

　　當婦女於懷孕及生產過程中，因生理及心理之因素，造成母體及胎兒健康上的威脅或傷害，稱為高危險妊娠(High-risk pregnancy)。高危險妊娠涉及的範圍廣泛，除了年齡大於 34 歲、小於 18 歲較易有早產風險外，生產時年齡大於 34 歲也較容易合併先天基因突變、妊娠高血壓、妊娠糖尿病等一般常見的內科疾病。

　　懷孕時合併的心臟血管、肺部、腎臟、甲狀腺、肝臟、中樞神經等疾病，以及感染、癌症等都可以歸納為高危險妊娠。因此孕婦的生命徵象、理學檢查、營養狀況，甚至精神、婚姻關係，在產前都必須詳細評估及適時對應。

一、高危險妊娠的檢查

　　產前檢查(Prenatal care)概念其實必須延伸為受孕前照護(Preconception care)，即在準備受孕前的整體身體健康及精神狀態能在充足準備下再受孕，對母嬰是最好的方式。產前檢查除了一般性身體檢查外，基因檢測、母體血液、超音波及整個懷孕中的營養攝取與藥物使用等，都是產前檢查重要的一環。

（一）一般性身體檢查

　　懷孕時除了生命徵象、產前的身高與體重及尿液檢查外，對於孕婦及其配偶的雙方家族史、合併內外科疾病對目前身體的影響，以及母體的營養狀態及骨盆構造，也必須納入考量。

（二）產科檢查

　　高危險妊娠的產科檢查除了血液、血清生化、尿液外，可藉由超音波來確定妊娠位置、胎數、心跳、胎盤位置，以及整個妊娠中胎兒成長狀態。

　　此外，一般骨盆腔、生殖泌尿系統及子宮頸的檢查，在產科檢查中也扮演重要角色；外陰、陰道、子宮頸以及子宮本體與附屬器官檢查，也是檢查的重點。對於評估早產以及足月妊娠時子宮頸口的擴張(Dilatation)、子宮頸軟化程度(Effacement)、胎頭下降程度(Station)，也必須列入考量。

（三）雷奧波德氏操作法

　　雷奧波德氏操作法(Leopold's maneuvers)即為四段式腹部觸診，是確定孕婦子宮內胎兒位置的一種常見方法。其以婦科醫生克里斯蒂安‧格哈德‧雷奧波德(Christian Gerhard Leopold)的名字來命名，這些動作由四個不同的操作法組成，每個動作都有助於確定胎兒的位置，還可估計足月胎兒體重。

　　雷奧波德氏操作法通常於妊娠 26~28 週進行，步驟說明於下（圖 3-1）：

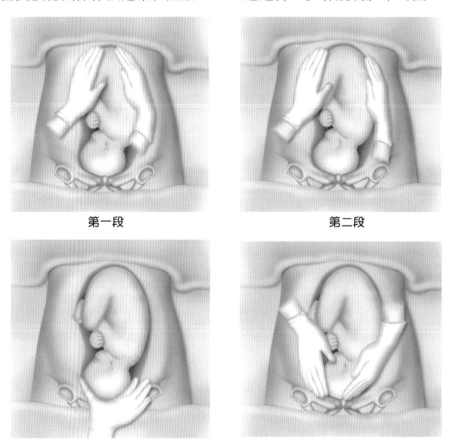

第一段　　　　　　　　　　　　　　第二段

第三段　　　　　　　　　　　　　　第四段

圖 3-1　雷奧波德氏操作法

- 請孕婦先排空膀胱，並協助孕婦採屈膝仰臥式，接受腹部觸診檢查。
- 第一段觸診檢查：找出胎兒位於子宮底的哪一部位，以估算懷孕週數。
- 第二段觸診檢查：找出胎背和胎兒四肢，確認胎心音。
- 第三段觸診檢查：找出胎兒的先露部位，確認是否已固定。
- 第四段觸診檢查：評估胎兒是屈曲或是伸展（胎勢）及下降的程度。

（四）骨盆腔檢查

　　現行產科骨盆腔檢查雖已不用影像去評估婦女骨盆是否合適生產，但對基本骨盆底架構仍然需有基本認識。骨盆底由後往前，主由髂骨(Ilium)、坐骨棘(Ischial spine)及恥骨(Pubic bone)構成（圖3-2）。由上往下分別有骨盆腔入口(Pelvic inlet)其中最大直徑約 13 公分，以及骨盆腔出口(Pelvic outlet)最大直徑約 11 公分，位於中間的坐骨棘則是評估胎頭位置的座標，可以做為產程進展的項目之一。

　　目前產科骨盆腔檢查，除了評估外陰、陰道及子宮頸是否有病變外，也可藉由量測恥骨聯合至子宮底的距離(Fundal symphysis diameter; FSD)來評估妊娠週數。此外也可藉由內診評估子宮頸的厚度(Effacement)、擴張程度(Dilatation)、胎頭位置(Station)及子宮頸前後傾等，做為臨床上產程評估、催生以及安胎的依據。

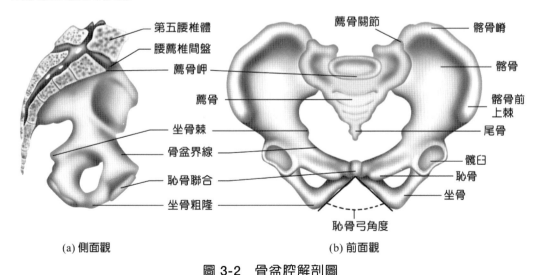

(a) 側面觀　　(b) 前面觀

圖 3-2　骨盆腔解剖圖

（五）實驗室檢查

　　產科實驗室的檢查，除了篩檢第一孕期海洋性貧血症、梅毒、愛滋病、B 型肝炎等疾病外，也可藉由非侵入性篩檢檢查母體血中游離的胎兒 DNA 分析染色體與基因，以及分析血液中胎盤生長因子(Placental growth factor; PIGF)、懷孕相關血漿蛋白 A (Pregnancy-associated plasma protein A; PAPP-A)，篩檢出妊娠高血壓及可能發生子宮內生長遲滯 (Intrauterine growth restriction; IUGR)高風險族群，以利早期投予口服阿斯匹靈來降低發生風險。

（六）血液學檢查

　　高危險妊娠除了上述第一孕期實驗室檢查外，對於反覆性流產或有其他內科疾病的孕婦，還可以監測甲狀腺、血中糖化血色素(HbA$_{1c}$)等項目，在妊娠 24~28 週期間可以做空腹妊娠糖尿病篩檢，檢測結果若為陽性，則可先以飲食調控或轉介新陳代謝科，做進一步的嚴格血糖控制。

（七）血清檢查

　　透過第一孕期非侵入性血清檢查母胎血中游離 DNA 外，也可藉由超音波掃描胎兒頸部透明帶(Nuchal translucency; NT)厚度，配合血中特殊標記，預測胎兒染色體異常的風險，或是傳統上所謂 16~18 週「四指標篩檢」，計算胎兒發生唐氏症的風險。在對於前一胎曾發生妊娠高血壓、子癇前症或母親本身有高血壓及其他罹患妊娠高血壓的高危險族群者，在第一孕期也可抽血檢測血中 PIGF/PAPP-A，配合母體平均動脈壓及子宮動脈阻力，預測罹患妊娠高血壓或子宮內生長遲滯(IUGR)的機率。

　　另外在第一孕期也可透過血液檢測母體是否為脊椎肌肉萎縮症(Spinal muscular atrophy; SMA)帶原者，以及分析胎兒罹患 X 脆折染色體(Fragile X)風險，前者為體染色體隱性遺傳，若母親為帶因者，必須同時檢測父親是否也是帶因者。

　　在第二孕期的 20~24 週，或是母親已罹患妊娠高血壓或子癇前症，可以檢測母血中的人類胎盤生長因子(Placental growth factor ratio; PLGF)及可溶性血管內皮生長因子 (Soluble fms-like tyrosine kinase-1; sFLT-1) 的比值 (sFlT/PIGF ratio)，預測近期發生嚴重子癇前症(Severe preecampsia)的機率（若比值大於 38，表示近期 1 個月內發生嚴重子癇症機率較高）。

（八）尿液分析

　　高危險妊娠尿液分析除了檢查是否有尿蛋白及尿糖外，也可檢測尿中紅血球、白血球，以鑑別尿液感染以及是否為腎實質病變；對於罹患妊娠高血壓孕婦，可測其尿中 24 小時尿蛋白總量，如果 24 小時尿蛋白質總量超過 300 毫克，臨床上可以鑑定為嚴重子癇前症；另外對於早期妊娠劇吐症(Hyperemesis gravidarum)檢測尿液中的酮體(Ketone body)，也可評估是否為電解質失衡，以作為輸液注射治療的依據。

（九）特殊檢查

◎ 第一孕期

　　少數情況下若需於妊娠早期獲得胎兒染色體結果，可進行絨毛膜取樣(Chorionic villous sampling; CVS)，另外在第一孕期評估子癇前症風險時，除了抽血檢查母體血清及平均動脈壓外，也需要評估子宮動脈的血流阻力做綜合分析。

　　對於高齡產婦（生產時已屆 34 足歲）及檢測血清中指數罹患唐氏症高風險及其他染色體異常的高風險孕婦，也可以在 16~18 週施行羊膜腔穿刺術(Amniocentesis)行胎兒染色體分析；臍帶穿刺(Percutaneous umbilical blood sampling; PUBS)也可反應腹中胎兒是否有感染及檢測胎兒血液疾病。

◎ 第二孕期

　　第二孕期可藉由內診及超音波評估子宮頸長度(Cervical length)，來了解胎兒早產機率（從子宮內口至子宮下部長度若大於 2.5 公分，則易發生子宮頸閉鎖功能不全(Cervical incompetence)而導致早產）。

◎ 第三孕期

　　第三孕期中藉由超音波檢查及都卜勒血流測定術，評估胎兒臍動脈血流中收縮壓／舒張壓比率(Systolic/Diastolic ratio; S/D ratio)，來評估胎盤是否功能不良(Placenta insufficiency)，亦可偵測胎兒中大腦動脈(Middle cerebral artery)及靜脈導管(Ductus venosus)，預測胎兒在腹中健康狀況。

二、高危險妊娠的醫療處置

（一）常見不適的臨床症狀

懷孕時常見不適的臨床症狀大致可分為下列幾項：

◎　**陰道出血**

早期妊娠陰道出血，除需判斷是否為子宮外孕外，尚需將萎縮性胚囊(Blighted ovum)、過期流產(Missed abortion)、葡萄胎(Hydatitiform mole)列入考慮，若已排除上述診斷，可用鴨嘴視查陰道、子宮頸是否有嚴重感染或子宮頸息肉甚至病變後，再以超音波判斷胎兒是否有正常心跳，以及胎盤位置和子宮是否有肌瘤及卵巢腫瘤。若只是一般點狀出血或先兆性流產(Threaten abortion)，則可給予黃體素(Progesterone)，加上適度休息即可。

第二及第三孕期的陰道出血，則需排除前置胎盤、胎盤早期剝離或因早期宮縮導致子宮頸軟化(Effacement)、子宮頸擴張之可能，除了視母體狀況外，也必須依胎兒週數給予安胎或讓胎兒娩出。

◎　**噁心、嘔吐**

在第一孕期因人類絨毛性腺激素(Human chorionic gonadotropin; hCG)及黃體素濃度上升、腸胃蠕動變慢以及味覺改變，孕婦常會有噁心感，若合併有晨嘔(Morning sickness)加上尿液出現酮體(Ketone body)，則可以診斷為妊娠劇吐症(Hyperemesis gravidarum)。治療上除了採取少量多餐、點滴靜脈注射補充維生素 B 群外，尚需注意是否有電解質失衡情況；另外針對胃酸逆流，也可服用一些制酸劑及按壓手腕的內關穴（圖 5-1）來緩解症狀。

大部分妊娠劇吐在第二孕期後會緩解，若持續惡化則需檢查腸胃功能、甲狀腺素，甚至血中 β-人類絨毛性腺激素(β-hCG)濃度，以排除葡萄胎的可能性。

◎　**陰道分泌物增多**

懷孕時因抵抗力下降，孕婦很容易會有陰道感染的現象發生，可藉由內診做初步鑑別是否為陰道念珠菌感染(Candidiasis)或細菌性陰道炎(Bacterial vaginosis)，甚至陰道滴蟲(*Trichomoniasis*)或尖型濕疣（俗稱菜花）感染。大部分的念珠菌及細菌性感染可以口服藥物，加上陰道栓劑或外用藥膏處理。

◎ **腰痠背痛**

懷孕時因重心前傾，導致腰椎受壓及周邊肌肉群必須負荷更多重量與壓力，常常會有腰痠背痛的情形發生。除了避免長期久站、提重物並維持良好姿勢外，可口服肌肉鬆弛劑、局部塗抹痠痛藥膏，也可以會診復健科做一些物理治療。

（二）高危險妊娠之危險徵兆

子癇前症若合併高血壓（血壓高於 160/90mmHg）、24 小時尿蛋白總量大於 300 毫克、右上腹痛、頭痛、視力模糊及呼吸喘，或是出現 HELLP 症候群（包括溶血(Hemolysis; H)、肝臟酵素升高(Elevated liver enzymes; EL)、血小板數目減少(Low platelet count; LP)）、肝腎功能異常等，都是即將進入子癇症(Eclampsia)前兆，必須緊急處理。

（三）周產期緊急醫療網

於 2006 年建構的周產期緊急醫療網（表 3-1），建全了基層及各級醫院之間對於高危險妊娠孕產婦及新生兒照護的全面性網路，且現行醫院緊急醫療能力分級(Emergency medical competency grading)（表 3-2），將醫療照護網絡以既有的中或重度急救責任醫院為基礎，整合醫療轉送體系，連結公共衛生預防、周產期照護等相關體系，共同提升孕產婦及新生兒醫療的照護品質。

表 3-1　台灣周產期緊急醫療網的演進歷程

年代	說明
2006	修正周產期轉診指標及責任醫院分級標準，推廣基層診所及新生兒中重度病房使用轉診系統
2007	周產期緊急醫療網白皮書
2008	周產期緊急醫療網醫院審查
2009	衛福部特殊急重症照護中心能力分級，規劃與試辦高危險妊娠緊急醫療訓練醫院
2011	周產期緊急醫療照護計畫停止，併入緊急醫療網

表 3-2　醫院緊急醫療能力分級

能執行高危險妊娠孕產婦及新生兒（含早產兒）照護		重　度 (Severe) Level 3	中　度 (Moderate) Level 2
一、訂有高危險妊娠孕產婦處置流程（含住院、手術、轉院標準、緊急會診機制等）		V	V
二、訂有新生兒（含早產兒）處置流程（含轉院標準、緊急會診機制等）		V	V
三、照護人力	1. 有婦產科專科醫師能於高危險妊娠孕產婦入院 60 分鐘內診治	V	V
	2. 有受過高危險妊娠照護訓練之護理人員	V	V
	3. 有具新生兒（含早產兒）照顧訓練之兒科專科醫師，並受有新生兒高級救命術訓練	V	V
	4. 有受過新生兒（含早產兒）照護訓練之護理人員，並具新生兒高級救命術訓練	V	－
四、能於假日及夜間處置高危險妊娠孕產婦		V	V
五、能於大夜班執行高危險妊娠孕產婦緊急分娩及剖腹產手術		V	－
六、能於假日及夜間處置急重症新生兒（含早產兒）		V	V
七、能於大夜班執行急重症新生兒（含早產兒）手術或介入性治療		V	－

（四）高危險妊娠孕產婦轉診

　　為提供孕產婦完備的周產期醫療照護，並建立更好的轉診制度、照護網路與及時照護緊急狀況之孕產婦及新生兒，提供基層診所或地區醫院往上轉診處理機制。表 3-3 為高危險妊娠孕產婦轉診評分項目表，提供讀者參考。

表 3-3　高危險妊娠孕產婦轉診評分項目表

是否轉診		高危險妊娠轉診項目
□是	□否	1. 妊娠＿＿＿週前之早產病患
□是	□否	2. BMI≧＿＿＿之產婦
□是	□否	3. 嚴重妊娠高血壓。血壓收縮壓高於＿＿＿，舒張壓高於＿＿＿
□是	□否	4. 孕產婦糖尿病。□是／□否合併血糖控制不佳，需藥物治療者
□是	□否	5. 前置胎盤患者
□是	□否	6. 多胞胎
□是	□否	7. 胎兒生長遲緩或胎兒發育異常者或胎盤功能異常者
□是	□否	8. 妊娠合併內科疾病：心臟病、糖尿病、甲狀腺疾病、腎臟疾病(NS, IgA, ESRD)、免疫性疾病(SLE)、血小板低下症
□是	□否	9. 白血病
□是	□否	10. 血友病
□是	□否	11. 愛滋病
□是	□否	12. 疑胎盤早期剝離
□是	□否	13. 合併接受外科手術者
□是	□否	14. 雙胞胎輸血症候群
□是	□否	15. 其他(　　　　　　　　　　　)

課後複習　　　　　　　　　　　　　　　　　　　　　　　　• EXERCISE

1. 有關妊娠糖尿病之醫療照護建議，下列何項正確？(A)先飲食控制並配合運動，若無法有效控制血糖，則予以使用口服降血糖藥　(B)先飲食控制並配合運動，若無法有效控制血糖，則予以注射胰島素　(C)嚴格控制飲食及體重變化，不使用任何胰島素製劑，以免產出畸形兒　(D)先給予口服或注射之胰島素，若無法有效控制血糖，才配合飲食控制。

2. 重度子癇前症之 HELLP 症候群，有關「H」之敘述，下列何者正確？(A)小血管的溶血性貧血　(B)血球容積下降　(C)紅血球變大，且形狀規則　(D)凝血酶原時間大幅下降。

3. 有關高危險妊娠的敘述，下列何者正確？(A)高危險妊娠因子不包括「年齡」與「產次」　(B)高危險妊娠不一定會造成不良的妊娠結果，良好的產前醫護措施與胎兒健康評估，可降低其危險性　(C)相對於高危險妊娠孕婦，一般正常孕婦是屬於零危險妊娠者　(D)高危險妊娠的定義是「懷孕時因生理或心理因素，導致母體（不包括胎兒）病理性傷害」。

4. 有關雷奧波德氏操作法(Leopold's maneuvers)的說明，下列何者正確？(A)第一段觸診主要目的是在判斷羊水的多寡　(B)第二段觸診是辨別胎背在何處，以找出最適當的聽診部位　(C)第三段觸診主要目的是在判斷先露部位下降情形　(D)第四段觸診主要是判斷子宮底處之胎兒部位。

5. 母血中的人類胎盤生長因子(PLGF)及可溶性血管內皮生長因子(sFLT-1)的比值(sFlT/PIGF ratio)多少，表示近期 1 個月內發生嚴重子癇症機率較高？(A)超過 20　(B)低於 38　(C)超過 38　(D)低於 20。

欲參考解答
請掃描 QR code 或至 reurl.cc/2ZL8p9 下載

台灣婦產科醫學會（無日期）‧*周產期照護轉診計劃書*。

https://www.taog.org.tw/upload/download/周產期照護轉診計劃書.pdf

Cunningham, F. G., Leveno, K., Bloom, S., Spong, C., Dashe, J., Hoffman, B., & Casey, B. (2018). *Williams obstetrics* (25th ed). McGraw Hill.

Chen, Y. Y. (2019). *The perinatal transfer system in Taiwan*.

https://chrc.nhri.org.tw/introductions/files/20191117/3.The%20Perinatal%20Transfer%20System%20in%20Taiwan.pdf

Norton, M. (2016). *Callen's ultrasonography in obstetrics and gynecology* (6th ed). Elsevier.

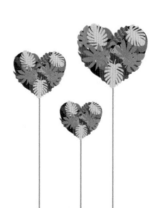

CHAPTER

04

朱桂慧　編著

高危險妊娠之心理障礙

Psychiatric Disorders in High-risk Pregnancy

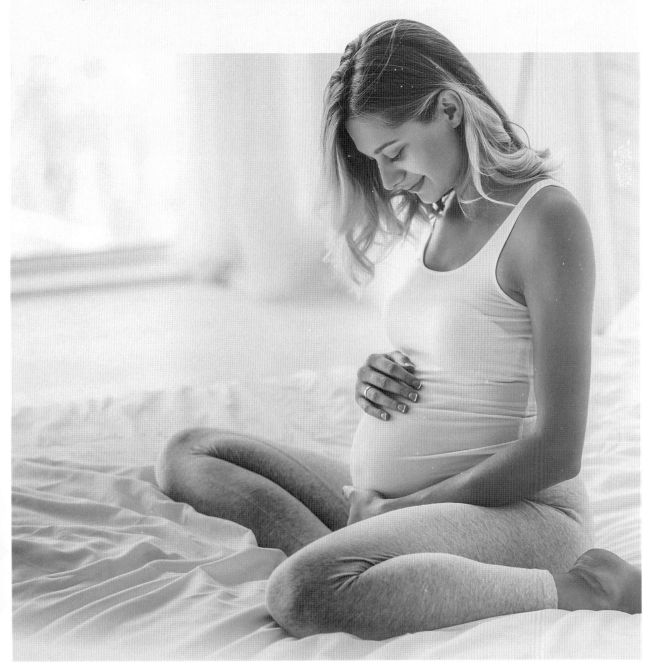

本章大綱

一、高危險妊娠婦女之母職與壓力

二、高危險妊娠婦女常見心理反應

三、高危險妊娠婦女之護理照護

學習目標

1. 認識高危險妊娠婦女的心理狀態。

2. 了解高危險妊娠婦女孕產期心理狀態的護理照護。

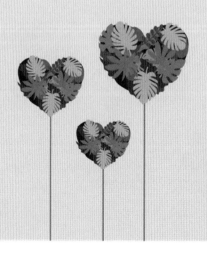

前言　Foreword

　　懷孕代表婦女因孕育新生命產生的生理、心理、家庭及社會環境上的調適與發展，同時也進行自己的角色認同及人格成熟的重要時期，孕婦無法預期即將發生的變化，可能經歷更多對於胎兒健康與否的不確定感。婦女的晚婚晚生，伴隨而來的高危險妊娠也日益增加。懷孕階段是一個敏感時期，當發生一些非預期的事件，容易會產生各種心理因素；然而，在懷孕期間是一個發育期，當身體、心理和社會適應沒有達到時，這些因素可能導致病理變化的風險，進而對婦女和胎兒產生不利的影響。

　　懷孕期間，不利於婦女或胎兒的情況，影響母嬰的健康，皆屬於高危險妊娠，包括婦女原本有的疾病或因為懷孕生產所產生的合併症，可能導致胎兒流產、早產、死產，甚至影響婦女的健康或生命安全。造成高危險妊娠的因素，常是生理、心理社會、社會人口和環境等各種因素糾結而成。根據統計，高危險妊娠的發生率為 20~25%，依照不同疾病發生及不同的孕期需要做出不同處置，高危險妊娠是目前婦產科照護的重要方向。

　　目前臨床上的產前照護(Antenatal care; ANC)主要是通過檢查，確保健康的體重增加和適當的營養（例如攝入鐵和葉酸），並採取必要介入措施（例如控制妊娠糖尿病、高血壓等）來達成母嬰的健康。懷孕婦女需要面對正常懷孕所可能產生的壓力之外，還要學習及適應高危險妊娠狀況所產生的限制及需要，可能還需接受醫療處置或住院安胎，上述這些情況除了會造成生理上的不適外，情緒、心理狀態也會開始出現變化。所以了解高危險妊娠可能產生的心理變化，協助孕婦做好因應與調適，並給予適時的陪伴與心理支持，將有助於孕婦安全度過妊娠週期。

一、高危險妊娠婦女之母職與壓力

　　妊娠期間充滿著許多的危機，可能面臨自己以及胎兒是否健康的壓力，壓力是個人對外在環境的一種反應，也就是當個人在面對外在的人、事、物時，內心所產生的反應。當孕婦得知懷孕的情況並不像預期中的順利，面對危機的調適能力主要要看她對壓力情境的看法，還有是否有良好的支持體系，以及過去的調適壓力成功的經驗有關。

　　高危險妊娠孕婦在懷孕期間因為荷爾蒙變化，導致生理結構的改變，如乳房、子宮以及外表的改變等，這些變化會產生不同程度的生理困擾，婦女需要適應不同的情境壓力，而這些困擾可能會直接影響婦女的生理功能，若困擾持續存在，就可能產生負面的健康問題，進而影響婦女的情緒、心理狀態，這些變化可能會導致更多的傷害。

　　懷孕期間壓力、焦慮或憂鬱容易產生一些併發症，包括早產、低出生體重、子癇前症和增加剖腹產的風險，對母嬰健康產生很大的影響。因此應積極協助對孕婦的心理輔導，以減少孕期母體壓力或負面刺激，並提供更多的支持或關懷，增進她們的信心。

二、高危險妊娠婦女常見心理反應

（一）恐懼(Fear)

　　懷孕、生育和為人父母是人生常見的過程，對女性及其家庭的生活具有重大的社會和情感影響。人們面對現實或想像中的危險、厭惡的事物時，所處於驚慌與緊急的狀態，伴隨而來的症狀有心率改變、血壓升高、盜汗、顫抖等生理上的應急反應。然而恐懼是個人意識到有某種危險因子的存在，而產生的一種不舒服的感覺，為人類的一種保護性的情緒，也會讓人以戰鬥或逃避之因應機轉來應付潛在或現存之威脅。

　　對高危險妊娠母親而言，恐懼是一種無法預知的害怕，例如：擔心胎兒不健康、胎死腹中或母嬰遭受危險；恐懼亦是一種現實的害怕，例如：害怕侵入性檢查或自費檢查項目等。

（二）不遵從(Non-compliance)

不遵從的定義是指個人顯示無法遵從的行為，藉由直接觀察、患者的陳述或其他徵象，意願或非意願接受醫療專業人員所提出的健康建議，但未確實履行該健康建議的行為，例如對疾病情況的不了解，而不按時接受檢查或治療，不僅影響治療照護的成效，更對患者的健康帶來危害。不遵從不應該視為是一種行為的偏差，而是患者經思考後決定選擇表現的行為。即使患者同意治療計畫及措施，個人或照顧者仍出現行為不一致，導致臨床效果無效的情形也是常見的。

一個人的遵從性深受自己對疾病認知、家庭支持、護病關係及文化觀念等因素的影響，護理人員應主動了解患者不遵從行為的因素，了解患者的不遵從行為是否因為缺乏疾病資訊或其他因素，針對問題提出具體的做法。

（三）自我概念不足(Self-concept Deficit)

自我概念(Self-concept)就是對自己的看法或評價，也可以說是個人在發展歷程中之知覺或自我屬性的整體概念，乃是個人在其生活環境中對人、對己、對事、對物交互作用所得經驗的成果，這些經驗分為直接經驗及別人對自己行動的評價經驗或間接經驗。

個體的自我概念會隨著身心發展而擴大範圍，亦會隨著環境和時間的變化，更加穩定成熟。個人自我概念的發展主要來自於他人對自己的期望與評價，如果是他人的負向評價將損害個人的自我概念，當自我概念不足就是自己對自我的價值觀、行為能力及表現產生負向的感受。當婦女懷孕生產過程的不順利，導致女性角色期望的失敗，進而產生負向的自我評值。

（四）哀傷(Sad)

由於隨著胎兒成長，母親與胎兒逐漸建立親密的依附關係，為了調整身心與社會環境的變化，母親會維持自己個人與家庭的完整性，並且接納新生兒、認同新生兒成為自己的一部分並且奉獻自己。每個新生命的誕生皆是備受期待，面臨新生兒瀕臨生命終了的危機時，父母親不但無喜獲麟兒的喜悅，對其家庭而言是一種毀滅性之經驗，容易引發父母強烈的罪惡感及失落，而此衝擊將會帶來悲傷反應，如：哭泣、疲憊、哀傷、情緒化、憤怒、

內疚、自責等複雜之情緒。哀傷是指一個人遭遇失落或被奪去心愛的人或物時，所產生的悲傷、憤怒和罪惡的感覺。哀傷是立即反應，可能會出現哭泣、憂鬱、無法接受事實等。

母親對於胎兒所產生親密關係發展是會隨著孕期週數循序漸進，隨著週數的增加，母親可感覺明顯胎動並體會到胎兒是一個真實的個體，漸與胎兒產生親密感，懷孕婦女面對子宮內胎兒死亡，除了承受喪子之痛及家人的指責外，亦需承受失落與哀傷等情緒，會因為無法保護胎兒的想法導致內心變化錯綜複雜。

死亡常常被視為醫療事件，而不是每一個人生命的自然結果。面臨這樣的衝擊，若此時護理人員未能給予適當的心理輔導，處理失落及悲傷情緒，易造成懷孕母親身、心、靈各方面的創傷，進而影響未來家庭功能運作，而這種傷慟情緒，是生命裡獨特的失落，可能持續數個月到數年，甚至延續到下一次懷孕。

◎ 哀傷徵象

哀傷的過程對每一個人的影響因人而異，哀傷的調適歷程並沒有相同的步驟和次序，但有共同的哀傷徵象，說明如下。

1. 否認(Denial)：隱藏即將發生的事實，或將原因合理化，可以減輕知道事實的痛苦，這一階段約持續數週，會出現恍神、麻木、焦慮之情緒，同時會有倦怠、失眠的生理反應。

2. 憤怒(Anger)：認為這種事情發生在自己身上是不公平的。此種憤怒往往會不適當地投射在他人或其他的事件上，此階段的憤怒情緒無法獲得有效宣洩，就會轉而壓抑，而充滿沮喪與罪惡感。

3. 孤立(Isolation)：有罪惡感、自責，使自己陷於孤獨、無助中。

4. 憂鬱(Depression)：接受事實，而使情緒陷於低潮。此時哭泣是常見的徵象。

5. 接受(Acceptance)：哀傷的最後一個階段是接受，認為這件事在自己身上發生，並且能夠接受這件事發生的事實，逐漸恢復社會興趣，重建自己的生活。

三、高危險妊娠婦女之護理照護

（一）恐懼

1. 建立互信的人際關係，如主動提供疾病相關知識的衛教指導，鼓勵表達其主觀感覺。

2. 觀察、評估並接受語言及非語言的行為反應。

3. 識別恐懼的來源，澄清其疑惑之感受，協助處理其恐懼感，提升自我保護能力。

4. 去除或減緩原因的發生，如詳細環境介紹及布置安全的環境。

5. 告知每日的例行治療，並在做各項檢查前給予適當的解釋。

6. 給予自我決定的權利，鼓勵正向思考，重新審視自我，從中獲得滿足感及自我肯定。

7. 建議可行之放鬆及舒適的方法，如放鬆運動、閱讀、聽音樂、冥想等，以減緩恐懼的反應。

（二）不遵從

找出不遵從的根本原因，並鼓勵其表達內心感受，引導抒發其情緒，詳細說明相關資訊，體會遵從所得到的效果。

1. 建立互信的人際關係。

2. 尋求可能造成不遵從醫囑的原因。

3. 說明不遵從醫療活動可能造成母嬰的影響。

4. 告知醫療行為的重要性與目的。

5. 矯正錯誤的醫療觀念。

6. 提供可支援的支持系統，如家庭、專業人員等。

7. 傾聽、鼓勵表達內心感受，並用非言語的方式關懷，如輕拍肩膀、握手等。

（三）自我概念不足

1. 建立互信的人際關係。

2. 促進孕婦社交互動的能力，協助孕婦接受他人幫助。

3. 與孕婦面對當前所遭遇的障礙及改變。

4. 鼓勵孕婦說出對自我的期望。

（四）哀傷

　　在哀傷的過程中，情緒的表達是治療哀傷的最好方法，協助父母接受新生命死亡的事實，減輕父母的自責，給予全程的陪伴。協助因應哀傷後在適應上出現的難題，並找出新的連結方式及學習賦予新意義，鼓勵與新生兒告別並重建生命動力，將情感投注在新關係與新生活上。有關哀傷的護理照護包括：

1. 建立互信的人際關係。

2. 協助父母接受事實，鼓勵父母抒發悲傷並接納他們憂鬱的情緒。除了母親的哀傷照護外，幫助父母認同新生兒，讓其替新生兒做一些事，如為新生兒沐浴、拍照等，並可提供足印卡、手圈、嬰兒毛髮等紀念物給父母。

3. 安排獨立空間，鼓勵家庭成員做最後的告別或擁抱死亡的胎兒或新生兒，以確認死亡的事實，並與其他新生兒及產婦隔離。切勿和其他的產婦住同一病室。

4. 評估影響哀傷反應表現的因子，如是否缺乏支持系統、社會文化或人格特質等的影響。

5. 接受憂鬱的情緒，鼓勵家庭成員表達彼此情緒，並討論個人的感受；也需協助父親將其內心的感受表達出來，使父母雙方能分擔彼此的痛苦。

6. 給予書面及正確資訊，協助喪葬事宜及靈性照護。

7. 勿讓個案獨處，藉由沉默、陪伴、傾聽，協助哀傷之宣洩，提供支持性關懷，進而接受失去孩子的事實。

8. 針對哀傷情緒給予適當的照護

    (1) 否認：不宜強迫其接受事實。

    (2) 憤怒：鼓勵採取語言性的憤怒表達方式。

    (3) 磋商：給予隱私權，加強個人的自我價值觀。

    (4) 憂鬱：加強個案的自尊心，應用同理心分擔其感受。

    (5) 罪惡感：確認正向的影響因子，以減輕個案自責。

    (6) 拒絕：再次強調事實的真相。

    (7) 狂躁：提供一安全隱蔽的環境，讓個案發洩哀傷的情緒。

9. 出院返家後持續慰問、關懷，以主動打電話或面談方式，讓個案有抒發的管道，並加強家庭的親和力，協助度過哀傷時期。

表 4-1　高危險妊娠婦女常見心理反應及護理措施

心理反應	定義	護理措施
恐懼	恐懼是個人意識到有某種危險因子的存在，而產生的一種不舒服的感覺，為人類的一種保護性的情緒，也會讓人以戰鬥或逃避之因應機轉來應付潛在或現存之威脅	1. 建立互信的人際關係 2. 接受語言及非語言的行為反應 3. 識別恐懼的來源 4. 去除或減緩原因的發生 5. 告知每日的例行治療 6. 給予自我決定的權利 7. 建議可行之放鬆及舒適的方法
不遵從	面對醫療專業人員所提出針對促進健康的行為建議，但未確實履行該健康建議的行為	1. 建立互信的人際關係 2. 尋求可能造成的原因 3. 說明可能造成母嬰的影響 4. 告知醫療行為的重要性與目的 5. 矯正錯誤的醫療觀念 6. 提供可支援的支持系統 7. 鼓勵其表達內心感受
自我概念不足	自己對自我的價值觀、行為能力及表現產生負向的感受	1. 建立互信的人際關係 2. 促進孕婦社交互動的能力，協助孕婦接受他人幫助 3. 與孕婦面對當前所遭遇的障礙及改變 4. 鼓勵孕婦說出對自我的期望

表 4-1   高危險妊娠母親常見心理反應及護理措施（續）

心理反應	定義	護理措施
哀傷	指一個人遭遇失落或被奪去心愛的人或物時，所產生的悲傷、憤怒和罪惡的感覺	1. 建立互信的人際關係 2. 協助父母接受事實 3. 安排獨立空間，鼓勵家庭成員做最後的告別或擁抱死亡的胎兒或新生兒 4. 評估影響哀傷反應表現的因子 5. 接受憂鬱的情緒 6. 給予書面及正確資訊，協助喪葬事宜及靈性照護 7. 勿讓個案處，協助哀傷之宣洩 8. 針對哀傷情緒給予適當的照護 9. 出院返家後，持續性關懷，加強家庭的親和力，協助個案度過哀傷時期

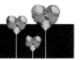

情境模擬教案

·協助一位初產婦度過子宮內· 胎兒死亡的哀傷

案例簡介／摘要(Abstract/Summary)

　　張女士是妊娠 39 週的初產婦，因感覺無胎動入院求診，求診後發現是子宮內胎兒死亡（無胎心音），面對突然的胎兒死亡衝擊，張女士認為是因為自己沒有照顧好腹中胎兒，心裡非常的內疚及自責，覺得讓家人失望，也對自己的能力感到懷疑。

▶ **教案學習目標**(Learning Objectives)

1. 能了解胎死腹中的風險評估。
2. 能學會引產時風險評估與判斷。
3. 能了解引產時的生、心理照護。
4. 能了解引產後的生、心理照護。
5. 能了解哀傷過程及相關照護。

▶ **學生應具備的背景知識**(Prerequisite Knowledge of Students)

　　運用此教案進行教學的學生，建議應完成產科護理待產期及分娩期之相關課程內容。

▶ 教案內容(Content)

第1幕 ❤

　　張女士在先生陪同，目前在產房待產，經評估張女士 TPR：36.3℃、90 次／分、24 次／分、BP：124/72mmHg，胎兒監視器顯示，子宮收縮：無，Cervical condition: Os dilatation: Close; Effacement: Poor; Station: Height。產婦表情難過一直落淚，家屬陪伴在旁，依照醫囑給予 PGE₂ 1# 陰道塞劑使用。

💡 提示問題(Guiding Questions)

1. 請問引產藥物的注意事項及其護理為何？
2. 產婦引產的生理變化的症狀（如宮縮），如何照護？

第2幕 ❤

　　張女士經過一天催生，過程使用 Piton-S 5U in D₅W 500ml，按照宮縮情形，調至 20gtt/min 以達到 Uterine contraction：30"-90"/2'-3'，隨即予陰道內診(PV)，Os：Full，送至分娩室進行用力及生產，最末娩出一女嬰，體重 3,062gm，外觀四肢全，A/S: 0'-0'，胎盤以希式法娩出，會陰採正中切開，2 度裂傷，Blood loss 150ml，宮縮可，惡露量中，BP：124/72mmHg，依醫囑給予 Methergin 1amp IM，進行產後照護。

💡 提示問題(Guiding Questions)

3. 產房護理師如何協助家庭度過哀傷過程，有哪些策略？
4. 引產後的注意事項有哪些？

1. 高危險妊娠婦女常見的心理反應，下列何者為非？(A)自我安慰　(B)恐懼　(C)自我概念不足　(D)哀傷。

2. 待產中的產婦常經歷睡眠不足、疲憊、疼痛、害怕生產、擔心產程，或自覺失去主控權，下列何者護理措施最不適合？(A)告知生產過程，以減少對未知的恐懼　(B)每次檢查後，告知待產婦產程進展狀況　(C)盡量減少護理介入，以免干擾產婦　(D)於宮縮間指導呼吸放鬆技巧，使其獲得較充分的休息。

3. 丁女士因孕期出血而入院治療，當確定胎死腹中，此時較適當的護理措施為？(A)讓丁女士獨處，不要去打擾她　(B)鼓勵她堅強，再接再勵懷下一胎，就會忘了這次的傷痛　(C)依丁女士意願，讓她決定是否看死產的孩子　(D)護理人員避免討論彼此間的情感反應。

4. 林太太隨著產痛而有高度焦慮情形，為減低焦慮，持續進行的護理措施，何者錯誤？(A)以親切態度待之　(B)做技術時動作輕巧　(C)快速完成，勿做解釋以減少干擾　(D)盡量讓林先生陪伴在側安慰她。

5. 李太太 40 歲，懷孕第 10 週，十分焦慮是否會生下畸形兒，當她問是不是有什麼檢查時，最佳的回答為？(A)等下一次產前檢查時，我們再討論此問題　(B)你為什麼要問這個問題　(C)超音波檢查在懷孕四、五個月時可以檢查出胎兒是否畸形，你是否想要知道更進一步的訊息　(D) X 光檢查在懷孕六個月時可以檢查出胎兒是否畸形，我會請醫師向您解釋。

6. 抽血報告確認李小姐已為德國麻疹病毒所感染，此時李小姐顯得相當焦慮不安，並不斷詢問醫師，下列何者最合宜？(A)請李小姐不必擔心，一切聽從醫生的指示與安排即可　(B)請李小姐回家做心理準備，一般而言這種情況下，應予放棄胎兒　(C)讓李小姐提出她所關心之問題，並提供胎兒可能感染的機率與相關資料　(D)讓李小姐提出她所關心之問題，並建議其接受羊水檢查。

  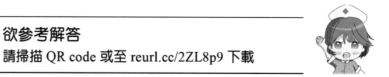

● REFERENCE

王淑芳、馮容莊、張宏江、王子芳、方郁文、江曉菁、王瑤華、潘婉琳、陳信
　　孚、萬美麗、高美玲、黃國儀、陳淑溫、郭素珍、曾英芬、洪志秀、柯淑
　　華、黃美荏、王佳音⋯潘怡如(2021)・*實用產科護理學*（九版）・華杏。

余宛蓁、林凱慧(2021)・利用藝術治療協助一位新生兒之父母面臨其死亡之護理
　　經驗・*護理雜誌*，*68*(4)，96-102。

洪意華、吳淑蓉(2009)・一位子宮內胎兒死亡之產婦面臨周產期失落歷程之照護
　　經驗・*高雄護理雜誌*，*26*(1)，76-90。

馮容莊(2003)・*高危險妊娠護理*・華杏。

鄭貽心、林育靜(2016)・一位安胎失敗的雙胞胎經產婦面臨周產期哀傷失落之護
　　理經驗・*助產雜誌*，*58*，29-38。

顏兆熊(2009)・*高危險妊娠*・金名。

Siddique, A. B., Perkins, J., Mazumder, T., Haider, M. R., Banik, G., & Tahsina, T., et
　　al. (2018). Antenatal care in rural Bangladesh: Gaps in adequate coverage and
　　content. *PLoS One*, 13. 10. 1371/journal.pone.0205149.

Thornton, R., Nicholson, P., & Harms, L. (2019). Scoping review of memory making
　　in bereavement care for parents after the death of a newborn. *Journal of
　　Obstetric, Gynecologic & Neonatal Nursing, 48*(3), 351-360.
　　https://doi.org/10.1016/j.jogn.2019.02.001

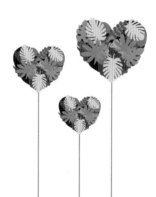

CHAPTER

05

朱桂慧　編著

妊娠劇吐

Hyperemesis Gravidarum

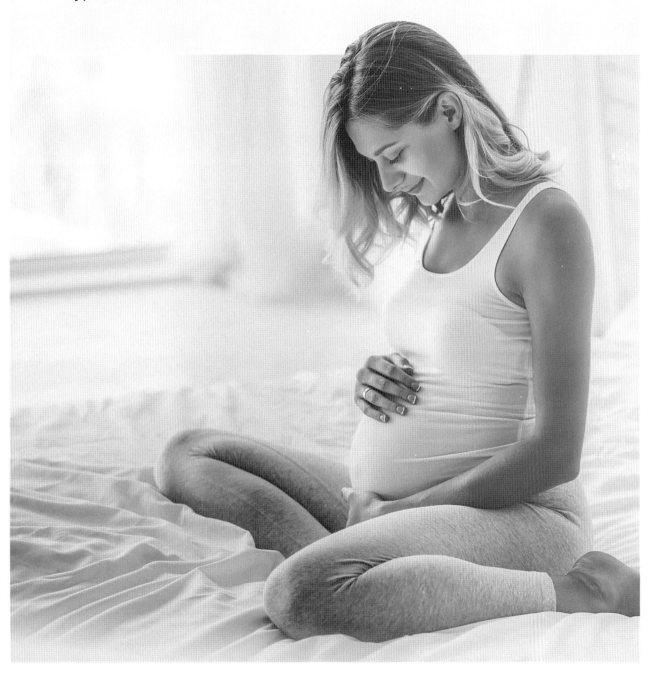

本章大網

一、導因

二、臨床症狀與表徵

三、診斷與檢查

四、醫療處置

五、護理照護

學習目標

1. 認識妊娠劇吐的疾病機轉、臨床症狀。

2. 了解妊娠劇吐的診斷及治療。

3. 了解孕期妊娠劇吐婦女的護理照護。

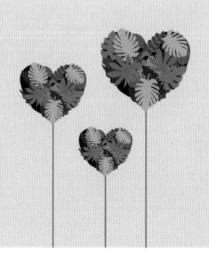

　　孕期噁心、嘔吐是懷孕婦女最早且最普遍面臨的一個經驗，懷孕嘔吐（孕吐）也稱「害喜」，是懷孕初期最常見的徵兆，通常在早上最嚴重，所以稱為「晨吐」(Morning sickness)，發生機率大約為 50~80%，但每個人輕重程度不一。隨著懷孕週數增加，一般在 3 個月後孕吐症狀逐漸緩解，但也有少部分孕婦會有持續嘔吐的情形，若懷孕時噁心、嘔吐超過第 12 週，或是妊娠 12 週內發生嚴重嘔吐，導致脫水、電解質不平衡、酮尿或明顯的體重減輕（減輕超過 5%），此現象則稱為妊娠劇吐(Hyperemesis gravidarum)。

　　患者通常需要以多次靜脈補充體液和止吐藥來治療，嚴重時甚至需要住院，使婦女在懷孕過程中充滿負向的感受，甚至會威脅母親與胎兒的生命。體重改變是母親營養及胎兒生長最重要的指標，因妊娠劇吐而引起體重明顯減輕之孕婦，則有較高的機率會導致胎兒子宮內生長遲滯(Intrauterine growth retardation; IUGR)或生出低體重兒。

　　雖然妊娠劇吐發生率約占所有孕婦的 0.5~2.0%，相較於孕期嘔吐，妊娠劇吐的發生率較低，但對孕婦孕期健康仍具威脅。懷孕婦女若曾有多胎妊娠、流產經驗、先前懷孕有妊娠劇吐經驗及第一次懷孕，皆易出現妊娠劇吐。孕期出現噁心、嘔吐，常需面臨的壓力包括：缺少來自他人的了解與支持、錯失懷孕的樂趣、必須終止工作，且社交功能因為嘔吐而受到嚴重地限制，影響日常之生活作息。

一、導因

　　導致妊娠劇吐可能的原因包括：

1. 生理因素：人類絨毛膜性腺激素(Human chorionic gonadotropin; hCG)及雌性素(Estrogen)在妊娠初期迅速上升所致。

2. 心理因素：可能是對懷孕有矛盾的情感、心理狀態不成熟、情緒困擾或周遭環境因素等。

3. 其他因素：第一次懷孕、多胎、肥胖、前胎相似經驗、葡萄胎(Molar)、絨毛膜癌(Choriocarcinoma)及甲狀腺機能亢進(Hyperthyroidism)。

二、臨床症狀與表徵

1. 噁心、嘔吐、打嗝、口渴、脫水、皮膚乾燥等。

2. 一天內多次的劇吐還有暈眩感，因攝取量少，導致血糖下降。嘔吐過度導致的鹼中毒。

3. 明顯體重下降：體重下降 5%以上，因食慾減低、食物營養吸收不足。

4. 酮尿：身體攝取醣類不足，使用體內脂肪而釋放代謝產物酮體(Ketone)至血液，再排出於尿液中（酮酸）。

5. 飢餓感：嘔吐使胃中無法存留任何流質或固體食物，造成飢餓感。

三、診斷與檢查

1. 血液檢查：發現血液濃縮，有脫水現象。

2. 尿液檢查：尿液中有酮體出現（酮酸中毒）。

四、醫療處置

　　懷孕期間使用藥物不只要注意對孕婦身體是否造成影響外，更重要必須關心該藥物會不會造成胎兒發生先天缺陷的可能性。臨床處置原則，會建議先改變飲食習慣，並安慰孕婦此為一種自限性的症候，一般而言多會自然痊癒，不需藥物治療，症狀較嚴重者，可做對症處理。治療方式為使用止吐劑或給予全靜脈營養注射(Total parenteral nutrition; TPN)，以達到控制嘔吐、改善脫水、維持電解質平衡及提供營養之目標。如果有出現以下任何一項，則應考慮住院治療：

1. 持續噁心、嘔吐，和無法忍受口服止吐藥。

2. 持續使用口服止吐藥，仍發生酮尿症或體重減輕超過 5％。

3. 出現合併症，如尿道感染。

臨床上常見的使用藥物包括：

1. 維生素 B_6：可以有效的改善噁心症狀。

2. 止吐藥：於第一孕期使用。

3. 抗組織胺：影響前庭系統來降低對嘔吐中樞的刺激。

4. 促腸胃蠕動劑：增加胃部的運送和食道下段括約肌壓力。

5. 類固醇：有效的改善噁心、嘔吐的症狀，但因易導致畸形，需避免在懷孕第 10 週內使用。

6. 靜脈輸液：改善體液缺乏和電解質不平衡。

7. 腸道營養及靜脈營養：住院治療時，給予管罐飲食以及靜脈營養可能會有幫助。

8. 制酸劑：若出現胃食道逆流的情形，可使用 H_2 接受器拮抗劑來改善症狀。

五、護理照護

（一）住院護理

首先改變生活方式，包含飲食的習慣：

1. 觀察體液容積缺失之徵兆：如皮膚黏膜、尿液量、顏色及性質。

2. 記錄液體輸出入量(I/O)，適當補充液體及電解質。

3. 協助收集尿液或血液標本，並追蹤結果。

4. 給予適當的營養衛教：鼓勵少量多餐、液體攝取在兩餐中間，且進食後勿馬上平躺。

5. 保持環境的清潔，維護室內空氣流通。

6. 教導深呼吸及吞嚥動作，以抑制嘔吐反射；嘔吐後予口腔護理。

7. 依醫囑給予藥物使用，並觀察成效。

8. 利用按壓穴位之原理，按壓內關穴，自手腕內側橫紋正中央垂直往下大約三指併攏的地方就可以找到內關穴（圖 5-1）。垂直向下壓內關穴，每

次壓 5~10 秒，連續 20 次，左右手輪流。當感到噁心、嘔吐時，可以有止嘔的效果。

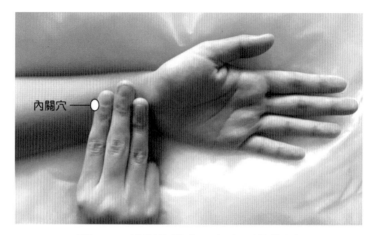

圖 5-1 按壓內關穴，有止嘔的效果

（二）居家照護

1. 飲食指導

   (1) 採取少量多餐。

   (2) 避免空腹。

   (3) 避免刺激、油炸、油膩及太甜的食物。

   (4) 早晨起來前先吃蘇打餅乾或乾的吐司。

   (5) 攝取富含維生素 B_6 的食物，包括海鮮、香蕉、綠葉蔬菜（如菠菜）等。

2. 生活習慣改變

   (1) 避免在密閉空間，保持室內空氣流通，並遠離引起噁心、嘔吐的氣味。

   (2) 吃完東西不要馬上躺下休息。

   (3) 放鬆心情及充分的休息，切勿太過勞累。

3. 保持口腔清潔（於嘔吐後漱口），避免餐後立即刷牙。

4. 婦女經歷身心不適時，常感到孤立無援、無法掌控，期望獲得適時的支持，因此，若是心理、社會因素而引起的妊娠劇吐，需接受心理輔導。

表 5-1　妊娠劇吐的護理照護

	護理措施
住院護理	1. 觀察體液容積缺失之徵兆：如皮膚黏膜、尿液量、顏色及性質 2. 記錄液體輸出入量(I/O)，適當補充液體及電解質 3. 協助收集尿液或血液標本 4. 鼓勵少量多餐、液體攝取在兩餐中間，且進食後勿馬上平躺 5. 保持環境的清潔，維護室內空氣流通 6. 教導深呼吸及吞嚥動作；嘔吐後予口腔護理 7. 依醫囑給予藥物使用，並觀察成效 8. 按壓內關穴，每次壓 5~10 秒，連續 20 次，左右手輪流，可以有止嘔的效果
居家照護	1. 採取少量多餐 2. 避免空腹 3. 避免刺激、油炸、油膩及太甜的食物 4. 早晨起來前先吃蘇打餅乾或乾的吐司 5. 攝取富含維生素 B_6 的食物 6. 保持室內空氣流通，並遠離引起噁心、嘔吐的氣味 7. 吃完東西不要馬上躺下休息 8. 放鬆心情及充分的休息 9. 保持口腔清潔（於嘔吐後漱口），避免餐後立即刷牙 10. 需要時轉介心理輔導

情境模擬教案

─•妊娠劇吐的照護•─

案例簡介／摘要(Abstract/Summary)

　　張女士懷孕 10 週，自懷孕開始吐到現在，孕前 48 公斤，目前只剩下 45.5 公斤，因妊娠劇吐反覆住院，目前已住院 3 天，預計今天出院。

▶ 教案學習目標(Learning Objectives)

1. 能認識妊娠劇吐生理機轉。
2. 能了解妊娠劇吐孕婦的住院照護需求。
3. 能了解妊娠劇吐孕婦的居家照護需求。

▶ 學生應具備的背景知識(Prerequisite Knowledge of Students)

　　運用此教案進行教學的學生，建議應完成孕期健康之相關課程內容。

▶ 教案內容(Content)

　　張女士，$G_2P_0A_1$，懷孕 10 週，因妊娠劇吐住院 3 天，現症狀緩解，可進食少量食物。經評估張女士 TPR：36℃、76 次／分、20 次／分，BP：112/68mmHg，醫師允許出院，給予出院護理。

💡 提示問題(Guiding Questions)

1. 根據上述評估內容，您認為張女士目前處於懷孕的何種狀態？
2. 住院期間，護理人員應提供哪些照護與措施？
3. 張女士出院，應提供哪些衛教？

課後複習   ● EXERCISE

1. 有關妊娠劇吐及晨吐的特徵差異，何者正確？(A)發生的時間不同　(B)電解質都會發生不平衡　(C)晨吐孕婦體重可能反而下降，妊娠劇吐的孕婦則不會　(D)妊娠劇吐的症狀可能持續整個孕期，晨吐的症狀只發生在第一孕期。

2. 丁太太，G_1P_0，懷孕 8 週，因妊娠劇吐而入院，下列護理措施何者為非？(A)監測丁太太血液電解質的狀況，必要時給予靜脈輸液補充　(B)評估丁太太嘔吐的次數、量、性狀　(C)盡量鼓勵丁太太多吃，否則無法獲取足夠的營養素，會影響胎兒正常的生長發育　(D)若為心理、社會因素所引起，則需接受心理輔導。

3. 有關減輕孕婦妊娠劇吐的護理措施，何者為非？(A)少量多餐　(B)餐後立即刷牙　(C)用餐後坐直 1~2 小時　(D)持續吃喜歡吃的食物。

4. 有關妊娠劇吐之護理措施，何項最適當？(A)孕婦若有脫水現象時，以靜脈輸液矯正其血糖過高　(B)限制訪客以保持環境安靜　(C)鼓勵孕婦多進食刺激或氣味較重的食物　(D)暫停口腔清潔措施，以避免因刺激而產生嚴重嘔吐。

5. 下列何者不是妊娠劇吐症的典型表現？(A)腹痛　(B)體重減輕　(C)酮血症　(D)低血鉀。

6. 王太太懷孕已被證實，但卻發生妊娠劇吐，請問王太太最易發生哪一種酸鹼不平衡？(A)呼吸性酸中毒　(B)代謝性酸中毒　(C)代謝性鹼中毒　(D)血中 pH 值劇降。

7. 妊娠劇吐，下列敘述何者較適當？(A)被定義為伴有體重減輕、脫水和高血鈉的頑固性嘔吐　(B)證據顯示脫水所造成的酮血症對胎兒有害　(C)測量尿酮可用於了解治療是否有成效　(D)可以使用維生素 B_{12} 治療。

8. 主要影響妊娠劇吐是下列哪一種荷爾蒙？(A)人類絨毛膜性腺激素(hCG)　(B)生長激素　(C)甲狀腺素　(D)抗利尿激素。

9. 妊娠劇吐引起的體重下降，達到多少以上則建議入院治療？(A) 1%以上　(B) 3%以上　(C) 5%以上　(D) 4%以上。

10. 妊娠劇吐建議補充何種維生素？(A)維生素 B_3　(B)維生素 B_6　(C)維生素 B_2　(D)維生素 B_{12}。

11. 有關妊娠劇吐，下列敘述何項為非？(A)嘔吐症狀只要過了懷孕 3 個月後一定會消失　(B)妊娠劇吐採少量多餐　(C)兩餐中間補充水分　(D)吃乾性食物不要配水飲用。

12. 妊娠劇吐如果是心理因素引起（如壓力），下列敘述何項正確？(A)不需接受心理輔導　(B)告訴孕婦，自然過程，不用理會　(C)家人給予適時的支持，尤其是配偶　(D)以上皆是。

欲參考解答
請掃描 QR code 或至 reurl.cc/2ZL8p9 下載

● REFERENCE

王淑芳、馮容莊、張宏江、王子芳、方郁文、江曉菁、王瑤華、潘婉琳、陳信孚、萬美麗、高美玲、黃國儀、陳淑溫、郭素珍、曾英芬、洪志秀、柯淑華、黃美荏、王佳音…潘怡如(2021)・*實用產科護理學*（九版）・華杏。

王雍雅(2018)・孕吐與妊娠劇吐・*嘉基藥訊，138*，1-3。

周汎澔(2013)・孕期噁心嘔吐之症狀經驗評估與護理處置・*護理雜誌，60*(6)，5-10。

馮容莊(2003)・*高危險妊娠護理*・華杏。

潘柏霖、江瑞錦、黃志芳、駱聰成(2016)・懷孕時期噁心嘔吐之探討・*家庭醫學與基層醫療，31*(9)，290－296。

顏兆熊(2009)・*高危險妊娠*・金名。

Tiran, D. (2012). Ginger to reduce nausea and vomiting during pregnancy: Evidence of effectiveness is not the same as proof of safety. *Complementary Therapies in Clinical Practice, 18*(1), 22-25. doi:10.1016/j.ctcp.2011.08.007

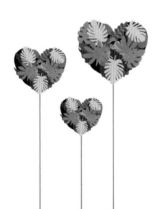

朱桂慧　編著

流　產

Abortion

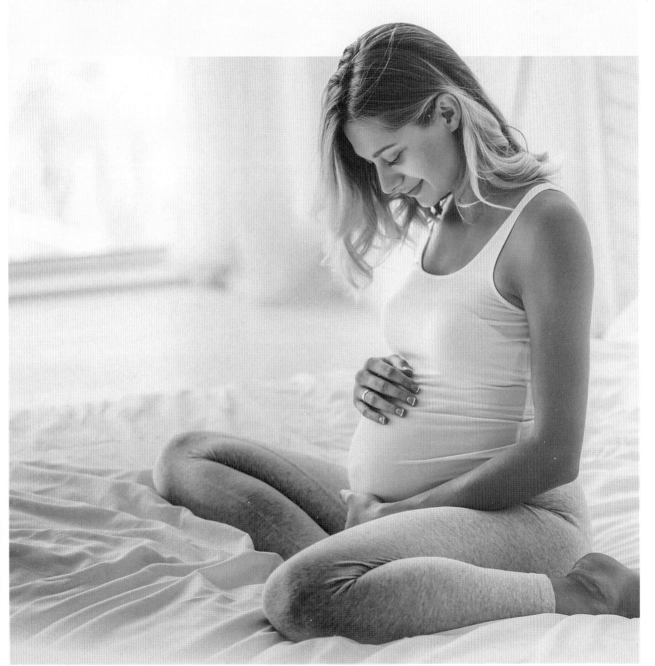

本章大綱

一、流產的種類

二、醫療處置

三、護理照護

學習目標

1. 認識流產的分類、臨床症狀。

2. 了解流產的診斷及治療。

3. 了解流產過程的護理照護。

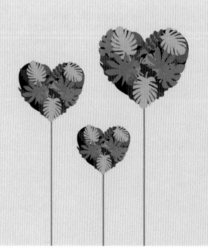

前言　Foreword ────────────────────●

　　流產（Abortion，又稱小產）是指懷孕 20 週前或是胎兒體重不足 500 公克，非人為因素導致胎兒脫離母體，此時的胎兒無法存活，在大部分的流產發生前，孕婦都會出現陰道出血及腹痛。過了 20 週之後，如果胎兒有提早出生的可能性，就叫做早產，存活機率依週數大小而異。流產若發生在懷孕 12 週內，約 85% 與胎兒畸形有關；若發生於 13~20 週的流產，則可能與母親本身因素有關，如內分泌失調、生殖器官疾病、以及全身性疾病等。

　　雖然很多孕婦認為流產是自己的問題，不過流產其實是胎兒保護自己的機制，當發生時，不需靠外力介入，會自然排出，若停止發育／萎縮的胚胎無法順利自然排出時，就必須仰賴服用流產藥物或是人工流產的方式，讓胚胎離開母體。

　　在現今晚婚、晚孕的社會環境下，自然流產、胚胎發育不良、胎死腹中、死產等發生率也相對的提高。流產對於家庭來說是一個巨大的打擊，由於不良妊娠結果，失望、沮喪、焦慮、無助和不安，是相當多孕婦及家屬都可能會經過的心路歷程。對於女性的身體和心理都是很大的傷害，流產之後除了施予醫療處置外，更需做好心理層面的開導工作，讓孕婦走出流產的陰影，調養好身體準備下一次懷孕。

────────────────────●

一、流產的種類

（一）先兆性流產(Threatened Abortion)

　　先兆性流產發生原因不明，大部分為染色體異常或子宮異常。

◎ 臨床症狀與表徵

　　懷孕 20 週內，出現下腹脹痛感，伴隨點狀出血或少量陰道出血的現象，透過檢查子宮頸無擴張現象，且胎兒心跳正常者。

◎　診斷與檢查

通常可運用超音波診斷確定胎兒的心跳。

（二）迫切性流產(Imminent Abortion)

迫切性流產又稱為不可避免性流產(Inevitable abortion)，子宮痙攣造成的不可避免性流產，程度較先兆性流產嚴重。視胎兒組織排出情形，可發展為不完全性及完全性流產。

◎　臨床症狀與表徵

懷孕 20 週內，出現持續疼痛宮縮，伴隨大量陰道出血的現象，甚至羊膜破水，透過檢查子宮頸已有擴張現象，無法保住胎兒。

◎　診斷與檢查

可運用超音波診斷確定。

（三）不完全性流產(Incomplete Abortion)

不完全流產是無法預防的，其中 50%的病例來自染色體異常。因為胚胎異常，部分妊娠物已排出，尚有一部分殘留在子宮腔內，或仍附着在子宮壁上。其他因素造成的因素，包括孕婦年齡、母體疾病（如糖尿病、高血壓、腎臟疾病、甲狀腺問題等）、體重過輕或超重、子宮異常、致畸劑暴露（如藥物、酒精、咖啡因、輻射）和感染（如人類免疫缺乏病毒、性傳播感染）。

◎　臨床症狀與表徵

子宮強烈的收縮使孕婦感到腹部劇痛及腰部痠痛，流血量較多，子宮頸已有擴張現象。持續出血時間可能會引起貧血，而有面色蒼白、暈眩等表現，若出血過多則會引起休克，出現心跳加快、冒冷汗、少尿、甚至昏迷。

◎　診斷與檢查

可藉由超音波診斷子宮內是否仍有流產後的血塊和邊界不規則塊狀物，必要時施行子宮內膜搔刮術(Dilatation and curettage; D&C)，排空子宮內剩餘妊娠物，讓子宮狀態恢復。

（四）完全性流產(Complete Abortion)

　　完全性流產是指胚胎已死亡，且所有的胚胎組織（包括胎盤、羊膜）皆已完全自子宮排出。

◎ **臨床症狀與表徵**

　　陰道流血量慢慢減少，逐漸停止，腹痛消失，透過檢查子宮頸口關閉，子宮迅速復舊，子宮大小接近正常。

◎ **診斷與檢查**

　　藉由超音波檢查來確認胚胎情形。

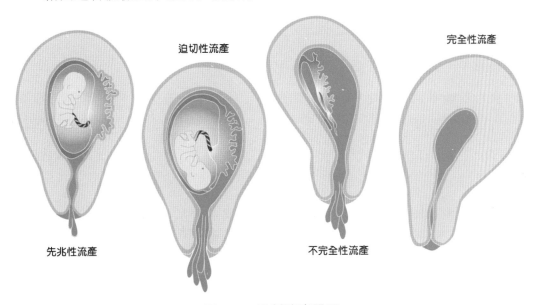

先兆性流產　　　迫切性流產　　　不完全性流產　　　完全性流產

圖 6-1　各種流產圖示

（五）過期流產(Missed Abortion)

　　過期流產是指胚胎已在子宮內死亡，但 6 週以上仍未自然排出者。要以催產或引產的方法將子宮內清理乾淨。

◎ **臨床症狀與表徵**

1. 因胚胎萎縮不會成長，故無胎動、胎心音，且子宮不再增大。

2. 懷孕荷爾蒙下降的因素，使噁心（孕吐）消失、乳房縮小。

3. 月經沒來。

4. 陰道流血、分泌褐色分泌物。

5. 子宮收縮排出萎縮的胚胎，造成腹痛。

◎ **診斷與檢查**

藉由超音波檢查確認胚胎無心跳且無成長的跡象。

（六）習慣性流產(Habitual Abortion)

指自然流產連續發生三次或以上者，需予以治療才能免於再次流產。常見的原因包括：

1. 染色體異常：造成流產，多因為胚胎本身異常。

2. 荷爾蒙失調：如泌乳激素過高、甲狀腺亢進等。

3. 免疫功能異常：孕婦有自體免疫抗體（如抗甲狀腺抗體），因抗體攻擊胎兒而造成流產。

4. 子宮異常：包括子宮頸閉鎖不全、子宮肌瘤或子宮先天異常（如雙角子宮）等。

5. 環境因素：與母親生活及工作有關，如暴露於放射線物質的環境中、易接近感染源或化學性的因素等。

◎ **臨床症狀與表徵**

1. 陰道少許出血：陰道出血情況可能會延續幾天，也有可能會連續數週。

2. 下腹疼痛。

3. 出現不完全性流產的情形。

◎ **診斷與檢查**

1. 超音波檢查：確認胚胎情形。

2. 電腦斷層(CT)或核磁共振檢查。

3. 荷爾蒙失調：測定各項血液指標和激素濃度。

4. 染色體異常：檢測染色體是否發生結構異常，或伴有基因缺陷。

5. 免疫功能異常：檢查是否產生抗體攻擊自身組織或攻擊胎兒。

（七）敗血性流產(Septic Abortion)

敗血性流產又稱感染性流產，常見於人工流產，當流產時胚胎或胎兒殘留在子宮內未排出，造成細菌入侵子宮內使母體受感染。

◎ 臨床症狀與表徵

大量出血、體溫過高及宮縮（腹痛）。

◎ 診斷與檢查

1. 超音波檢查：確認子宮內情形。

2. 血液檢查：各項血液指標如白血球(WBC)、C 反應性蛋白(C-reactive protein; CRP)等感染數值。

二、醫療處置

（一）治療處置

1. 先兆性流產

(1) 限制孕婦活動，臥床休息。

(2) 至少 2 星期不拿重物；避免性生活。

(3) 給予口服、注射或陰道塞劑的黃體素。

2. 迫切性流產

(1) 限制孕婦活動。若液體及血液之流出停止、疼痛停止，便可起床，但需避免任何形式的陰道檢查或性交，並持續觀察陰部出血情形。

(2) 若羊膜破裂、羊水流出，並有出血、疼痛或發燒之情形，則流產不可避免，需施行子宮內膜搔刮術。

3. 不完全性流產

(1) 按醫囑給予子宮收縮劑。

(2) 立即施行子宮內膜搔刮術，將子宮內殘餘組織取出。

4. 完全性流產

　　若胚胎完全流出，子宮收縮良好，除了觀察和休息以外，無需特殊治療。若失血過多應考慮輸血；若有持續不斷的出血，則考慮施行子宮內膜搔刮術。

5. 過期流產

(1) 先等待其自然排出，若沒有排出則使用人工方法中止妊娠。

(2) 若在妊娠 3 個月前，其治療方法為子宮內膜搔刮術；超過妊娠 12 週則可使用催產素(Oxytocin)或前列腺素(Prostaglandin)引產。

6. 習慣性流產

　　若出現不完全性流產的情況，應立即去醫院做醫療處置，避免妊娠物在體內引發感染。最有效的治療應在懷孕前矯正所有已發現的異常問題，例如：

(1) 甲狀腺功能不良：最好在妊娠前 3、4 個月就開始治療，但劑量不宜太高。

(2) 黃體期的缺陷：在月經週期補充黃體素。

(3) 子宮頸閉鎖不全：乃指子宮頸開口未及 4 公分，需施行子宮頸環紮術(Cervical cerclage)，縫合時間應為妊娠 14~18 週。

(4) 子宮先天性畸形：予以手術治療。

7. 敗血性流產

(1) 做子宮頸口分泌物細菌培養，並給予有效的抗生素。

(2) 經超音波診斷，若子宮內仍存異物，應於 24 小時內施行子宮內膜搔刮術。

（二）藥物處置

1. 黃體素藥物：包括口服藥物、注射型藥物。黃體素藥物安全性較高，幾乎不會對胎兒造成影響，整個孕期都可以使用，但可能造成頭暈、噁心等副作用。

2. RU486：為黃體素拮抗劑，會競爭母體內黃體素的接受器，導致子宮肌肉收縮，胚胎隨著子宮內膜自然崩落，達到流產目的。RU486 藥物人工流產較傳統手術人工流產傷害性較小，服用前需經醫師使用超音波確定子宮內懷孕且胚胎小於 7 週，通常服用 36~48 小時後再服用前列腺素，讓子宮收縮以排出胚胎，1 週後回診做超音波檢查，確認流產完全。

三、護理照護

1. 臥床休息至少 48 小時，或直至症狀改善。可將日常用物置於易取處。

2. 鼓勵採左側臥，以促進胎兒血液循環。

3. 安排舒適環境的環境，限制訪客，並維持心情愉快，讓情緒穩定，因為心情緊張會使子宮收縮。

4. 轉移注意力，如聽音樂、閱讀書報雜誌等。

5. 觀察衛生棉墊上的出血量和顏色。

6. 給予會陰沖洗一天 2 次，並於大小便後沖洗。

7. 禁止性生活至少 2 週。

8. 禁止做產前的乳房護理，以避免刺激乳頭，引發子宮的收縮。

9. 預防便祕，鼓勵進食蔬菜、水果等高纖維食物。

10. 每 2 週需至醫院產檢一次，若有出血不止，盡速至醫院治療。

11. 懷孕前 3 個月身體活動量不要太大，若是出現陰道出血、肚子悶痛等情況，需盡快就醫，且多臥床休息。

表 6-1   流產的種類及護理

種類	說明	護理措施
先兆性流產 (Threatened abortion)	懷孕 20 週內，出現下腹脹痛感，伴隨少量陰道出血，子宮頸無擴張現象，且胎兒心跳正常	1. 臥床休息至少 48 小時，或直至症狀改善 2. 鼓勵採左側臥 3. 安排舒適環境的環境，並限制訪客 4. 轉移注意力，如聽音樂、閱讀書報雜誌 5. 觀察衛生棉墊上的出血量和顏色 6. 給予會陰沖洗一天 2 次，並於大小便後沖洗 7. 禁止性生活至少 2 週 8. 避免做產前的乳房護理 9. 預防便祕，鼓勵進食高纖維食物 10. 每 2 週需至醫院產檢一次，若有出血不止，盡速至醫院治療 11. 懷孕前 3 個月身體活動量不要太大，若出現陰道出血、肚子悶痛等，需盡快就醫
迫切性流產 (Imminent abortion)，又稱不可避免性流產 (Inevitable abortion)	懷孕 20 週內，出現持續疼痛宮縮，伴隨大量陰道出血，甚至羊膜破水，子宮頸已有擴張現象，無法保住胎兒	
不完全性流產 (Incomplete abortion)	因為胚胎異常，部分妊娠物已排出，尚有一部分殘留在子宮腔內，或仍附着在子宮壁上	
完全性流產 (Complete abortion)	胚胎已死亡，且所有的胚胎組織皆已完全自子宮排出	
過期流產 (Missed abortion)	指胚胎已在子宮內死亡，但 6 週以上仍未自然排出者。要以催產或引產的方法將子宮內清理乾淨	
習慣性流產 (Habitual abortion)	指自然流產連續發生三次或以上者，需以治療才能免於再次流產	
敗血性流產 (Septic abortion)，又稱感染性流產	常見於人工流產，當流產時胚胎或胎兒殘留在子宮內未排出，造成細菌入侵子宮內使母體受感染	

情境模擬教案

━━• 先兆性流產孕婦的照護 •━━

案例簡介／摘要(Abstract/Summary)

　　楊女士，懷孕 8 週，出現陰道點狀出血、有下腹緊縮感、腰痠、下背疼痛等不適感，因此立即至急診就診。經檢查子宮頸口未擴張，且胎兒心跳正常。

▶ 教案學習目標(Learning Objectives)

1. 能認識流產的種類及照護。
2. 能了解孕婦初期安胎的照護需求。

▶ 學生應具備的背景知識(Prerequisite Knowledge of Students)

　　運用此教案進行教學的學生，建議應完成產科護理孕期生心理變化以及照護之相關課程內容。

▶ 教案內容(Content)

　　楊女士，$G_2P_0A_1$，懷孕 8 週，主訴今天上班太累，突然覺得腹部微痛，上廁所時發現陰道點狀出血，因此立即至醫院就診，經醫師檢查發現子宮頸口未擴張，且胎兒心跳正常。目前有下腹緊縮感、腰痠、下背疼痛等不適感，楊女士流著眼淚一直說：「*怎麼辦？我太不小心，我不要再一次失去我的小孩，上次也是這樣出血後就流掉了。*」

提示問題(Guiding Questions)

1. 根據上述評估內容,您認為楊女士目前處於何狀態?

2. 此時照護措施應注意哪些事項?

3. 身為護理人員,應提供楊女士哪些衛教內容?

課後複習　　　　　　　　　　　　　　　　　　　　　　　　● EXERCISE

1.　張女士，G_2P_1，現在懷孕 10 週，發現有迫切性流產現象，下列何者護理措施不適當？(A)禁食　(B)維持會陰部清潔　(C)觀察陰道出血現象　(D)避免性生活。

2.　有關流產的敘述，下列何者錯誤？(A)先兆性流產，通常最終導致流產　(B)子宮頸口已開，懷孕組織還未掉出來，稱無可避免的流產　(C)已有部分懷孕組織排出，稱不完全流產　(D)若不完全流產婦女有發燒現象，應給予抗生素。

3.　丁太太持續有點狀出血，但妊娠 18 週時，出血量增多、下腹部痙攣合併子宮頸擴張、羊膜破裂，胎兒已無法保留。下列何者符合目前的情形？(A)早產　(B)迫切性流產　(C)習慣性流產　(D)子宮頸閉鎖不全。

4.　導致早期流產病因中，下列何者最常見？(A)胚胎染色體異常　(B)母體黃體功能不足　(C)受精卵發育異常　(D)妊娠糖尿病。

5.　陳小姐，29 歲，因停經 54 天，突然腹痛伴隨陰道大量流血，持續 2 天，急診入院，確診為不完全流產。首要的護理措施是下列何項？(A)安排陳小姐獲得良好的休息環境　(B)及時做好清除子宮內殘留組織的準備　(C)治療操作應集中，減少刺激　(D)加強心理護理，增強安胎信心。

6.　張小姐，32 歲，已婚，月經規律，現停經 50 天後出現陰道少量流血 3 天，伴輕微下腹痛。婦科檢查發現宮頸口關閉，子宮增大，約懷孕 50 天左右，妊娠試驗呈陽性。以下何者是最可能的診斷？(A)先兆性流產　(B)迫切性流產　(C)不完全性流產　(D)完全性流產。

7.　李女士，25 歲，初孕，因停經、流血伴腹痛，診斷為先兆性流產，根據臨床表現，其與迫切性流產的主要鑑別點是？(A)陰道流血時間　(B)子宮頸口是否擴張　(C)妊娠反應輕重　(D)下腹疼痛程度。

8.　陳女士，34 歲，懷孕 11 週，出現陣發性下腹痛，陰道排出肉樣組織，繼而陰道大量出血。抽血檢查發現有貧血情形，目前體溫 37.2℃。婦科檢查：宮口已開，有組織堵塞宮口，其最可能的臨床診斷是下列何者？(A)先兆性流產　(B)迫切性流產　(C)不完全性流產　(D)完全性流產。

9. 流產的醫學定義是指胚胎或胎兒妊娠週數未滿幾週前即從孕婦子宮被排出？
(A)12 週　(B)20 週　(C)28 週　(D)37 週。

10. 自然流產最主要的原因是下列何者？(A)母體營養不良　(B)母親感染疾患
(C)胚胎或胎兒發育異常　(D)母親生殖道異常，如子宮頸閉鎖不全。

11. 楊女士，G_2P_1，懷孕第 7 週。今晨突然覺得左下腹尖銳的疼痛、腹部逐漸的
僵硬並有壓痛、脈搏加快和臉色蒼白，直腸子宮後穹窿穿刺(Culdocentesis)呈
陽性反應。最可能的診斷為下列何者？(A)前置胎盤　(B)子宮外孕　(C)胎盤
早期剝離　(D)葡萄胎妊娠。

12. 王女士，$G_3P_0A_2$，主訴其前兩次懷孕：「初期都很順利，不過到了快 4 個月時
胎兒就滑落掉出來，兩次都這樣，我一直小心翼翼的還會這樣，這次懷孕真
不知道會不會再發生？」依據王女士的病史，她可能的健康問題是下列何
者？(A)迫切性流產　(B)子宮頸口閉鎖不全　(C)子宮外孕　(D)胎盤早期剝
離。

13. 王太太，妊娠第 4 週，出現妊娠劇吐，測血中 hCG 值較正常為高，卻找不到
胎心音位置，其極有可能是下列何種現象？(A)先兆性流產　(B)子宮外孕
(C)葡萄胎　(D)胎盤早期剝離。

14. 尹太太，懷孕 12 週時發現疑似有迫切性流產現象，下列哪一項護理措施較適
合？(1)臥床休息　(2)禁食(NPO)　(3)觀察陰部出血現象　(4)避免性生活　(5)鼓勵
產前運動。(A)(1)(2)(3)　(B)(1)(3)(4)　(C)(2)(3)(5)　(D)(2)(4)(5)。

15. 針對懷孕初期流產的婦女，下列何項護理措施為正確？(A)保持安靜，避免與
她談起懷孕的事，以免傷心　(B)安慰她，她仍然年輕，以後還有機會，過去
的也就算了　(C)製造機會，讓她說出流產的感受　(D)衛教懷孕時應注意的
事項，避免下次懷孕再流產，才是最佳的關懷照護。

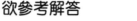

欲參考解答
請掃描 QR code 或至 reurl.cc/2ZL8p9 下載

●REFERENCE

林淑玲、吳婉如(2022)・高危險妊娠的護理・於余玉眉總校閱，*產科護理學*（十一版）・新文京。

柯淑華、黃美荏(2021)・高危險孕婦的護理・於高美玲總校閱，*實用產科護理學*（九版）・華杏。

馮容莊(2003)・*高危險妊娠護理*・華杏。

顏兆熊(2009)・*高危險妊娠*・金名。

Pang, Y. Y.,& Ma, C. L. (2021). Real-world pharmacological treatment patterns of patients with threatened miscarriage in China from 2014 to 2020: A cross-sectional analysis. *Journal of Clinical Pharmacy and Therapeutics*. Online ahead of print.

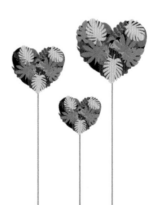

CHAPTER

07

張靖梅　編著

妊娠誘發性高血壓

Pregnancy-induced Hypertension

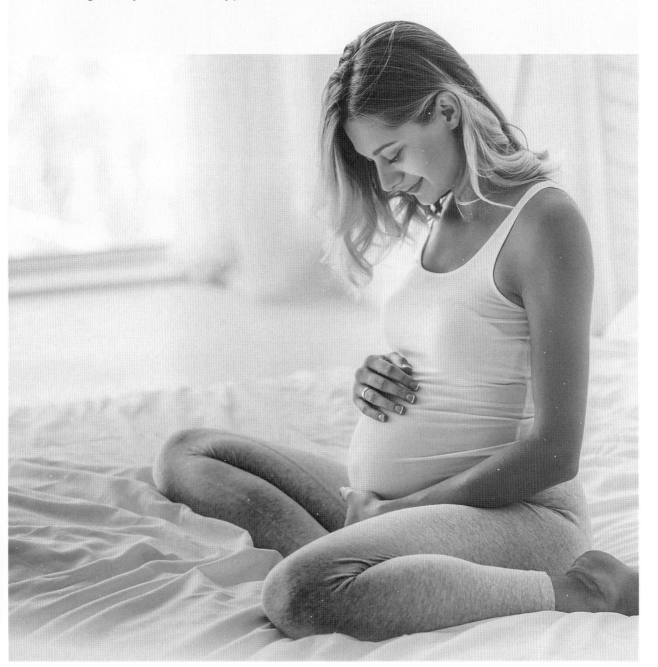

本章大綱

一、定義

二、類別

三、危險因素

四、病理生理變化

五、臨床症狀與表徵

六、診斷與檢查

七、妊娠誘發性高血壓的影響

八、醫療處置

九、護理照護

學習目標

1. 能了解何謂妊娠誘發性高血壓。

2. 能說出妊娠誘發性高血壓類別。

3. 能分析妊娠誘發性高血壓導因。

4. 能說出妊娠誘發性高血壓病理變化及臨床症狀。

5. 能說出妊娠誘發性高血壓診斷與檢查。

6. 能清楚妊娠誘發性高血壓醫療處置。

7. 能說出妊娠誘發性高血壓護理照護模式。

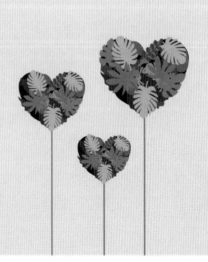

前言　Foreword

　　妊娠高血壓是常見產科合併症，約占 5~10%，且有逐年增加趨勢，為產婦周產期死亡重要原因之一。依世界衛生組織統計，開發中國家高達 16%孕婦死於高血壓所引發疾病，引發死亡的原因通常為高血壓合併子癇前症或子癇症。

一、定義

　　「妊娠誘發性高血壓(Pregnancy-induced hypertension; PIH)」是指發生於妊娠 20 週之後，至少兩次間隔 6 小時以上的血壓測量，收縮壓(Sytolic blood pressure)高於 140mmHg 或舒張壓(Diastolic blood pressure)高於 90mmHg，或妊娠期血壓比未懷孕前收縮壓升高 30mmHg 或舒張壓升高 15mmHg。若高血壓合併水腫、蛋白尿，則稱「子癇前症(Preeclampsia)」，可分為輕度及重度兩型；若子癇前症合併痙攣，稱為「子癇症(Eclampsia)」。

二、類別

　　妊娠誘發性高血壓類別可分為：妊娠高血壓、子癇前症、子癇症、加成性子癇前症或子癇症、慢性高血壓，如下述。

（一）妊娠高血壓(Gestational hypertension)

　　過去不曾有高血壓病史，是因此次懷孕引發高血壓症狀，通常在懷孕 20 週後被診斷出高血壓，血壓值收縮壓大於 140mmHg 或是舒張壓大於 90mmHg，但沒有合併蛋白尿，血壓在產後 12 週後恢復正常，為暫時性高血壓。

（二）子癇前症(Preeclampsia)

　　子癇前症可分為輕度子癇前症和重度子癇前症。其診斷標準，是在懷孕 20 週後出現高血壓（大於 140/90mmHg），而且合併有蛋白尿、水腫。

◎ **輕度子癇前症(Mild Preeclampsia)**

1. 血壓值高於 140/90mmHg；第二妊娠平均動脈壓(MAP^2)＞90mmHg；第三妊娠平均動脈壓(MAP^3)＞105mmHg。

2. 蛋白尿：24 小時內蛋尿液蛋白質排出量大於 300mg，或驗尿試紙蛋白尿大於 1 價以上。

3. 水腫。

◎ **重度子癇前症(Severe Preeclampsia)**

1. 血壓高：臥床休息時血壓仍高於 160/110mmHg，且間隔 6 小時後重複測量血壓仍是沒下降。

2. 蛋白尿：24 小時內尿液蛋白質排出量大於 5 克，或驗尿試紙蛋白尿大於 3~4 價。

3. 少尿：24 小時尿液少於 400 ml。

4. 血液中肌酸酐(Creatinine)大於 1.2 mg/dl。

5. 血小板數目小於 100,000/μL。

6. 乳酸脫氫酶(Lactate dehydrogenase; LDH)上升。

7. 丙胺酸轉胺酶(Alanine aminotransferase; ALT/SGPT)或麩胺酸苯醋酸轉胺酶(Aspartate aminotransferase; AST/SGOT)上升。

8. 中樞或視力的障礙，如：痙攣、持續性的頭痛、頭暈、視力模糊或暫時性失明。

9. 右上腹部疼痛。

10. 腎功能異常。

11. 肺水腫。

◎ HELLP 症候群(HELLP Syndrome)

1. H (Hemolysis)：溶血，膽紅素值 $\geq 1.2mg/dl$。

2. EL (Elevated liver enzymes)：肝臟酵素上升，SGOT $\geq 70IU/L$；LDH $>$ 600IU/L。

3. LP (Low platelet count)：血小板數目減少，血小板$<100,000/mm^3$。

（三）子癇症(Eclampsia)

除有子癇前症症狀且併發有痙攣現象者，而此痙攣非由原有的神經疾病所引發（如癲癇、顱內出血）。痙攣易發生在第三孕期、分娩時及產後 24 小時。

（四）加成性子癇前症或子癇症(Superimposed preeclampsia on chronic hypertension)

懷孕前就有高血壓再合併子癇前症及子癇症。

（五）慢性高血壓(Chronic hypertension)

指在懷孕前就診斷有高血壓，或是在懷孕 20 週後才診斷出高血壓，但直到產後 12 週以後皆未恢復正常。

表 7-1　妊娠誘發性高血壓的類別比較

類型		高血壓(mmHg)	蛋白尿	水腫	膝反射
妊娠高血壓		血壓＞140/90	無	無	2＋
子癇前症	輕度子癇前症	血壓＞140/90 MAP^2＞90 MAP^3＞105	1~2＋ (300mg/dl/24hrs)	上肢或臉部輕微水腫	3＋
	重度子癇前症	血壓＞160/110	3~4＋ (5g/dl/24hrs)	手臉下腹明顯水腫	4＋
子癇症		子癇前症所有症狀＋痙攣			
HELLP 症候群		H：溶血，膽紅素值$\geq 1.2mg/dl$ EL：肝臟酵素上升，SGOT$\geq 70IU/L$；LDH＞600IU/L LP：血小板數目減少，血小板$<100,000/mm^3$			

註：MAP^2：第二妊娠平均動脈壓；MAP^3：第三妊娠平均動脈壓。

三、危險因素

1. 第一次懷孕(Nulliparous)。

2. 低社經狀態。

3. 年紀太輕或高齡初胎孕婦：小於 20 歲或大於 40 歲初胎的孕婦。

4. 精神過分緊張或受刺激，致使中樞神經系統功能紊亂。

5. 有慢性高血壓、慢性腎炎、糖尿病病史的孕婦。

6. 營養不良，如貧血、低蛋白血症。

7. 體型矮胖，身體質量指數(BMI)>0.24kg/m^2。

8. 子宮張力過高，如羊水過多、雙胞胎妊娠、糖尿病及葡萄胎等。

9. 家族中有高血壓史。

10. 曾經發生胎兒水腫(Fetal hydrops)、胎兒子宮內生長遲滯(Intrauterine growth retardation)、胎盤剝離(Abruptio placenta)、胎兒死亡。

四、病理生理變化

　　PIH 的病因眾說紛云，目前尚無一種理論能解釋所有成因及症狀，下述是較被接受的說法。

1. 免疫學說

　　妊娠被認為是成功的自然同種異體移植。正常妊娠的維持，有賴於胎兒母體間免疫平衡的建立與穩定，當免疫平衡一旦失調，即可導致一系列血管內皮細胞病變，因而發生妊娠高血壓。

2. 胎盤發育異常

　　因為胎盤著床深度不足，使得胎盤循環出現異常，導致在當胎兒需要更多的血流供應時，血管系統因為胎盤著床過淺而沒有建構完成，血管無法正常擴張，造成血液供應不足，出現胎盤灌流不足、缺氧、梗塞。缺血的胎盤進一步釋出破壞血管內皮的因子，對母親造成全身性血管內皮的影響，導致子癇前症的臨床症狀。

3. 一氧化氮減少學說

一氧化氮(NO)係由血管內皮細胞釋放的一種血管擴張因子，當 NO 產生減少被認為是影響妊娠高血壓的病理生理變化的關鍵因素。因此認為，NO合成或（和）釋放功能障礙可能是妊娠高血壓發生機轉中的一個主要環節。

4. 凝血系統與纖溶系統失調學說

正常妊娠時，特別在妊娠晚期各種凝血因子及纖維蛋白原均較多。當妊娠誘發性高血壓時，凝血系統包括血小板及各種凝血因子功能增強，但抗凝血因子及抗凝血酶原活性降低，導致凝血系統失去動態平衡而失調。

5. 缺鈣與妊娠高血壓

近年認為妊娠高血壓的發生可能與缺鈣有關。認為缺鈣可能是發生妊娠高血壓的一個重要因素，發生機轉尚不清楚。

6. 腎素與第 I 型血管緊縮素學說

正常懷孕時血漿中腎素(Renin)比孕前增加 3~4 倍，腎素會參與合成第 I型血管緊縮素(Angiotensin I)，繼而轉變成第II型血管緊縮素(Angiotensin II)，Angiotensin II能使血壓上升；或是對 Angiotensin II敏感性增加。正常懷孕時，血中之前列腺素亦會上升，來拮抗增加的 Angiotensin II，使血壓不會上升。有 PIH 之孕婦，可能因前列腺素之合成，不明原因的減少，使其失去與Angiotensin II的制衡作用，而使小動脈收縮，血壓上升。

五、臨床症狀與表徵

1. 高血壓且併發有頭痛、視力模糊、頸部僵硬、噁心及嘔吐等症狀。

2. 水腫、尿液量減少、體重過度增加。

3. 尿液中含蛋白。

4. 右上腹疼痛。

5. 發生痙攣。

六、診斷與檢查

（一）預測篩檢

臨床上有許多篩檢方法，可協助預測妊娠誘發性高血壓之發生，如下述：

1. 測量平均動脈壓：一般在妊娠 20~28 週進行平均動脈壓測定。計算公式為：

> 平均動脈壓＝舒張壓＋1/3 脈搏壓（脈搏壓＝收縮壓－舒張壓）

第二孕期平均動脈壓若高於 85 或 90mmHg，表明孕婦有發生妊娠誘發性高血壓傾向。

2. 翻轉身試驗：一般在妊娠 28~32 週時，令孕婦左側躺 15 分鐘測其血壓，再請其翻身仰臥 5 分鐘後再測血壓，若舒張壓上升 20mmHg 以上者，易發生子癇前症。

3. 血液流變學檢查：低血容量及血液黏度高者，孕婦有較高機會發生妊娠誘發性高血壓。

4. 尿鈣排泄量檢查：妊娠誘發性高血壓孕婦尿鈣排泄量明顯降低，僅為正常孕婦的 13~15%。測定尿液鈣／肌酸酐比值(Ca/Cr ratio)可作為預測，為一種簡單、易行、準確的方法。

（二）診斷與檢查

依據病史和典型的臨床表現，診斷並不困難，但對病情估計及對某些具有相似臨床表現的疾病鑑別卻不容易。因此，必須從病史、好發因素、體檢及輔助檢查等多方面分析，方能作出正確診斷。

1. 病史

詳細詢問孕前及妊娠 20 週前有無高血壓、蛋白尿和（或）水腫及抽搐等徵象，此次妊娠經過、出現異常現象的時間。

2. **主要臨床表現**

(1) 高血壓：若初測血壓值較高，需休息後再測，方能正確地反映血壓情況。血壓達到 140/90mmHg，或收縮壓及舒張壓上升 30/15mmHg，則應視為達到診斷標準。

(2) 蛋白尿：取中段尿進行檢查。當蛋白質濃度超過 30mg/dl；或任意兩次尿意檢查（間隔至少 6 小時，濃度高於 100mg/dl）即為異常。蛋白尿的出現及量的多寡，反映腎小動脈痙攣造成腎小管細胞缺氧及其功能受損的程度，應予重視。

表 7-2　蛋白尿液檢驗分級

價數	可能尿蛋白濃度(mg/dl)
0	—
±（微量）	—
＋1	30
＋2	100
＋3	300
＋4	＞1,000

(3) 水腫：妊娠後期水腫發生的原因，除妊娠誘發性高血壓外，還包含因下腔靜脈受增大子宮壓迫致使血液回流受阻，以及營養不良性低蛋白血症、貧血等引起。一般懷孕期間因血液回流受阻造成水腫(Pitting edema)的現象，主要分布在下肢居多（圖 7-1），且可以抬高腿部改善症狀。但子癇前症的水腫是分布在全身，尤其是以臉、手部為主，不會因姿勢改變而消失。

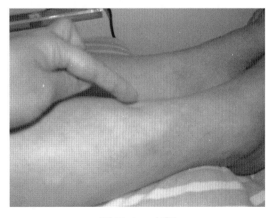

圖 7-1　水腫

一般水腫的評估如下述（按壓皮膚至少 10 秒）：

- ＋1（2mm－輕度水腫）：脛骨前、腳踝處輕微水腫。
- ＋2（4mm－中度水腫）：下肢水腫。
- ＋3（6mm－嚴重水腫）：手、臉、下腹部、會陰部水腫。
- ＋4（8mm－超嚴重水腫）：全身性水腫、伴隨腹水。

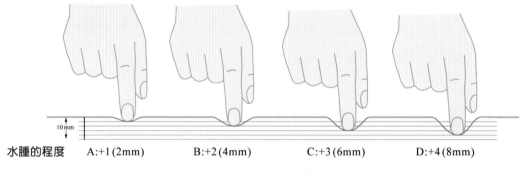

圖 7-2　水腫評估

3. 自覺症狀

一經診斷為妊娠高血壓，應隨時注意有無頭痛、視力模糊、胸悶、噁心及嘔吐等症狀。

4. 抽搐與昏迷

抽搐與昏迷是發展到嚴重階段的表現，應特別注意發作情形、頻率、持續時間及間隔時間，並觀察意識情況。

（三）輔助檢查

1. 血液檢查：測定血紅蛋白(Hb)、血球容積比(Hct)、血漿黏度、全血黏度，以了解血液有無濃縮；重症患者應測定血小板數目、凝血時間，必要時測定凝血酶原、纖維蛋白原等，以了解有無凝血功能異常。

2. 肝、腎功能測定：測定血尿素氮、肌酸酐及尿酸等。此外，血液電解質及二氧化碳結合力等測定也十分重要，以便及時了解有無電解質不平衡及酸中毒。

3. 眼底檢查：視網膜小動脈可以反映體內主要器官的小動脈情況。因此，眼底改變是反映妊娠誘發性高血壓嚴重程度的重要指標。眼底的主要改變為視網膜小動脈痙攣，動靜脈管徑之比可由正常的 2:3 變為 1:2，甚至 1:4。嚴重時可出現視網膜水腫、視網膜剝離，或有棉絮狀滲出物及出血，患者可能出現視力模糊或突然失明。這些情況產後多可逐漸恢復。

4. 其他檢驗：包括胎盤功能、胎兒成熟度檢查、腦血流圖檢查等，可視病情而定。

七、妊娠誘發性高血壓的影響

1. 對母親影響

可導致心臟血管病變、胎盤早期剝離、肺水腫、腦出血、急性腎功能衰竭、HELLP 症候群、凝血功能異常造成瀰漫性血管內凝血(Disseminated intravascular coagulopathy; DIC)、產後出血等併發症。

2. 對胎兒的影響

由於子宮血管痙攣所引起的胎盤供血不足、胎盤功能減退，可致胎兒窘迫、子宮內生長遲緩、早產、死胎、死產或新生兒死亡，死亡率高達 10%。

八、醫療處置

（一）子癇前症預防

唯一的預防方法是在懷孕 16 週之前開始使用低劑量阿斯匹靈(Aspirin)，可以減少 80%以上早發性子癇前症的發生，並降低子宮內胎兒生長遲緩及胎兒死亡率。目前建議子癇前症篩檢的風險值≧1/200，可以使用阿斯匹靈。

建議在懷孕第一孕期 11~13 週執行子癇前症篩檢，檢查項目包括基本病史及資料、血壓、超音波子宮動脈血流阻力、特定血清檢驗（如胎盤生長因子(PlGF)、妊娠性血漿蛋白-A (PAPP-A)）等，根據資料計算出早發性子癇前症的風險值。

（二）血壓控制

理想血壓宜控制於 140~150/90~100mmHg 之間，若血壓太高，會增加母體發生腦中風及鬱血性心衰竭的機率；但血壓太低，又會增加母體腦部缺血及胎盤缺血之危險。因此，血壓的控制採 Step by step，血壓下降不可太快，否則降低子宮的血流，反而影響胎盤血液灌流而造成胎兒窘迫。

目前認為 Apresoline (Hydralazine)以及 Aldomet (Methyldopa)可安全且有效地降低孕婦血壓。其他的降血壓藥物，如 Adalat (Calcium channel blockers)及 Tenomin (β-blocker)等，有人主張仍可用於孕婦，但也有人認為對胎兒會有不良影響，故仍未有定論。另外血管張力素轉化酶抑制劑(ACE inhibitor)，如 Capoten 及 Renitec 等藥物，建議不予使用。

懷孕婦女抗高血壓藥物使用如下述（見表 7-3）：

◎ Methyldopa

廣泛用在孕婦，作用在中樞 α-agonist，如 Aldomet。長期使用對於嬰兒的安全性數據已建立，但其只具有輕度的降血壓較果且起始作用慢（3~6 小時），口服劑量為 250mg bid~tid（每日 2~3 次），最大劑量為 3,000mg/day。

◎ 乙型阻斷劑(β-blockers)

Labetalol 具有 α 及 β-adrenergic blocking activity，具有保護子宮動脈血流的能力，且作用快（小於 2 小時），研究指出用於妊娠高血壓的療效及安全性較佳，臨床上有針劑及口服劑型可以選用。針劑起始劑量 20mg（輸注時間大於 2 分鐘），維持劑量 20~80mg (at 10 min intervals)，總累積劑量 300mg。狀況穩定可改口服，起始劑量 100mg（每日 2 次），維持劑量 100~400mg（每日 2 次），最大劑量為 2,400mg/day。

◎ 鈣離子通道阻斷劑(Calcium Channel Blockers; CCB)

主要作用機轉為阻止鈣離子進入細胞而抑制心肌和平滑肌的收縮，促使血管擴張，造成血壓下降，如 Nifedipine。起始劑量口服劑量為 30~90mg qd（每日），最大劑量為 120mg/day。不建議常規使用立即釋放劑型，因為快速降低血壓可能會造成胎兒窘迫。

◎ **Hydralazine**

　　靜脈注射 Hydralazine (Apresoline)通常用在緊急處理嚴重高血壓的患者。臨床上有靜脈注射及口服兩種劑型可供選擇，常見的副作用包括低血壓、反彈性心跳過速及體液滯留。

表 7-3　抗高血壓藥物

種　類	Mehtyldopa	Labetalol	Nifedipine	Hydralazine
常見用藥	Aldomet	Trandate	Adalat	Apresoline
作用機轉	作用在中樞 α-agonist	α 及 β 阻斷劑	鈣離子通道阻斷劑	周邊血管擴張劑
經過胎盤	會	會	會	會
藥效起始作用 (Onset)時間	3~6 小時	< 2 小時	立即釋放劑型： 20 分	10~20 分
副作用	使用高劑量有鎮靜的情形產生	支氣管痙攣、頭昏、喘鳴	低血壓、熱潮紅、鼻黏膜充血、心悸、噁心、頭暈、頭痛、發汗、緊張焦慮、呼吸困難、末梢水腫	低血壓、反彈性心跳過速及體液滯留

（三）預防痙攣

◎ **硫酸鎂(Magnesium Sulfate)**

　　嚴重的子癇前症和子癇症的患者，可以使用靜脈輸注硫酸鎂(Magnesium sulfate；$MgSO_4$)來預防或控制痙攣的發生。硫酸鎂的作用在於抗痙攣 (Anticonvulsion)而非降低血壓。靜脈注射初始劑量(Loading dose)為 4~6g IV slowly push（輸注時間需大於 20 分鐘），之後維持劑量(Maintenance dose)為每小時 1~3g，治療濃度範圍建議在 4~7mg/dl，濃度＞7~10mg/dl 可能會造成深部肌腱反射(Deep tendon reflex; DTR)消失，濃度＞12mg/dl 甚至會產生呼吸停止（表 7-4）。生產後硫酸鎂仍要繼續使用 24 小時。

表 7-4　鎂離子血中濃度與患者情況

血中濃度(mg/dl)	患者情況
1.7~2.6	懷孕期正常濃度
4~7	治療濃度
7~10	深部肌腱反射消失
10~12	呼吸抑制
＞12	呼吸停止

◎　**使用硫酸鎂的注意事項**

1. 硫酸鎂可放鬆平滑肌，使血壓下降、減少子宮收縮，但硫酸鎂之治療劑量與中毒劑量十分接近，必須經常抽血測其濃度，並注意患者深部肌腱反射(DTR)、呼吸速率及排尿量。當深部肌腱反射低於 2＋、呼吸少於 12 次／分、4 小時尿量少於 100ml 或每小時尿量少於 30ml，則必須注意是否有中毒現象。若深部肌腱反射消失、4 小時尿量少於 100ml（每小時尿量少於 30ml）或呼吸少於 12 次／分，則建議停藥。

深部肌腱反射

深部肌腱反射(Deep tendon reflex; DTR)的強度分級：

- 0：無反應。
- 1：反射較弱。
- 2：正常的反射強度。
- 3：比正常為強的反射強度，不一定是病態。
- 4：強且幅度大的反射動作，甚至引起痙攣。

2. 每日監測血清中鎂離子濃度，正常值為 1.7~2.6mg/dl。

3. 若投予硫酸鎂仍無法控制痙攣，則給予鎮靜抗痙攣藥物，如 Amobarbital 或 Valium®，但於生產中要小心使用 Valium®，劑量 10~15mg/kg slowly IV push，因其會造成胎兒中樞神經抑制，故執行過程需預防胎兒酸中毒 (Fetal acidosis)及低的 Apgar score。

4. 孕婦使用硫酸鎂時，胎兒的胎心率曲線會變平滑、變異性降低，產後停藥後新生兒的心率會恢復正常。

5. 當使用硫酸鎂治療中毒時，可使用葡萄糖鈣(Calcium gluconate) 1g IV push 解毒。解毒機轉為體內鎂濃度上升時抑制了副甲狀腺荷爾蒙 (Parathyroid hormone; PTH)，引起暫時性的血鈣濃度降低，透過鈣離子的補充來競爭細胞上的同一結合部位，拮抗鎂離子作用而解毒。

🤱 何時要終止懷孕？

1. 如果患者只是血壓稍高，或是可以用降血壓藥物控制在正常範圍，而且胎盤功能正常、胎兒生長情況良好，可以等到足月再生產。

2. 如果胎盤功能降低、血流阻力明顯升高或胎兒生長遲滯，則可以測胎兒肺部成熟度(L/S ratio>3:1)。倘若胎兒肺泡成熟度夠就可以提早生產。

3. 若為嚴重子癇前症(Severe preeclampsia)孕婦，首先要降低血壓，控制生命徵象(Vital signs)，待情況穩定後，盡快讓胎兒娩出；若發生子癇症(Eclampsia)，在痙攣(Convulsion)控制下來後，就應立刻終止懷孕。

九、護理照護

（一）居家護理

　　輕微的孕期高血壓患者，可以在居家休息，每 2 週產前追蹤。孕期間可執行下列措施：．

1. 鼓勵患者多臥床休息。

2. 採少油、少糖、低鈉、高蛋白飲食為原則，避免食用醃製品、罐頭、泡麵等加工食品，補充維生素 C、E 以及鈣，對於改善胎盤氧化會有幫助。富含維生素 C 的蔬菜水果有櫻桃、柑橘類、芭樂、奇異果、葡萄、番茄、青椒、甜椒、花椰菜、波菜等；富含維生素 E 的食物包括堅果類、燕麥、番薯、深色蔬菜、青紅椒、橄欖油等。給予高蛋白飲食（80~100克／天）以補充尿中所流失的蛋白質。

3. 控制體重。

4. 自我記錄胎動情形。

5. 提供心理支持。

6. 自我觀察子癇前症惡化徵兆：如果突然出現嚴重水腫、尿量減少、持續頭痛、噁心嘔吐、視力改變、上腹或右上腹疼痛等狀況，需至醫院檢查。

7. 定期產檢。

8. 避免吸菸、飲酒、可卡因(Cocaine)或其他成癮物質使用。

（二）子癇前症

　　當子癇前症症狀嚴重者應該接受住院治療。住院期間照護措施建議如下：

1. 充分臥床休息，以左側臥為佳。

2. 減少刺激，保持環境安寧與光線柔和，採集中式醫療處置與護理措施，待產期間減輕產痛刺激，並給予心理支持。

3. 每 4 小時監測血壓變化，夜間可不需測量。

4. 依醫囑給予抗高血壓藥物使用。

5. 若有水腫狀況，需每日測量體重、監測排尿量，並評估水腫程度。

6. 追蹤血液及尿液生化檢查，如血球容積比(Hct)、血小板數目、BUN、Creatinine、Ccr.、SGOT、SGPT 等。

7. 依胎兒成熟度及母體狀況，選擇適當生產時機與生產方式。

8. 生產時嚴密監控胎心狀況及子宮收縮。

9. 觀察及評估痙攣的發作前兆。

10. 產後持續監測產婦血壓變化，不宜使用麥角鹼類子宮收縮劑，如 Ergonovine。

11. 產後 24 小時予 $MgSO_4$ 靜脈點滴，防止痙攣發作。

（三）子癇症

1. 環境維持安靜，減少外界刺激。

2. 痙攣發作前兆的評估並預防，發作前兆包括：
   (1) 血壓偏高。
   (2) 嚴重頭痛、頸部僵硬。
   (3) 極度躁動不安。
   (4) 視力模糊。

3. 鼓勵絕對臥床休息，且應有人陪伴。

4. 備妥急救設備
   (1) 氧氣(O_2)、抽吸設備、壓舌板、人工氣道。
   (2) 床欄拉起。
   (3) 手電筒、彎盆。
   (4) 急救用藥：如 $MgSO_4$、Calcium gluconate、Sodium bicarbonate、Valium。

5. 痙攣發作時緊急處理方式

(1) 維持呼吸道通暢、預防吸入性肺炎。

(2) 監測瞳孔大小及對光反應。

(3) 監測生命徵象與意識狀況變化。

(4) 鬆開緊身衣物。

(5) 預防痙攣發作時之意外傷害，如使用床欄、將頭側一邊，預防吸入性肺炎，且非必要不移動患者。

(6) 依醫囑投予硫酸鎂($MgSO_4$)藥物，使用時需運用輸液幫浦以保持正確劑量，以 Sodium bicarbonate 矯正缺氧及酸中毒現象。

(7) 觀察胎心音及產程進展狀況。

(8) 觀察痙攣的形式及持續時間。

情境模擬教案

─•子癇前症的照護•─

案例簡介／摘要(Abstract/Summary)

　　一位 $G_1P_0A_0$ 懷孕 33 週孕婦，因子癇前症併有高血壓於產檢時醫師建議住院，後因血壓控制不良，最末執行剖腹生產。

▶ 教案學習目標(Learning Objectives)

1. 能了解何謂子癇前症。

2. 能說出子癇前症有哪些症狀。

3. 能清楚子癇前症評估與處置。

4. 能區辨藥物使用的目的、機轉及注意事項。

5. 能正確執行無壓力試驗(NST)及判讀。

6. 能正確執行剖腹生產之術前準備。

▶ 學生應具備的背景知識(Prerequisite Knowledge of Students)

　　運用此教案進行教學的學生，建議應完成產科護理妊娠期、待產期及分娩期之相關課程內容。

▶ 教案內容(Content)

第 1 幕

　　王女士，$G_1P_0A_0$，AP 33 週至門診產檢，診斷為 Mild to moderate pre-eclampsia, third trimester 辦理住院，因病情需要，醫師向王女士解釋病情後，辦理住院。經評估王女士 GCS：$E_4V_5M_6$，TPR：37.6℃、102 次／分、20

次／分、BP：168/97mmHg，呼吸型態正常，無使用呼吸輔助肌，疼痛評估：0 分，跌倒評估：0 分，壓瘡危險因子：23 分，皮膚狀況完整，醫囑囑咐抽血 CPK、Cholesterol、Uric acid、LDH、Albumin、Fibrinogen (Quantitative)、CBC、WBC、APTT、Prothromin time、GOT、GPT、BUN、Creatinine。Dexamethasone 5mg/1ml/amp 12mg IM ST。5% Glucose 500ml/bag＋Magnesium sulfate 10amp 15ml/hr IV。王女士主訴這幾個月常感覺頭痛、暈眩，面部表情呈現焦慮及緊張，並詢問護理師「***我血壓目前還可以嗎？我需要做什麼治療？***」現由妹妹陪伴中。（討論 10 分，發表 10 分）

💡 提示問題(Guiding Questions)

1. 根據上述評估內容，您認為王女士目前處於何狀態及呈現哪些高風險？

2. 為何醫囑要抽上述血液檢驗值？意義為何？

3. Magnesium sulfate 與 Dexamethasone 其藥物作用目的為何？

4. 使用 Magnesium sulfate 藥物，護理人員需注意些什麼事？

5. 針對王女士住院的焦慮與緊張，您會如何介入、衛教及予環境介紹？

第 2 幕

　　第二日，因王女士血壓高，醫師建議會診心臟內科醫師。心臟內科會診回覆結果為 "ECHO：1.Trivial MR,E<A; 2.Trivial TR; 3.Mild LAE, mild concentric LVH; 4.Normal LV contractility IMP: HCVD, LVH, MR, TR Suggestion：1.Trandate 1~2# bid; 2.Monitor BP and HR"。

　　主治醫師隨即開 Trandate 1~2# bid 給王女士使用，並囑咐護理師執行 NST 試驗，此時 FHB：130~160bpm，胎動可，變異性呈現 4~6bpm，監測過程中無腹部緊繃及無腹痛、無破水、無陰道出血情形，告知主治醫師後，囑續觀。（討論 10 分，發表 10 分）

💡 **提示問題**(Guiding Questions)

6. 請問心臟內科醫師會診結果回覆為何？

7. Trandate 藥物作用機轉及目的為何？

8. 為什麼主治醫師會要護理人員執行 NST？其結果如何判別？

第3幕 🐣

　　住院第三天，17:00 護理人員監測王女士雙下肢 DTR：2＋，下肢水腫測試 3＋，BP：165/87mmHg，依醫囑給予常規降血壓藥，告知王女士晚一點會再測量血壓，at 18:53 再監測其右手 BP：171/81mmHg，左手 BP：151/70mmHg，後告知值班醫師，值班醫師囑咐 Trandate 25mg/5ml/amp 2.5ml IV ST。Apresoline 50mg/tab 1tab PO ST，並續觀血壓變化。

　　王女士主訴擔心血壓高會影響孩子，每次量血壓都很緊張。也想知道要住院到什麼時候？醫師評估 Dexamethasone 已都打過及血壓狀況後，建議明天採剖腹產，王女士經與先生討論後，決定接受剖腹產。醫師隨即請護理師執行術前準備。（討論 10 分，發表 10 分）

💡 **提示問題**(Guiding Questions)

9. 請問為何醫師要護理人員監測王女士左、右手之血壓？

10. Apresoline 藥物作用機轉及目的為何？

11. 請問剖腹產術前準備，需準備哪些事項？

課後複習　　　　　　　　　　　　　　　　　　　　　　　　● EXERCISE

1. 下列有關妊娠誘發性高血壓之 HELLP 症候群的描述，何者正確？(1) H 指紅血球溶血 (2) EL 指肝臟酵素值上升 (3) LP 指血小板數目大於 10,000/mm^3 (4) 症狀常是突發性產生且從懷孕第 17 週就開始。(A)(1)＋(2)　(B)(2)＋(3)　(C)(3)＋(4)　(D)(1)＋(4)。

2. 王女士，妊娠 33 週，血壓 160/110mmHg，下列哪些狀況可能發展成重度子癇前症之危險徵候及症狀？(1)嚴重頭痛 (2)視力模糊 (3)四小時尿量為 400ml (4)血小板數目檢查結果為 200,000/mm^3。(A)(1)＋(2)　(B)(2)＋(3)　(C)(3)＋(4)　(D)(1)＋(4)。

3. 子癇前症之症狀，不包括下列何者？(A)蛋白尿　(B)高血壓　(C)水腫　(D)痙攣。

4. 有關降血壓藥物於子癇前症使用，何者正確？(1)可採用 Capoten 於孕婦血壓的降低 (2)使用 Apresoline，最高劑量不高過 300mg/day (3)可使用 MgSO$_4$ 降低血壓 (4)血壓的監控原則應採 Step by step。(A)(1)＋(3)　(B)(2)＋(3)　(C)(1)＋(4)　(D)(2)＋(4)。

5. 妊娠高血壓婦女於胎盤娩出後，為預防產後出血，可自靜脈滴注下列何項藥物？(A) Methergin　(B) Ergonovine　(C) Piton-S　(D) Yutopar。

6. 以硫酸鎂(MgSO$_4$)治療妊娠誘發性高血壓時，下列何症狀可能為中毒徵象？(1)呼吸 20 次／分 (2)深部肌腱反射 0 (3)深部肌腱反射 4(+) (4)尿量＜25ml/hr。(A)(1)＋(2)　(B)(2)＋(4)　(C)(3)＋(4)　(D)(1)＋(4)。

7. 下列何者是妊娠誘發性高血壓(PIH)的高危險群？(1)低社經狀況的低齡孕婦 (2) 35 歲孕婦 (3)多胞胎孕婦 (4)經產婦。(A)(1)＋(3)　(B)(2)＋(3)　(C)(3)＋(4)　(D)(1)＋(4)。

8. 有關子癇前症孕婦之飲食指導，下列何者正確？(A)高蛋白質與低鈉飲食 (B)低蛋白質與低鈉飲食　(C)低蛋白質與高鈉飲食　(D)高蛋白質與高鈉飲食。

9. 王女士 G_1P_0 妊娠 33 週，醫師診斷為子癇前症，下列何項症狀符合王女士之診斷？(A)蛋白尿試紙測試為陰性　(B)僅腳掌有水腫情形　(C)有陣發性痙攣　(D)血壓間隔二次值均＞160/100mmHg。

10. 王女士接受硫酸鎂($MgSO_4$)治療，下列何項護理措施最正確？(A)當深部肌腱反射消失時，應建議醫師立即增加劑量　(B)每日記錄輸入及尿液輸出量　(C)定期監測胎心音，胎心音變異性變小為正常現象　(D)應同時給予拮抗劑葡萄糖鈣，以避免硫酸鎂之中毒反應。

11. 有關硫酸鎂($MgSO_4$)治療，下列何項敘述正確？(1)呼吸需大於 12 次／分　(2)血清鎂離子濃度需維持在 10mg/dl　(3) DTR 正常反射為 2＋　(4)使用硫酸鎂目的在控制血壓。(A)(1)＋(3)　(B)(2)＋(3)　(C)(3)＋(4)　(D)(1)＋(4)。

12. Magnesium sulfate ($MgSO_4$)中毒，可使用下列何種藥物治療？(A) Inderal　(B) Sodium Bicarbonate　(C) Calcium gluconate　(D) Bosmin。

13. 當子癇症痙攣發作時，應如何緊急處置？(1)將頭側一邊　(2)將牙關扳開　(3)監測瞳孔大小及對光反應　(4) Demerol 50mg slowly IV push。(A)(1)＋(3)　(B)(2)＋(3)　(C)(3)＋(4)　(D)(1)＋(4)。

14. 有關子癇前症之護理措施，下列何項正確？(A)減少刺激並保持環境安寧與光線柔和　(B)提供低蛋白與低鈉飲食　(C)鼓勵下床走動以改善水腫現象　(D)給予肌肉注射硫酸鎂。

15. 下列有關子癇前症血壓控制的敘述，何者正確？(1)血壓控制以 120/80mmHg 為目標　(2)大多數降血壓藥物會通過胎盤　(3) Aldomet 係藉由阻滯周圍小動脈中的腎上腺 α 接受體來降低血壓　(4) Hydralazine (Apresoline)可採靜脈注射給藥。(A)(1)＋(3)　(B)(2)＋3　(C)(1)＋(4)　(D)(2)＋(4)。

欲參考解答
請掃描 QR code 或至 reurl.cc/2ZL8p9 下載

王淑芳、馮容莊、張宏江、王子芳、方郁文、江曉菁、王瑤華、潘婉琳、陳信孚、萬美麗、高美玲、黃國儀、陳淑溫、郭素珍、曾英芬、洪志秀、柯淑華、黃美荏、王佳音…潘怡如(2017)．*實用產科護理*（八版）．華杏。

余玉眉、周雨樺、蕭仔伶、何美華、黃樹欽、孫瑞瓊、林淑玲、吳婉如、陳怡靜、徐莞雲、張靖梅、吳寶觀、劉麗君、陳恩惠、蔡旭美、蔡昀芮、傅雅麟、孫惠玲、侯本昕(2022)．*產科護理學*（十一版）．新文京。

馮容莊(2002)．*高危險妊娠護理*．偉華。[Feng, R. C. (2002). *High-risk pregnancy nursing care.* Weyfar.]

Abalos, E., Cuesta, C., & Grosso, A. L. et al. (2013). Global and regional estimates of preeclampsia and eclampsia: A systematic review. *Eur J Obstet Gynecol Reprod Biol,170* (1), 1-7. doi: 10.1016/j.ejogrb.2013.05.005.

Kattah, A. G., & Garovic, V. D. (2013). The management of hypertension in pregnancy. *Adv Chronic Kidney Dis, 20*(3), 229-239. doi:10.1053/j.ackd.2013.01.014

Sutton, A. L. M., Harper, L. M., & Tita, A. T. N. (2018). Hypertensive Disorders in Pregnancy. *Obstet Gynecol Clin North Am, 45*(2), 333-347. doi:10.1016/j.ogc.2018.01.012

Thangaratinam, S., Koopmans, C. M., & Iyengar, S. et al. (2011). Accuracy of liver function tests for predicting adverse maternal and fetal outcomes in women with preeclampsia: A systematic review. *Acta Obstet Gynecol Scand, 90*(6), 574-85. doi: 10.1111/j.1600-0412.2011.01112.x.

Thangaratinam, S., Koopmans, C. M., & Iyengar, S., et al. (2011). How accurate are maternal symptoms in predicting impending complications in women with preeclampsia? A systematic review and meta-analysis. *Acta Obstet Gynecol Scand, 90*(6), 564-73. doi: 10.1111/j.1600-0412.2011.01111.x.

Visintin, C., Mugglestone, M. A., Almerie, M. Q., Nherera, L. M., James, D., & Walkinshaw, S. (2010). Management of hypertensive disorders during pregnancy: Summary of NICE guidance. *Bmj, 341*, c2207. doi:10.1136/bmj.c2207

Webster, K., Fishburn, S., Maresh, M., Findlay, S. C., & Chappell, L. C. (2019). Diagnosis and management of hypertension in pregnancy: Summary of updated NICE guidance. *Bmj, 366*, l5119. doi:10.1136/bmj.l5119

Wilkerson, R. G., & Ogunbodede, A. C. (2019). Hypertensive Disorders of Pregnancy. *Emerg Med Clin North Am, 37*(2), 301-316. doi:10.1016/j.emc.2019.01.008

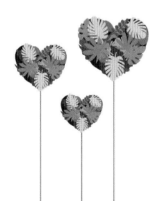

朱桂慧　編著

妊娠合併糖尿病

Gestational Diabetes Mellitus

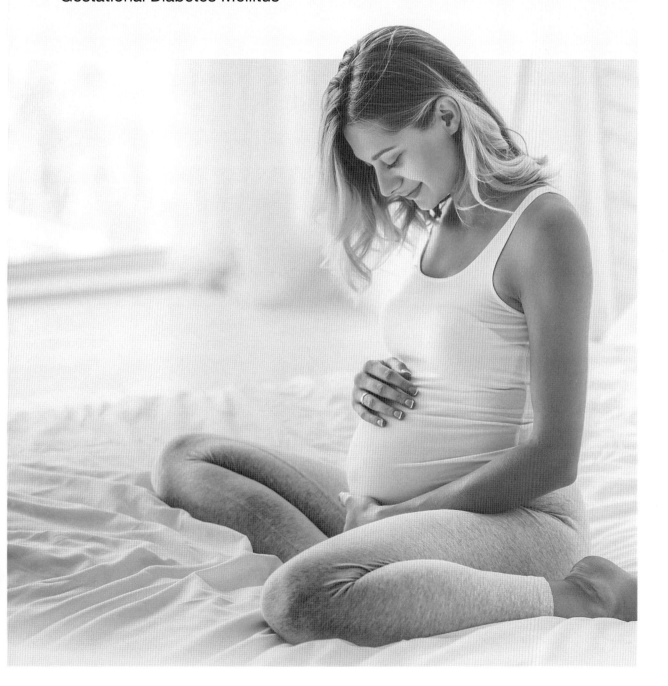

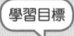

本章大網

一、孕期醣類代謝的改變

二、臨床症狀與表徵

三、診斷與檢查

四、醫療處置

五、護理照護

學習目標

1. 認識妊娠期糖尿病的疾病機轉、臨床症狀。

2. 了解妊娠期糖尿病的診斷及治療。

3. 了解妊娠期糖尿病孕產期的護理照護。

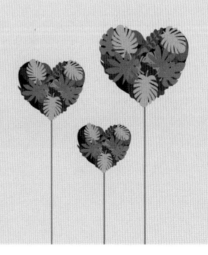

前言　Foreword

　　臺灣地區女性懷孕發生糖尿病的機率約 5.7%，臺大醫院發現妊娠合併糖尿病的發病率，在近十年已攀升至 12~15%。孕期若有糖尿病，除了會有較高的孕產合併症風險外，也會增加其未來罹患第二型糖尿病(Type 2 diabetes mellitus; T2DM)和慢性病風險，以及子代肥胖和其他健康相關風險，嚴重者甚至可能致死。

　　懷孕時由於碳水化合物的代謝產生變化，加上人類胎盤泌乳素(Human placental lactogen; hPL)分泌濃度升高，身體細胞對胰島素的阻力增加，使得胰島素作用減少，促使懷孕期間容易發生高血糖的現象，稱為妊娠期糖尿病(Gestational diabetes mellitus; GDM)。妊娠期糖尿病診斷是以懷孕 24~28 週口服葡萄糖耐量試驗的結果為依據。

　　罹患妊娠期糖尿病可能會提高孕婦的孕產風險（如出現子癇前症、妊娠高血壓、羊水過多，及發生肩難產、剖腹產機率增加），以及造成後續慢性病的風險（如第二型糖尿病、心血管疾病），且亦會對新生兒造成不同程度和面向的負面影響，包括早產(Preterm birth)、低 Apgar 分數、巨大嬰兒(Macrosomia)、代謝症候群（如高血糖、肥胖）、呼吸系統疾病以及認知障礙。

　　如果婦女曾產下大於 4,000 公克的巨嬰、曾有葡萄糖耐受異常病史、肥胖、慢性病家族史都視為高危險群，可以通過針對懷孕期間控制血糖的措施來降低風險，這些措施包括自我血糖的監測、改變生活方式以及使用降血糖的療法（如胰島素）。雖然懷孕期間過高的血糖會在分娩後消失，但是 GDM 孕婦比正常血糖孕婦罹患第二型糖尿病的可能性高出七倍，故需提醒產後仍需注意血糖的變化。

　　現今由於結婚時間晚，女性在 35~39 歲生產首胎的比率提升，進而增加高齡產婦之風險，而妊娠期糖尿病即為高齡孕婦常見疾病之一；當確診為妊娠期糖病之後需積極介入照護，提供面臨疾病時所需的疾病資訊及治療衛教，給予任何治療前都應充分向孕婦解釋，避免造成孕婦不安全感。

一、孕期醣類代謝的改變

1. 在妊娠期間，胎盤會增加人類胎盤泌乳素(Human placental lactogen; hPL)的分泌，為了確保胎兒成長可以得到足夠的葡萄糖，hPL 會拮抗胰島素作用，使孕婦細胞對胰島素的敏感度降低（稱為胰島素阻抗），因此孕婦的胰島素需求量亦會隨之增加。

2. 懷孕時胎兒不斷成長，其所需的能量是來自母體儲藏的葡萄糖；另外懷孕早期的雌性素(Estrogen)及黃體素(Progesterone)會使胰島素的分泌增加及刺激胰臟 β 細胞的增生，這使得葡萄糖的產生及利用增加，促進組織對肝醣的儲存及末梢葡萄糖使用率，故妊娠期糖尿病之孕婦在懷孕 24 週需開始增加胰島素的劑量，如此才能預防高血糖症。

3. 因給予高劑量胰島素及胎兒持續的運用葡萄糖，可能導致孕婦在兩餐之間形成低血糖的危險，尤其夜間特別容易發生。

二、臨床症狀與表徵

　　妊娠期糖尿病症狀通常較不明顯，但血糖濃度過高，可能就會有吃多、喝多、尿多等一般糖尿病症狀。

1. 糖尿：當血糖濃度超過腎臟再吸收閾值($\geq$180mg/dl)時，糖分即從尿液中排出。

2. 頻尿：因為口渴導致飲水量增多，加上胎兒壓迫膀胱，孕婦會時常感到頻尿，上廁所的次數大大增加。

3. 酮體（尿）：糖分無法進入細胞提供熱能，身體會轉而分解脂肪，並會釋放代謝產物酮體(Ketone)至血液，再經由尿中排出，當有尿酮時，顯示糖尿病控制狀況不佳。

4. 多喝：容易出現不明原因的口渴，不停喝水仍感到口乾，這並不是正常的妊娠反應，有可能已經罹患妊娠期糖尿病。

5. 多吃：經常感覺飢餓是妊娠期糖尿病的早期症狀，最容易被忽視。

6. 體重減輕。

7. 脫水。

8. 常感到疲倦：由於體內葡萄糖不能被很好的利用，又分解過快，身體無充分的能量，常會感覺很疲累。

9. 反覆感染，如鵝口瘡(Oral thrush)。

10. 視力模糊。

11. 頭暈：很容易發生血糖低的症狀，如頭暈，甚至暈倒。

三、診斷與檢查

（一）妊娠期糖尿病(GDM)篩檢

　　2021 年 7 月起將全民健保補助公費產檢次數從 10 次增加至 14 次，並新增 2 次一般超音波檢查、1 次懷孕中期「妊娠期糖尿病篩檢」與 1 次貧血檢查補助；而高危險妊娠或有妊娠併發症的孕婦，可視其情況增加產檢次數，才能保障母體及胎兒的健康。當中「妊娠期糖尿病篩檢」目前所指的是 75g 口服葡萄糖耐量試驗(Oral glucose tolerance test; OGTT)。

　　目前診斷 GDM 的方法有兩種，可分一階段(One-step)以及二階段(Two-step)兩種檢測方法：

◎ 一階段篩檢(One-step)

　　篩檢的作法如下：妊娠 24~28 週時接受 75g OGTT，抽血三項檢驗值中（空腹血糖、1 小時血糖、2 小時血糖），只要任一項結果超過標準，即確診罹患 GDM（表 8-1）。

表 8-1　一階段篩檢

測量時間	血糖標準值
空腹	92mg/dl
1 小時	180mg/dl
2 小時	153mg/dl

◎ 二階段篩檢(Two-step)

篩檢的作法如下：在妊娠 24~28 週先接受 50g OGTT（不需空腹），若 1 小時後血糖≥130mg/dl，再進行 100g OGTT。結果，若四項（空腹血糖、1 小時血糖、2 小時血糖、3 小時血糖）中有兩項超過標準，即確診罹患 GDM（表 8-2）。測試期間需請孕婦減少走動。

表 8-2 二階段篩檢

測量時間	血糖標準值
空腹	95mg/dl
1 小時	180mg/dl
2 小時	155mg/dl
3 小時	140mg/dl

美國糖尿病學會建議採取一階段篩檢方式，是著眼於一階段篩檢是以母嬰在出生當下的不良預後風險高低作為診斷標準（二階段篩檢方式是以孕婦在產後發生糖尿病的風險高低作為診斷標準）。而美國婦產科學會(American College of Obstetricians and Gynecologists; ACOG)建議採取二階段篩檢方式，是著眼於診斷標準比較嚴格，會診斷出較少的 GDM，減少不必要的醫療支出，且 50g OGTT 不需空腹、執行較容易、可提早 3~4 週診斷並可更早給予治療。此外，一階段篩檢和非懷孕成人診斷糖尿病的方法相同，皆使用 75g 葡萄糖水，方便日後和第二型糖尿病篩檢的結果比較。

（二）血糖控制與監測

◎ 糖化血色素(Glycosylated Hemoglobin; HbA$_{1c}$)

糖化血色素(HbA$_{1c}$)可以反映出 4~10 週前血糖的變動情形，一般正常孕婦範圍介於 2.2~4.8%。HbA$_{1c}$ 不適合作為血糖監控的主要指標，因懷孕期間 HbA$_{1c}$ 會降低，但可作為次要追蹤指標，如孕婦血糖控制不佳，或需要用胰島素治療的狀況，可以每兩個月監測一次 HbA$_{1c}$，其理想數值為低於 6.5%，才能減少子癇前症、先天異常、巨嬰以及相關併發症風險。

四、醫療處置

治療主要目的在於控制妊娠期間的血糖值，以降低母嬰風險，非藥物治療是最重要治療方式，包括結合飲食、運動、生活型態的調整；較嚴重的 GDM 孕婦若需以藥物治療，建議胰島素優先，其次為口服降血糖藥。

（一）控制飲食並配合運動

GDM 孕婦與一般孕婦的飲食原則，在熱量攝取以及三大營養素部分，沒有太大差異。懷孕期應提供足夠熱量使體重能適度的增加、減少血糖波動以避免酮體產生。當尿液出現酮體時，則需要增加含醣飲食的攝取。

運動可以改善妊娠期糖尿病的胰島素拮抗作用，餐後運動可能有助於下降餐後血糖，懷孕婦女可從事 30 分鐘的中等量身體運動，例如瑜珈、散步或游泳。

（二）藥物治療

◎ 胰島素

2021 年美國糖尿病學會指引建議在非藥物治療未達理想時，胰島素 (Insulin)因其分子量大，不會通過胎盤，可做為安全有效的第一線藥物治療，但胰島素必須以皮下注射，對於使用者而言相對不方便。於懷孕期間的血糖控制，宜採用以中效胰島素(NPH)和短效胰島素(RI)混合使用為宜。

第二孕期之後，因為人類胎盤泌乳素(hPL)分泌增加、抑制胰島素的作用也增加，產生胰島素拮抗作用，因此對胰島素需求量，隨妊娠之進展需逐漸增加至足月。

◎ 口服降血糖藥

Metformin 和 Glyburide 這兩種口服降血糖藥物雖然可以在孕婦使用，但是都會穿越過胎盤，其中 Glyburide 有較高的機率會發生新生兒低血糖及巨嬰症，需特別注意。

（三）胎兒健康監測

1. 監測雌三醇(Estriol)：於 28~32 週時，若其濃度突然降低或曲線低而平坦，表示子宮內胎兒情形不良。

2. 藉超音波、測子宮底高度來評估胎兒的生長。

3. 胎盤功能檢查：建議於妊娠第三期（約妊娠 32 週後）可做無壓力試驗(Non-stress test; NST)來了解胎盤功能，之後至少每週做二次。無壓力試驗的結果判讀，可參考第二章「產前胎兒健康評估」。

4. 給予胎兒生物物理學評估(Biophysical profile ; BPP)。

5. 進行催產素挑釁試驗(Oxytocin challenge test; OCT)：即宮縮壓力試驗，正常為陰性(－)，是指 10 分鐘中內有三次宮縮，且宮縮時胎心率變異性良好並有輕微加速，但無減速情形。

（四）評估胎兒的成熟度及生產時機

1. 胎兒成熟度測定

　　妊娠末期以羊膜腔穿刺術取得羊水，由羊水中之卵磷脂與抱合髓磷脂之比值(Lecithin/Sphingomyelin; L/S ratio)來評估胎兒肺部是否成熟。正常之孕婦其比值大於 2:1，可視為胎兒肺發育成熟，而糖尿病孕婦之比值需大於 3:1，才可視為胎兒肺發育成熟。

　　可予母體注射皮質類固醇(Corticosteroids)來加速胎兒肺部的成熟，但是皮質類固醇會造成母體的血糖升高(Hyperglycemia)及快速地發生酮酸中毒(Ketoacidosis)，因此，在給藥後應每 2~4 小時監測母體血糖變化。

2. 生產的時機

(1) 如果胎兒肺部不成熟，但胎盤足以支持懷孕時，可延遲生產；反之，則應進行引產。

(2) 如果子宮頸已達成熟，可試著以催產素引產，分娩時母親的血糖應嚴密監測（每 30 分鐘測量一次），血糖值維持在 60~100mg/dl。生產時靜脈注射液中需加入胰島素，以控制血糖。

五、護理照護

（一）妊娠期之護理

1. 詳細詢問病史，評估病程變化及血糖控制情形。

2. 隨時監測血糖、尿酮、食慾和體重變化，調整飲食來達成營養需求。

3. 於住院期間，若發生高血糖症狀應立即處理：
   (1) 協助收集尿液及血液標本，並追蹤結果。
   (2) 監測並正確給予胰島素治療。
   (3) 協助靜脈給液。
   (4) 監測生命徵象與血液循環狀況。
   (5) 詳記並評值體液之輸出入量。

4. 正確給予並監測胰島素之需要量，並教導孕婦與家屬胰島素注射的注意事項，如採皮下注射法，以及胰島素的劑量、時間、藥物的保存法、注射部位的選擇與輪換。

5. 詳細記錄孕婦使用胰島素之反應，勿自行減藥或停藥。

6. 教導孕婦隨身帶著糖尿病之識別證與糖果。

7. 教導按時接受產科門診檢查的重要性，並依需要提供營養諮詢。

8. 觀察並教導孕婦高、低血糖之早期徵象及自我處理：
   (1) 高血糖：症狀包括噁心、嘔吐、皮膚濕熱、呼吸過速、心搏過速、低血壓等。需定期產檢、適當運動、控制飲食以及限制甜食，必要時遵從醫師建議使用胰島素，以避免高血糖的發生及控制血糖變化。
   (2) 低血糖：症狀包括噁心、飢餓、無力、皮膚濕冷、出汗、蒼白、心搏減慢、呼吸減慢、視力障礙、意識改變等。若意識清楚即可鼓勵進食果汁、糖果或 50% 葡萄糖，在三餐間可添加 2~3 次的點心，以避免低血糖的發生。

9. 孕期中若有異常症狀，如胎動明顯減少、高血糖或低血糖症狀、感染症狀以及早產跡象等，應立即返院檢查。

（二）待產期之護理

1. 待產過程，應監測胎心音、子宮收縮、母體之生命徵象，以了解產程進展及胎兒狀況。

2. 每隔 2~4 小時監測血糖，若血糖過低，予以葡萄糖輸液；反之若血糖過高，則予以短效胰島素(RI)加入輸液中滴注。

3. 產程進入活動期，葡萄糖輸液需要量顯著增加，胰島素需求量減少。

4. 密切注意靜脈輸液之種類與速度，如葡萄糖、胰島素、催產素，以維持產程正常進展。

5. 若有產程延長、胎兒過大或急性胎兒窘迫，可考慮剖腹產。

（三）產後期之護理

1. 使用胰島素的孕婦，在產後胰島素需求會大幅減少，需要注意快速減少胰島素劑量以避免低血糖。除了血糖追蹤外，亦應提供健康促進諮詢，輔導健康生活習慣以及飲食和體重控制。

2. 產後仍可鼓勵餵母乳，因 hPL 下降易發生低血糖，需注意胰島素用量。

3. 一旦恢復正常飲食，應同時恢復血糖監測，開始給予妊娠期間所需胰島素劑量的一半，再依血糖監測結果調整藥物劑量；不需胰島素治療的孕婦，則應避免高糖、高脂飲食。

4. 盡早提供新生兒與母親接觸機會，並注意有無新生兒低血糖現象。

5. 2021 年美國糖尿病學會指引建議在產後 4~12 週做標準的 75g 口服葡萄糖耐量試驗(OGTT)，且每 1~3 年追蹤血糖狀況。

6. 產後糖尿病產婦應加強避孕知識：
   (1) 不宜使用口服避孕藥，因會影響葡萄糖的耐受性。
   (2) 宜採用子宮隔膜或保險套避孕，不宜採用子宮內避孕器，以避免感染。

7. 如果有計畫再懷孕，要盡量做好體重控制，來降低後續的風險。

表 8-3　妊娠期糖尿病的護理照護

時 期	護理措施
妊娠期	1. 詳細詢問病史，評估病程變化及血糖控制情形 2. 隨時監測血糖、尿酮、食慾和體重變化，調整飲食來達成營養需求 3. 於住院期間，若發生高血糖症狀應立即處理 4. 正確給予並監測胰島素之需要量，並教導孕婦與家屬胰島素注射的注意事項 5. 詳細記錄孕婦使用胰島素之反應，勿自行減藥或停藥 6. 教導孕婦隨身帶著糖尿病之識別證與糖果 7. 教導按時接受產科門診檢查的重要性，並依需要提供營養諮詢 8. 觀察並教導孕婦高、低血糖之早期徵象及自我處理 9. 孕期中若有異常症狀，應立即返院檢查
待產期	1. 待產過程，應監測胎心音、子宮收縮、母體之生命徵象 2. 每隔 2~4 小時監測血糖，若血糖過低，予以葡萄糖輸液；反之若血糖過高，則予以短效胰島素(RI)加入輸液中滴注 3. 產程進入活動期，葡萄糖輸液需要量顯著增加，胰島素需求量減少 4. 密切注意靜脈輸液之種類與速度，以維持產程正常進展 5. 若有產程延長、胎兒過大或急性胎兒窘迫，可考慮剖腹產
產後期	1. 產後胰島素需求會大幅減少，需要注意快速減少胰島素劑量以避免低血糖。除了血糖追蹤外，亦應提供健康促進諮詢，輔導健康生活習慣以及飲食和體重控制 2. 產後仍可鼓勵餵母乳 3. 一旦恢復正常飲食，應同時恢復血糖監測，再依血糖監測結果調整藥物劑量 4. 盡早提供新生兒與母親接觸機會，並注意有無新生兒低血糖現象 5. 建議在產後 4~12 週做標準的 75g 口服葡萄糖耐量試驗(OGTT)，且每 1~3 年追蹤血糖狀況 6. 產後糖尿病產婦應加強避孕知識 7. 如果有計畫再懷孕，要盡量做好體重控制，降低後續的風險

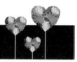

情境模擬教案

──•妊娠期糖尿病的照護•──

案例簡介／摘要(Abstract/Summary)

李女士是懷孕 26 週的初產婦，有母系糖尿病家族史，產檢過程醫師安排喝糖水檢查，發現血糖值偏高，經進一步診斷確診為妊娠期糖尿病。今天早上起床感覺肚子痛且有陰道出血情形，至門診求治，裝設 NST 發現 15 分鐘有 2~3 次子宮收縮，胎心音變異性佳，心跳介於 130~150bpm，子宮頸擴張 1 公分，未破水。經醫生評估後診斷為早發性分娩，建議入院用藥安胎。

▶ 教案學習目標(Learning Objectives)

1. 了解孕期妊娠期糖尿病孕婦的照護需求。

2. 了解安胎孕婦的照護需求。

3. 了解妊娠期糖尿病孕婦的孕期血糖控制。

▶ 學生應具備的背景知識(Prerequisite Knowledge of Students)

運用此教案進行教學的學生，建議應完成孕期及產後護理照護之相關課程內容。

▶ 教案內容(Content)

李女士，G_1P_0，懷孕 26 週，有妊娠期糖尿病，目前飲食控制中。今天早上起床感覺肚子痛且有陰道出血情形，至門診求治。目前胎兒監視器監控 Uterine contraction：30"/10'~15'，FHB：120~165 次／分，依醫囑給予 Ritodrine 3amp in D_5W 500ml run 20mgtt/min，現臥床休息中，抽血報告血糖飯後 1 小時 145mg/dl、HbA_{1c} 為 6.5％。

☀ 提示問題(Guiding Questions)

1. 妊娠期糖尿病有哪些診斷方式？

2. 根據上述評估內容，您認為李女士目前需注意哪些問題？

3. 妊娠期糖尿病孕期血糖控制為何？李女士需要何種照護？

4. 針對妊娠期糖尿病，李女士需要哪些照護？

1. 在李女士此次整個孕期中,醫師通常會在何時安排她接受妊娠期糖尿病篩檢（50 公克葡萄糖耐受試驗）?(A) 16~18 週　(B) 20~22 週　(C) 24~28 週　(D) 32~34 週。

2. 有關妊娠期糖尿病之醫療照護建議,下列何項正確?(A)先飲食控制並配合運動,若無法有效控制血糖,則予以使用口服降血糖藥　(B)先飲食控制並配合運動,若無法有效控制血糖,則予以注射胰島素　(C)嚴格控制飲食及體重變化,不使用任何胰島素製劑,以免產出畸形兒　(D)先給予口服或注射之胰島素,若無法有效控制血糖,才配合飲食控制。

3. 林女士患有妊娠期糖尿病,懷孕 38 週,自然娩出一女嬰,出生體重 3,800 公克,有關林小妹出生後的照顧,下列敘述何者錯誤?(A)需評估林小妹可能會有盜汗、呼吸喘、嗜睡情形　(B)出生後 4 小時應測第一次血糖　(C)當林小妹血糖低於 36mg/dl 應採取措施　(D)應盡早餵食母奶或配方奶。

4. 妊娠期糖尿病的照護原則,下列何者正確?(A)若飲食及運動無法有效控制血糖,則需建議醫師給予口服降血糖藥　(B)定時定量均衡飲食,不可進食碳水化合物　(C)每日應有規律運動,以有效控制飲食能量的消耗　(D)每日所需的飲食量及熱量,應較正常妊娠婦女多。

5. 女性於懷孕期間有妊娠期糖尿病現象,此與何者之分泌增加有密切相關?(A)人類胎盤泌乳素(hPL)　(B)醛固酮(Aldosterone)　(C)絨毛膜性促素(hCG)　(D)胎盤泌乳素(Placental lactogen)。

6. 王太太罹患妊娠期糖尿病,其嬰兒在出生第一天可觀察到何種徵象?(A)高血糖,體重大於妊娠週數　(B)低血糖,體重大於妊娠週數　(C)高血糖,體重小於妊娠週數　(D)低血糖,體重小於妊娠週數。

7. 陳女士做完妊娠期糖尿病篩檢後,隔週醫師又為她安排 100 公克口服葡萄糖 3 小時耐受測試。這表示陳女士第一次篩檢的血糖值高於多少?(A) 110mg%　(B) 120mg%　(C) 130mg%　(D) 140mg%。

8. 孕婦接受妊娠期糖尿病篩檢的合宜時間為？(A)19~21 週　(B)22~23 週　(C)24~28 週　(D)29~32 週。

9. 有關以口服 50 公克葡萄糖作妊娠期糖尿病篩檢的敘述，下列何者正確？(A)僅施行於已經有多年糖尿病的孕婦　(B)在妊娠 20 週施行篩檢　(C)預約禁食後，口服 50 公克葡萄糖，1 小時後抽血　(D)抽血的血糖值 145mg/dl 需進行 100 公克葡萄糖耐受測試。

10. 孕婦有妊娠糖尿病時，護理師應優先注意新生兒的下列何種症狀？(A)低血糖　(B)黃疸　(C)貧血　(D)體溫過低。

11. 有關妊娠期糖尿病可能的合併症，何者錯誤？(A)巨嬰　(B)羊水過少　(C)新生兒低血糖　(D)妊娠誘發性高血壓。

12. 患有妊娠期糖尿病之婦女，懷孕時對母體的影響為下列何者？(1)羊水過少　(2)出現妊娠誘發性高血壓　(3)增加感染　(4)易發生呼吸窘迫症。(A)(1)(2)　(B)(2)(3)　(C)(3)(4)　(D)(1)(4)。

13. 有關妊娠期糖尿病的敘述，下列何者錯誤？(A)採飲食控制或合併 Insulin 使用　(B)易發生胎兒畸形或巨嬰　(C)宜控制糖化血色素在 7.5%以下　(D)孕期高血糖常導致酮酸中毒症。

14. 有關妊娠期糖尿病(GDM)孕婦飲食控制之敘述，何者正確？(A)進食以每日三餐為原則，兩餐間避免進食點心或吃宵夜　(B)減少每日運動量以有效控制飲食能量之消耗　(C)避免進食碳水化合物，而以含蛋白質飲食取代此部分營養素　(D)孕婦可視血糖監測值調整飲食。

15. 何者為妊娠期糖尿病的主要成因？(A)懷孕時胰島素分泌降低　(B)懷孕時人類胎盤泌乳素(hPL)增加，產生胰島素拮抗作用引發妊娠期糖尿病　(C)孕期食慾改變，攝食過多澱粉類飲食　(D)胎兒糖分需求量大，使肝醣過度轉化為葡萄糖引發妊娠期糖尿病。

欲參考解答
請掃描 QR code 或至 reurl.cc/2ZL8p9 下載

中華民國糖尿病學會(2018)·*妊娠期糖尿病照護手冊*·中華民國糖尿病學會。

台灣母胎醫學會(2020)·*台灣妊娠期糖尿病照護指引*·台灣母胎醫學會。

林淑玲、吳婉如(2022)·高危險妊娠的護理·於余玉眉總校閱，*產科護理學（十一版）*·新文京。

柯淑華、黃美荏(2021)·高危險孕婦的護理·於高美玲總校閱，*實用產科護理學（九版）*·華杏。

郝立智、楊純宜、范麒惠、林盈慧、王淑燕、宋信德、吳明瑞、潘潔慧、李尚育、洪瑜澤(2020)·2020年美國糖尿病學會針對妊娠期糖尿病之醫療照護標準建議·*臨床醫學月刊，86*(5)，690–702。

郭仁富(2021)·從治療指引看妊娠期糖尿病·*社團法人中華民國糖尿病衛教學會*，35-43。

馮容莊(2003)·*高危險妊娠護理*·華杏。

衛生福利部國民健康署(2021)·*孕婦健康手冊*·衛生福利部國民健康署。

糖尿病衛教核心教材(2020)·*懷孕與糖尿病*·社團法人中華民國糖尿病衛教學會，245-260。

顏兆熊(2009)·*高危險妊娠*·金名。

蘇虹菱(2021)·妊娠期糖尿病的照護·*社團法人中華民國糖尿病衛教學會*，44-49。

Behboudi, G. S., Amiri, M., Bidhendi, Y. R., & Ramezani, T. F. (2019). The impact of diagnostic criteria for gestational diabetes on its prevalence: A systematic review and meta-analysis. *Diabetol. Metab. Syndr. 11,* 11.

Chou, C. Y., Lin, C. L., Yang, C. K., Yang, W. C., Lee, F. K., & Tsai, M. S. (2010). Pregnancy outcomes of Taiwanese women with gestational diabetes mellitus: A comparison of Carpenter-Coustan and National Diabetes Data Group criteria. *Journal of Women's Health, 19*(5), 935-939.

Friederike, W., Karolin, L., Thomas, L., Ekkehard, S., & Tanja, G. (2021). Predictors of treatment requirements in women with gestational diabetes: A retrospective analysis. *J Clin Med,10*(19):4421. doi: 10.3390/jcm10194421.

Ovesen, P. G., Jensen, D. M., Damm, P., Rasmussen, S., & Kesmodel, U. S. (2015). Maternal and neonatal outcomes in pregnancies complicated by gestational diabetes: A nation-wide study. *The Journal of Maternal-Fetal & Neonatal Medicine, 28*(14), 1720-1724.

International Association of Diabetes and Pregnancy Study Groups Consensus Panel, Metzger, B. E., Gabbe, S. G., Persson, B., Buchanan, T. A., Catalano, P. A., & Schmidt, M. I. (2010). International association of diabetes and pregnancy study groups recommendations on the diagnosis and classification of hyperglycemia in pregnancy. *Diabetes Care, 33*(3), 676-682.

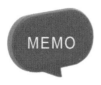

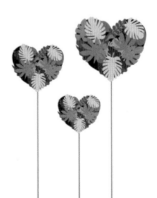

朱桂慧　編著

妊娠合併心臟病

Heart Disease in Pregnancy

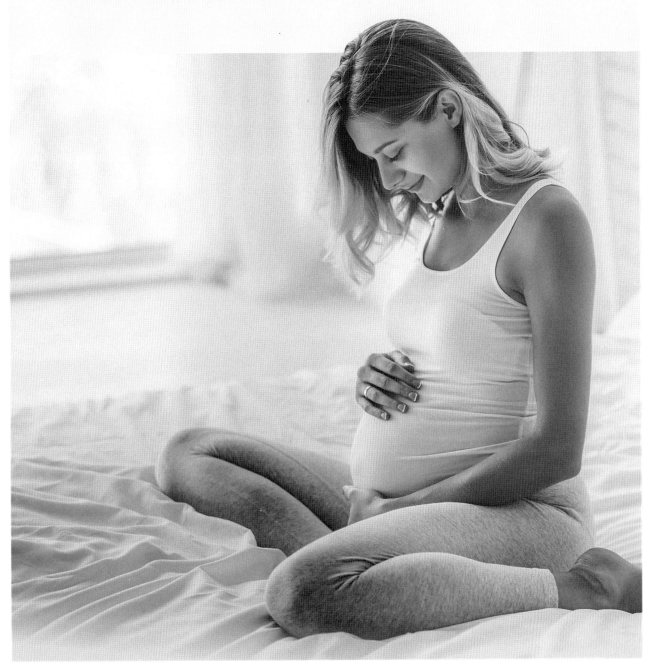

本章大網

一、孕期心臟功能的改變

二、臨床症狀與表徵

三、診斷與檢查

四、醫療處置

五、護理照護

學習目標

1. 認識妊娠合併心臟病的疾病機轉、分類、臨床症狀。

2. 了解妊娠合併心臟病的診斷及治療。

3. 了解妊娠合併心臟病孕產期的護理照護。

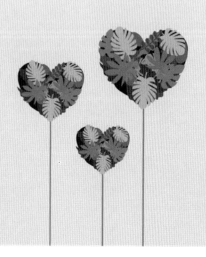

前言　Foreword

　　妊娠合併心臟病(Heart disease)是產科嚴重的合併症，包括過去即罹患有心臟病的女性以及妊娠期間出現心臟病，懷孕期間的心血管不良事件帶來了重大的臨床挑戰，診斷和治療方法的不確定性可能會危及母嬰健康。妊娠合併心臟病、妊娠誘發性高血壓、產後出血同列為產婦死亡的三大原因。懷孕期間的心臟疾病包括風濕性心臟病、先天性心臟疾病、心肌梗塞、心肌病、心律失常、瓣膜疾病、血栓栓塞性疾病、主動脈疾病等。有心臟病的孕婦約占所有孕婦的 1%，風濕性心臟病為其主要病因，妊娠風險主要取決於心臟病類型以及心臟功能狀況。

　　在醫學進步的幫助下，患有先天性心臟病的女性能夠活到生育年齡，對於有心臟病史的女性，孕前諮詢和孕期隨時訪視，是降低孕期和分娩時出現急性心血管併發症風險的重要措施。這些孕婦在整個孕期有較高的危險性，因全身血容量增多，加重心臟負擔，分娩時子宮及肌肉收縮使大量血液湧向心臟，以及產後循環血量的增加，都會使有病變的心臟發生衰竭。對胎兒則會造成流產、早產、胎兒窘迫、胎兒生長受限、胎兒顱內出血、新生兒窒息的情形發生，死亡率亦隨之提高。

　　因近年來醫療的進步，大多數罹患心臟病的孕婦得以順利懷孕與生產，但是基於安全考量，醫療人員需主動告知懷孕對婦女及其胎兒可能帶來的危險性。從懷孕中期開始，懷孕婦女身體的各個系統為了胎兒出現很大的改變，這些改變包括血液容量增加、血液被稀釋而出現貧血、心率亦因此會增加，這些都說明心臟比要平時更努力地工作，以確保孕婦和胎兒的各個器官獲得足夠的血液及氧氣。

一、孕期心臟功能的改變

1. 懷孕期間

　　為胎兒生長的需要及母體本身新陳代謝的增加，循環系統勢必要增加身體的水分和血量，才能維持供應能量的目的，因而會增加母體心臟的負擔。在懷孕 20 週以後，心輸出量(Cardio output)顯著的增加，28~32 週時達到最高峰，約較未懷孕時高出 30~50%以上。

2. 生產時

　　一直到產痛開始，子宮收縮使血液容積增加，及產婦因疼痛和恐懼，致使心跳增加，心輸出量亦隨之增加。

3. 產後初期

　　胎兒及胎盤娩出後，子宮再度收縮，使得原本血流在子宮肌層的胎盤及胎兒血液回到母體血液循環中，母體血量在幾分鐘之內就增加了原本血量的 20~40%，大大地增加心臟工作負荷，因此剛生產完，亦可能是危及心臟病孕婦生命的關鍵性時刻。

　　因此，合併有心臟病的孕婦，其心臟負荷最大、最易發生心臟衰竭的時間是在妊娠 28~32 週（首先達到最高循環血量及心輸出量時）、生產時及剛生產完 48 小時內，這三個時期是全身血液循環變化最大、心臟負擔最重的時期，宜仔細觀察評估的重要階段。

二、臨床症狀與表徵

　　初期的表現主要是心悸、胸悶、呼吸急促（呼吸在 24 次／分以上）、脈搏在 110 次／分以上等。嚴重時會出現頸靜脈擴張、心臟雜音、臉色發紫或肺出現濕性囉音、呼吸困難、咳嗽及粉紅色泡沫樣痰、下肢明顯浮腫等症狀。最嚴重的時候甚至是靜坐着呼吸都困難。

　　根據孕婦的症狀與徵象，美國心臟協會(American Heart Association; AHA)將心臟病分級如表 9-1。

表 9-1　心臟病孕婦之功能分級標準及相關處置

分　級	特　性	懷孕狀態	處　置
第一級 (Class I)	一般身體活動沒有症狀，也沒有不適	可以有正常懷孕，遵守醫療建議，少有合併症	1. 適當休息，並可採左側臥 2. 禁做粗重的工作 3. 飲食需限鈉及液體 4. 依醫囑補充鐵劑及葉酸 5. 妊娠期體重增加不可超過 11 公斤 6. 日常生活需預防感染，以避免增加心臟負擔 7. 監測胎兒狀況 8. 適合哺餵母乳
第二級 (Class II)	一般的日常活動會出現疲倦、心悸、呼吸困難		
第三級 (Class III)	輕微的活動會出現過度疲倦、心臟撲動、呼吸困難或心絞痛	完全臥床仍可完成懷孕，約 1/3 會出現心衰竭	1. 絕對臥床休息，可採左側臥 2. 每次產前檢查必須評估心臟功能、體重的增加情形及脈搏、血壓、末梢水腫的情形 3. 給氧及服用藥物 4. 日常生活需預防感染，以避免增加心臟負擔 5. 監測胎兒狀況 6. 不適合哺餵母乳
第四級 (Class IV)	做任何身體的活動都會有不適，即使是休息	不適合懷孕，若懷孕，需考慮中止妊娠	

　　第一級及第二級的心臟病孕婦，懷孕後不會有什麼影響，第三級則需要長時間的臥床休息及服用藥物（如利尿劑），並考慮是否中止妊娠，尤其是有心臟衰竭病史的孕婦。終止妊娠是最好減輕心臟負擔的措施，若心臟病分級已達到第三級及第四級者，懷孕及產程之致死率達 7%，出現嚴重併發症機率更高達 30%，故可不可以繼續懷孕，需仔細考量。

三、診斷與檢查

　　正常妊娠會出現一系列與心臟病相似的症狀，如心悸、呼吸喘、足踝部水腫等，容易錯把心臟病的症狀誤認為是懷孕引起的正常現象。所以若於懷孕前已得知患有心臟疾病的婦女，建議於嘗試懷孕前需詳細檢查心臟的功能狀態。

若懷疑孕婦有心臟疾病時，心電圖(Electrocardiography)、心音圖(Phonocardiography)、心臟掃描(Echocardiography)皆有助於診斷，協助發現是否有無心臟肥大、心律不整等現象。超聲心動圖是利用超聲波顯示心臟影像的檢查，則可提供有無肺動脈高壓及先天性心臟病的類別。

四、醫療處置

（一）懷孕前

罹患心臟病的婦女在決定懷孕前，可以諮詢醫師，進行病史與家族史的詢問以及身體詳細的評估，及了解懷孕對胎兒與母親可能帶來的危險性。若能在懷孕前做好心臟功能的建立，對於婦女懷孕生產會有較有實質的幫助。

（二）妊娠期

1. 接受婦產科醫師及心臟科醫師的共同診治，提供合理用藥、選擇合適的分娩方式和時機。

2. 妊娠期間，若需進行侵入性治療前，需給予預防性抗生素，以防感染。

3. 若需做瓣膜切開術，最好在懷孕前實行。曾經接受過人工瓣膜置換手術之孕婦，需長期服用抗凝血劑，如 Heparin，因其分子較大，無法通過胎盤，不會造成胎兒異常；接受 Warfarin 治療之孕婦，易造成胎兒畸形，故不可使用。生產前抗凝血劑必須停藥。

4. 孕婦使用毛地黃(Digitalis)，應先衡量對孕婦之益處是否大於對胎兒可能造成的風險，若患有充血性心衰竭，則可考慮使用。

（三）待產及分娩時

1. 使用催產素(Oxytocin)需謹慎使用，需以靜脈慢慢滴注。

2. 生產前開始給予預防性抗生素治療，並至少持續到產後 2 天。

3. 生產時的產痛會引起心跳加速及心輸出量增加，心臟負荷增大，易出現心臟衰竭現象。第二產程時避免向下閉氣用力，可使用真空吸引來縮短產程。

4. 若心臟功能不佳（如心臟病功能分級已達到第三級者）則考慮剖腹生產，對於母體和胎兒比較安全。

（四）生產後

1. 產後子宮收縮劑禁用麥角生物鹼(Ergot alkaloids)，如 Methergin，因易引發心臟衰竭。

2. 若有產後大量出血時，可考慮使用前列腺素製劑。

五、護理照護

　　妊娠合併心臟病的護理目標為降低心臟負荷，防止心臟衰竭的發生。以下針對各期來詳細說明。

（一）妊娠期護理

　　心臟功能分級第一級至第四級的護理措施，請參考表 9-1。妊娠期之一般處置原則，說明如下：

1. 按時或依需要接受產檢，以評估其心臟功能。同時接受心臟內科和產科高危門診的共同監護，以了解心臟功能及胎兒情況。

2. 每次產前檢查應仔細測量子宮高度、腹圍，了解胎兒生長情況及時發現子宮內生長遲滯，以便早期治療。

3. 藥物方面：
   (1) 教導孕婦遵照醫囑正確地服用藥劑量。
   (2) 若進行侵入性治療，依醫囑給予預防性抗生素。

4. 提供安靜的休息環境，安排足夠的休息及睡眠（每天 8~10 小時）。睡眠時宜採取左側臥位或半臥位，可抬高肩部以促進心臟的排空及適當的給氧。

5. 避免過度勞累、過多的壓力及過度的情緒激動。

6. 適度的運動以不會感到疲憊為原則，可以提升孕婦的心肺功能、心血管適能，也可以減少生產胎兒時的危險。

7. 依醫囑予抬高下肢或使用彈性襪。

8. 飲食營養方面：

   (1) 給予營養衛教，提供高蛋白、高鐵、低鈉(2g/day)的飲食。避免醃漬加工產品、不吃泡麵及罐頭等保存食品、不喝高湯、不攪拌滷汁、不沾醬料。

   (2) 每餐求七分飽即可，一天之三餐飲食量，應求平均為宜。

   (3) 熱量之攝取量，應以維持標準體重為準，控制體重以增加 9~11 公斤為宜。

9. 減少出入公共場所，避免上呼吸道感染。

10. 注意個人衛生，避免泌尿道感染。

11. 應鼓勵和安慰孕婦避免不良的精神刺激，耐心向孕婦及家屬解釋病情及講解醫院醫療裝置及醫護技術，增加孕婦的安全感。

12. 若出現下列徵候，應立即就醫：

    (1) 無法從事日常活動。

    (2) 出現端坐呼吸。

    (3) 呼吸急促而淺短 25 次／分以上。

    (4) 咳嗽、心悸、心跳增至 110 次／分以上。

    (5) 頸動脈明顯突出。

    (6) 咳出帶血痰或鐵銹色痰。

（二）分娩期護理

　　臨近產程及分娩是心臟承受負擔最重時期，需不斷評估孕婦心功能狀態，維持心臟負擔與心功能間的平衡。

◎ 第一產程

1. 嚴密觀察產程進展，每 15 分鐘測一次血壓、脈搏、呼吸，尤其注意在宮縮時對心臟功能的監測，使用心電圖監測器，記錄輸入出量，密切觀察心臟衰竭的症狀與徵候。

2. 預防感染，依醫囑給予預防性抗生素。

3. 教導及鼓勵孕婦深呼吸，做放鬆肌肉運動。

4. 布置一安靜、舒適的環境，減少刺激。

5. 待產時採坐臥姿，抬高肩部及頸部。依需要給予 4~5L/min 氧氣使用。

6. 給予適當的鎮靜劑，如 Luminal、Demerol。

7. 必要時協助醫師給予硬膜外腔麻醉（減痛分娩），以控制產痛及減少恐懼。

8. 陪伴孕婦身邊，給予心理支持，維持情緒的穩定。

9. 耐心解答孕婦和家屬的各種疑問，以消除不良心理因素，減輕心理負擔，主動配合治療護理。

◎ **第二產程**

1. 嚴密觀察心臟功能。

2. 子宮頸全開後，盡量縮短第二產程，避免與減少產婦閉氣用力，可使用真空吸引來縮短產程，必要時採剖腹生產。

3. 宮縮時，指導孕婦做深呼吸、張口哈氣或給予腹部按摩等，以協助孕婦減輕疼痛。

4. 胎兒娩出後，立即在產婦腹部放置 1kg 的砂袋，以避免因子宮收縮及腹壓驟減，血液突然向內臟血管回流，造成回心臟的血量急劇減少，誘發心臟衰竭。

◎ **第三產程**

1. 除產後大出血外，盡量不用子宮收縮劑。

2. 若發生產後出血，可遵醫囑輸液、輸血，並嚴格控制輸液、輸血的速度。

◎ **第四產程**

1. 密切觀察產婦的生命徵兆，每 15 分鐘測血壓、脈搏。

2. 若產後子宮收縮疼痛，可依醫囑給予止痛劑。

3. 絕對臥床休息，密切觀察是否出現休克症狀。

（三）產後護理

分娩後應在產房嚴密觀察，因心臟血量驟然增加，產後 48 小時內亦是心臟負擔較重的時期，應加強觀察早期心臟衰竭症狀。

1. 嚴密觀察生命徵象、出血量、子宮收縮情形。

2. 記錄輸入出量，密切監測水分的補充，避免發生肺水腫。

3. 產後 3 天（特別是 24 小時內）應絕對臥床休息，可採 30 度半坐臥姿，以減低靜脈回流速度。之後採用漸進式增加日常活動，充分休息與睡眠可以有效的防止心臟衰竭的發生。

4. 提供飲食衛教，或配合醫囑給予軟便劑，避免便祕發生，以減少因閉氣而增加心臟負荷。

5. 依身體狀況評估是否適宜哺餵母乳，不宜者應予以退奶。

6. 患有心臟病或心臟功能不良的婦女，不宜服用避孕藥。

表 9-2　妊娠合併心臟病的護理照護

時期	護理措施
妊娠期	1. 按時或依需要接受產檢，以評估其心臟功能 2. 了解胎兒生長情況 3. 教導孕婦遵照醫囑正確地服用藥劑量 4. 提供安靜的休息環境，睡眠時宜採取左側臥位或半臥位，可抬高肩部 5. 避免過度勞累、過多的壓力及過度的情緒激動 6. 適度的運動以不會感到疲憊為原則 7. 依醫囑予抬高下肢或使用彈性襪 8. 飲食營養方面： 　(1) 提供高蛋白、高鐵、低鈉的飲食 　(2) 每餐求七分飽即可，平衡之三餐飲食量 　(3) 控制體重以增加 9~11 公斤 9. 減少出入公共場所 10. 避免泌尿道感染 11. 避免孕婦不良的精神刺激，增加孕婦的安全感 12. 若出現心臟功能不佳的徵候，應立即就醫

表 9-2　妊娠合併心臟病的護理照護（續）

時期	護理措施
分娩期	(一)第一產程 1. 每 15 分鐘測一次生命徵象，使用心電圖監測器，記錄輸入出量，密切觀察心臟衰竭的症狀與徵候 2. 預防感染，依醫囑給予預防性抗生素 3. 教導及鼓勵孕婦深呼吸，做放鬆肌肉運動 4. 布置一安靜、舒適的環境，減少刺激 5. 採坐臥姿，抬高肩部及頸部。依需要給予 4~5L/min 氧氣使用 6. 給予適當的鎮靜劑，如 Luminal、Demerol 7. 必要時協助醫師給予硬膜外腔麻醉（減痛分娩），以控制產痛及減少恐懼 8. 陪伴孕婦身邊，給予心理支持 9. 耐心解答孕婦和家屬的各種疑問，以減輕心理負擔，主動配合治療護理 (二)第二產程 1. 嚴密觀察心臟功能 2. 縮短第二產程，避免與減少產婦閉氣用力，可使用真空吸引來縮短產程，必要時採剖腹生產 3. 宮縮時，指導孕婦做深呼吸、張口哈氣或給予腹部按摩等，以協助孕婦減輕疼痛 4. 胎兒娩出後，立即在腹部放置 1kg 的砂袋，以避免因子宮收縮及腹壓驟減，誘發心臟衰竭 (三)第三產程 1. 除產後大出血外，盡量不用子宮收縮劑 2. 若發生產後出血，可遵醫囑輸血、輸液，並嚴格控制輸液、輸血的速度 (四)第四產程 1. 密切觀察產婦的生命徵兆，每 15 分鐘測血壓、脈搏 2. 若產後子宮收縮疼痛，可依醫囑給予止痛劑 3. 絕對臥床休息，密切觀察是否出現休克症狀
產後期	1. 嚴密觀察生命徵象、出血量、子宮收縮情形 2. 記錄輸入出量，密切監測水分的補充，避免發生肺水腫 3. 產後 3 天（特別是 24 小時內）應絕對臥床休息，可採 30 度半坐臥姿。之後採用漸進式增加日常活動 4. 避免便祕 5. 評估是否適宜哺餵母乳，不宜者應予以退奶 6. 患有心臟病或心臟功能不良的婦女，不宜服用避孕藥

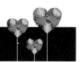

情境模擬教案

─•妊娠合併心臟病的照護•─

案例簡介／摘要(Abstract/Summary)

　　一位 35 歲第一胎懷孕且患有風濕性心臟病的陳女士，目前懷孕 38 週，於今日執行剖腹產，護理人員執行手術照護。

▶ 教案學習目標(Learning Objectives)

1.　了解心臟病孕婦孕期照護需求。
2.　了解心臟病孕婦的剖腹產術前照護需求。
3.　了解心臟病孕婦的剖腹產術後照護需求。

▶ 學生應具備的背景知識(Prerequisite Knowledge of Students)

　　運用此教案進行教學的學生，建議應完成剖腹產及術後護理照護之相關課程內容。

▶ 教案內容(Content)

　　陳女士，35 歲，G_1P_0，因 AP 38wks，經檢查確診為妊娠合併風濕性心臟病、心功能 II 級，目前因有呼吸喘及胸悶的症狀，住院治療，目前氧氣 3L 使用，經醫師評估後建議剖腹生產，術前準備已完成，GCS: $E_4V_5M_6$，TPR：36.3℃、90 次／分、30 次／分，BP：106/70mmHg，FHB：120~145 次／分，由先生陪同至開刀房，預行半身麻醉。

提示問題(Guiding Questions)

1. 依照心臟功能分類,陳女士孕期要注意哪些事項?

2. 根據上述評估內容,您認為陳女士目前需要哪些照護?

3. 剖腹產術後,護理人員應提供陳女士哪些照護措施?

情況：李女士 $G_2P_0A_1$，30 歲，懷孕 15 週，主訴休息狀態下無不適，但身體一活動就有心悸、疲倦甚至呼吸困難的情形，醫師發現李女士患有風濕性心臟病。請回答下列三題：

1. 有關李女士的護理指導，下列何者較為適宜？(A)告知李女士並不適合懷孕，胎兒死亡率高達 30%，建議以引產終止妊娠　(B)告知依照心臟病孕婦功能分類標準，李女士屬於第三級，應完全臥床休息　(C)告知只要定期產檢，不需特別限制活動，但產後不宜哺餵母乳　(D)告知懷孕 28~32 週、陣痛時及產後 48 小時內是心臟負荷最大時期，需接受細心觀察與照護。

2. 心臟病孕婦於懷孕期間應避免下列何項？(A)高蛋白飲食　(B)適度的活動 (C)體重過重　(D)子宮頸抹片檢查。

3. 為減少心臟病孕婦心臟的負荷，孕婦體重的增加最好控制在多少公斤左右？ (A) 5 公斤　(B) 10 公斤　(C) 15 公斤　(D) 20 公斤。

4. 有關懷孕合併心臟病之敘述，下列何者錯誤？(A)懷孕期間應有足夠的休息及睡眠　(B)為避免心臟功能惡化，應行剖腹產　(C)發生心臟衰竭常見於生產時與產後　(D)先天性心臟病孕婦生下有心臟病胎兒的機率較一般孕婦高。

5. 有關心臟病產婦的產後護理，下列何者正確？(A)產後 4 小時內因腹內壓下降，血管充盈，體液進入血管中，是很大的危機　(B)需使用 Methergin 促進子宮收縮　(C)注意不可使用 Oxytocin 靜脈輸注　(D)無論心臟功能如何，均應避免哺餵母乳。

6. 有關心臟病產婦的照顧，下列何者不適當？(A)鼓勵產婦產後採半坐臥休息 (B)預防便祕發生　(C)心臟功能為第一級的產婦仍可以哺餵母乳　(D)衛教產後以子宮內避孕器避孕，不宜服用口服避孕藥。

7. 為減輕妊娠心臟病產婦產後心臟負荷，下列何者正確？(A)產後 24 小時無不舒服即可下床活動　(B)產婦有心臟病不適合餵母乳　(C)產後子宮收縮疼痛是正常的，不需使用止痛藥　(D)採半坐臥姿勢，以減低靜脈回流速度。

8. 有心臟病的孕婦生產時，為了避免產生心臟代償不全，要特別注意的措施為下列何者？(A)使用催產素維持子宮收縮　(B)維持靜脈輸液　(C)側臥抬高肩膀　(D)不可使用任何藥物。

9. 林女士為初孕婦，29 歲，現孕 22 週，經檢查確診為妊娠合併風濕性心臟病、心功能 II 級。根據該孕婦情況，為防止心臟衰竭，妊娠期重點監測的時間應放在何時？(A)22~24 週　(B)25~26 週　(C)27~28 週　(D)28~32 週。

10. 李太太，第一胎，患有先天性心臟病，請問下列哪一個時期心臟負擔最重？(A)懷孕 12 週內　(B)產後 72 小時後的每次哺乳時　(C)懷孕 36~40 週　(D)第二產程宮縮時。

11. 張太太，經檢查確診為妊娠合併心臟病，自妊娠至產後，有關心臟負荷量最大的時間及原因之敘述，何者正確？(A)懷孕初期；因為周邊血管阻力減少　(B)妊娠 20~32 週；因為此時心臟搏出量達到最高峰　(C)妊娠 36 週；因為心臟受到子宮的壓迫　(D)產後初期；因為回心血量增加。

12. 有關心臟病婦女妊娠期護理之敘述，下列何者錯誤？(A)每天應有 10 小時以上睡眠，以減少心臟負擔　(B)採左側臥姿勢休息　(C)孕期應告知避免服用 Digitalis，以免致畸胎　(D)有上呼吸道感染應立即就醫，及早控制感染。

13. 在罹患心臟病的孕婦中，以下列何種類型居多？(A)風濕性心臟病　(B)二尖瓣閉鎖不全　(C)冠狀動脈性心臟病　(D)高血壓性心臟病。

14. 有關心臟病婦女產後之照護措施，下列何者有誤？(A)產後初期宜採半坐臥或左側臥姿勢　(B)產後宜盡早下床活動以促進子宮收縮　(C)產後初期使用束腹帶，再逐日慢慢放鬆　(D)避免便祕以減少排便用力時心臟負荷增加。

15. 有關罹患心臟病孕婦的照護措施，下列何者不適合？(A)每餐飯後至少休息半小時　(B)避免高鹽飲食　(C)休息時採床頭抬頭或左側臥姿　(D)增加產前運動的量及頻率，以提高運動耐量。

────────────────────────────── ● REFERENCE

林淑玲、吳婉如(2022)．高危險妊娠的護理．於余玉眉總校閱，*產科護理學*（十一版）．新文京。

柯淑華、黃美茬(2021)．高危險孕婦的護理．於高美玲總校閱，*實用產科護理學*（九版）．華杏。

馮容莊(2003)．*高危險妊娠護理*．華杏。

顏兆熊(2009)．*高危險妊娠*．金名。

Eur, H. J., et al. (2021). Management of acute cardiovascular complications in pregnancy. *Gabriele Egidy Assenza, 42*(41), 4224-4240.

巫曉玲　編著

妊娠合併全身性紅斑性狼瘡

Systemic Lupus Erythematosus in Pregnancy

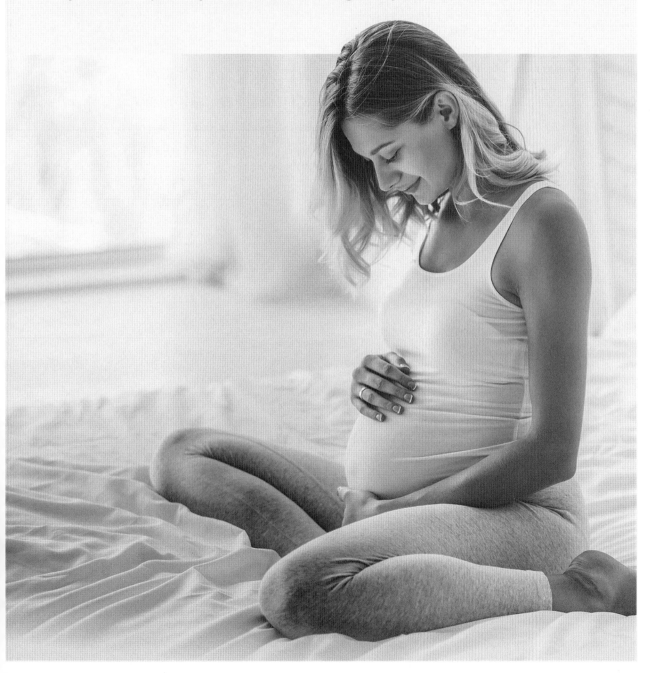

本章大網
一、導因
二、臨床症狀與表徵
三、診斷與檢查
四、醫療處置
五、護理照護

學習目標
1. 了解妊娠合併全身性紅斑性狼瘡機制、臨床徵象。
2. 知道常見妊娠合併全身性紅斑性狼瘡診斷依據與用藥原則。
3. 明白妊娠合併全身性紅斑性狼瘡護理原則，透過案例可知臨床處理機制。

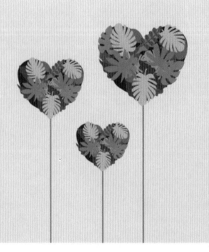

　　全身性紅斑性狼瘡(Systemic lupus erythematosus; SLE)是一種反覆、慢性且為一種發炎性的自體免疫疾病。臺灣全民健保資料庫研究顯示，全身性紅斑性狼瘡發病率在男女比約為 1:7.3（陳、徐，2020），由此可見，紅斑性狼瘡好發於女性；以疾病好發年齡層來區分時，發現年齡介於 13~50 歲男女比為 1:8.8，而在 50 歲以上之男女比，則出現逐年遞減狀況（陳、徐，2020）。所以該疾病容易侵襲育齡階段的女性，這恐將間接影響到妊娠期間的安全。

　　因該疾病之病理生理機轉至今仍未明，且其臨床病程通常是複雜且詭譎多變、難以預測。當人體罹患紅斑性狼瘡時，其病程可能侵犯全身各器官組織，且通常攻擊人體最脆弱的器官。因此，每一位患者受侵犯的器官可能不同，甚至同一位患者在不同時期，受侵襲的器官也盡不相同。

　　由上述可知，受紅斑性狼瘡影響器官的範圍與嚴重度在個體間相異甚大，且疾病症狀詭譎多變，因而有「偉大的模仿者」、「千面女郎」別號。紅斑性狼瘡因為易好發在育齡婦女身上，因此疾病與妊娠風險，常使得患者對「生」或「不生」陷入兩難窘境中。本文為闡述妊娠與紅斑性狼瘡間關係，並探討紅斑性狼瘡妊娠風險，以促進患者生兒育女的期望、疾病控制及良好的妊娠品質與結果。

一、導因

　　以下分述有關造成全身性紅斑性狼瘡的因素：

1. 免疫因素

　　全身性紅斑性狼瘡為一種自體免疫性疾病；人體的免疫系統原本是人體對抗疾病的一種自然防衛機轉。正常情況下，當有害的致病菌侵入人體時，體內理應產生抗體來對抗外來病菌，但紅斑性狼瘡患者，則是在沒有外來物質侵入人體的狀況下，患者自身產生某種抗體，這些抗體被稱之為自我

抗體(Auto-antibody)，其專門對抗自身的組織，以引起身體產生發炎反應，並進而破壞身體內各個器官，導致各種臨床症狀，至於引發這一連串的自體免疫反應機轉，至今仍然不清楚。

2. 遺傳因素

在家族性病例的研究發現，同卵雙胞胎的發病比率是遠高於異卵雙胞胎。當人類白血球組織抗原(Human leukocyte antigen; HLA)為 HLA-DR2 或 HLA-DR3 時，其疾病致病相對危險度也較一般人來得高。目前並無證據可以佐證紅斑性狼瘡與遺傳子代的罹病率有關，也就是目前針對由上一代遺傳到下一代可能性上，並未有相關資料可證明紅斑性狼瘡有遺傳性的可能。

3. 環境因素

在環境當中，可以發現濾過性病毒的感染被認為是罹患紅斑性狼瘡的重要誘因之一。另外，當人體暴露在紫外線環境下，也會導致紅斑性狼瘡的發作。當環境因素被去除時，則紅斑性狼瘡的症狀可能會消失。

4. 內分泌因素

從上述統計資料可知，紅斑性狼瘡發生在女性比率遠高於男性。在動物實驗中，可以發現雌性素(Estrogens)可以促進抗 DNA 抗體的製造，以致使紅斑性狼瘡中的腎臟病變更加嚴重，反觀雄性素(Androgen)卻出現了相反的作用，這也可說明何以女性在紅斑性狼瘡的發生比率會高於男性的原因。

5. 食物因素

刀豆胺酸(Canavanine)是一種存在於部分豆科植物中的非蛋白胺基酸，如苜蓿芽或苜蓿芽的種子。其化學結構與 L-精胺酸類似，此化合物易引起體內免疫 T 細胞的異常反應，而導致紅斑性狼瘡之發生。

6. 懷孕因素

研究指出紅斑性狼瘡在懷孕期間高達有 37.9~53%可能會誘發病情的活性增加，且初產婦風險比經產婦高(Saavedra et al., 2015)。正常婦女在懷孕過程中，可能會因內分泌作用而產生不同的風險，對紅斑性狼瘡的婦女而言，其因內分泌而導致的風險更高。因為懷孕過程的內分泌，如泌乳素(Prolactin)及

雌性素(Estrogens)分泌改變緣故，因而誘發狼瘡活性增加；隨著懷孕週數越長，風險越高(Jara et al., 2014)。

綜合上述，表 10-1 列出誘發全身性紅斑性狼瘡的環境因素(Firestein, Gabriel, McInnes, & O'Dell, 2017)。

表 10-1　誘發全身性紅斑性狼瘡的環境因素

確定因素 (Definite factors)	・紫外線
極度可能因素 (Probable factors)	・雌性素與泌乳素 ・藥物：如 Procainamide, Hydralazine, Quinidine ・病毒：Epstein-Barr 病毒(Epstein-Barr virus; EBV)
可能因素 (Possible factors)	・含刀豆胺酸(Canavanine)的食物，如苜蓿芽內含左旋刀豆胺基酸(L-canavanine) ・缺乏維生素 D ・吸菸 ・烷類化合物(Hydrocarbon) ・人類反轉錄病毒及內生性反轉錄因子 ・細菌產生之內毒素 (Endotoxin)，亦即脂多醣 (Lipopolysaccharide)

二、臨床症狀與表徵

紅斑性狼瘡患者如有與狼瘡相關的基因變異，再加上環境誘發因素（如表 10-1）的刺激，可能會導致一連串免疫反應產生，包含：促使非特異免疫系統產生第一型干擾素(Type I interferon; IFN)、增加自體抗原的表現、以及促進特異免疫系統活化等。紅斑性狼瘡患者常見的症狀，包括對光過敏、臉部出現紅斑（其紅斑的特徵如同蝴蝶，故又有蝴蝶夫人的別稱）、皮膚出現疹子、關節腫痛、時常感到疲倦、發燒等症狀。在懷孕期間，因為泌乳素與雌性素分泌增加緣故，導致患者容易出現血小板減少、狼瘡性腎炎、高血壓、抗磷脂質症候群、子癇前症等症狀。

　　紅斑性狼瘡疾病有無被活化，是產婦和胎兒是否出現併發症的重要相關因素。懷孕過程因疾病活化而導致流產者有高達 31.7%，其流產比率相較於無活化者(11.0%)高出 20.7%；另外孕產婦併發嚴重不可逆器官衰竭狀況為 12.2% (Saavedra et al., 2015; Yang et al., 2014)。依據文獻所指，紅斑性狼瘡容易發生在育齡階段婦女外，其受孕機率與正常婦女並無差異。但因內分泌荷爾蒙的影響下，其在妊娠風險相對較一般育齡婦女為高，如併發狼瘡性腎炎、抗磷脂質症候群等，上述均會增加孕婦和胎兒在妊娠期間出現不良結果。

　　以下根據全身性紅斑性狼瘡導致對孕期徵狀的表現分述之：

（一）妊娠誘發性高血壓疾病

　　一般懷孕婦女在妊娠期間的腎臟血流量與腎絲球過濾率會增加 50%，以適應孕期階段的生理變化。紅斑性狼瘡患者更是妊娠誘發性高血壓的好發族群，此現象常於懷孕 20 週後出現。因為血壓的增高，使得血管通透性發生改變並使腎絲球過濾增加，造成全身性水腫及蛋白尿增加，易進展為子癇前症或子癇症(Knight & Nelson-Piercy, 2017)。

　　當懷孕前併發狼瘡性腎炎者，其可被預測在懷孕過程中發生子癇前症及 HELLP 症候群的相對風險比值將高達 10.36% (Moroni et al., 2016)。因併發狼瘡性腎炎於懷孕期間會增加腎臟負擔，很有可能會發展為末期腎病狼瘡性腎炎。

（二）抗磷脂質症候群

　　在一般人當中僅有 8~10%會產生抗磷脂抗體(Anti-phospolipid antibodies; APA)，而紅斑性狼瘡患者卻約有 40%會產生 APA。因為 APA 會引起全身性血管疾病（如血管栓塞），因此被稱為抗磷脂質症候群(Anti-phospolipid syndrome; APS)。

　　當孕婦併發抗磷脂質症候群時，發生子癇前症的機率會隨之增加；另外，APA 的存在，也可能與紅斑性狼瘡孕婦發生自發性流產有關，這是因為

APA 會與胎盤上 β_2 醣蛋白 I 抗原結合，並破壞胎盤組織，造成胎盤功能不全而誘發早產、流產或是胎兒生長遲滯等。

（三）懷孕中紅斑風團反應

紅斑風團反應（Lupus flare，或稱狼瘡活性復發）通常於妊娠和產褥階段時發生，其發生率約在 13.5~65%間。紅斑性狼瘡患者會出現活躍性的紅斑皮膚疹、發炎性關節炎、淋巴結病變、超過 38℃的發燒、肋膜炎等。

發生此症狀的原因可能是泌乳素經 β 細胞成熟影響，促使自體抗體的產生，進而出現紅斑風團反應。若在懷孕前 6 個月出現活躍性紅斑性狼瘡，則在懷孕後更容易引發紅斑風團反應。

三、診斷與檢查

全身性紅斑性狼瘡會影響全身器官組織，如腦神經、腎臟、心臟、肺臟、關節、皮膚、血液與免疫系統等。隨著醫學界對此疾病越了解後，2012年全身性紅斑國際聯合臨床機構(Systemic Lupus International Collaborating Clinic; SLICC)提出了新的診斷標準，其納入皮膚、黏膜及神經系統症狀，並將補體降低及抗磷脂抗體陽性加入免疫學條件之中；同時，SLICC 認為全身性紅斑性狼瘡的致病機轉主要是根源於自體抗體的攻擊，因此要求診斷標準中至少需有 1 項符合免疫學準則，才可被診斷為全身性紅斑性狼瘡。

依據上述，2012 年中的診斷標準分別為：患者除至少在表 10-2 列出的 17 項準則中需符合 4 項以上外，當中至少需包含有 1 項臨床準則及 1 項免疫學準則；或是腎臟切片證實有狼瘡性腎炎合併抗核抗體(Anti-nuclear antibody; ANA)或抗雙股 DNA 抗體(Anti-dsDNA)陽性者，才能確診為全身性紅斑性狼瘡(Petri et al., 2012)。

表 10-2　2012 年全身性紅斑國際聯合臨床機構(SLICC)分類準則

臨床準則 (Clinical criteria)	1. 急性皮膚紅斑狼瘡(Acute cutaneous lupus)
	2. 慢性皮膚紅斑狼瘡(Chronic cutaneous lupus)
	3. 口、鼻咽部潰瘍(Oral or nasal ulcers)
	4. 非結痂性落髮(Non-scarring alopecia)
	5. 關節發炎(Arthritis)
	6. 漿膜發炎(Serositis)：如肋膜炎或心包膜發炎相關症狀
	7. 腎臟相關症狀(Renal involvement)：如出現紅血球圓柱(RBC casts)或蛋白尿(> 500mg/day)
	8. 神經相關症狀(Neurologic involvement)：如癲癇、周邊神經病變等
	9. 溶血性貧血(Hemolytic anemia)
	10. 低白血球計數(Leukopenia)或低淋巴球計數(Lymphopenia)
	11. 低血小板症(Thrombocytopenia)
免疫學準則 (Immunologic criteria)	1. 抗核抗體陽性(Positive ANA)
	2. Anti-DNA 抗體陽性(Positive anti-DNA)
	3. Anti-Sm 抗體陽性(Positive anti-Sm)
	4. 抗磷脂抗體陽性(Positive anti-phospholipid antibody)
	5. 補體降低(Low complement)：low C3, low C4, low CH50
	6. 直接庫氏試驗陽性(Positive direct Coomb's test)

在診斷妊娠期間是否罹患全身性紅斑性狼瘡，需透過以下檢測來確認：

1. 抗磷脂抗體

抗磷脂質症候群(APS)的臨床徵象包含有血管栓塞、流產及早產。抗磷脂抗體(APA)包括抗心磷脂(Anticardiolipin; aCL)抗體、抗 β_2 醣蛋白 I (Anti-ß$_2$-glycoprotein I; Anti-β_2GP I)抗體、狼瘡抗凝血(Lupus anticoagulant; LA)抗體，這些實驗室指標有時是暫時性的，因此需配合臨床症狀來做評估。

2. 腎功能檢測

包括肌酸酐、尿液及其沉澱物分析、尿蛋白／肌酸酐比值。因紅斑性狼瘡所引發的腎炎幾乎都會有蛋白尿，蛋白尿會導致腎病症候群，因此如果尿液中發現有變形紅血球增加或圓柱體，通常是腎絲球（腎小球）發炎表徵。

3. 全血球計數(Complete blood count; CBC)

白血球(WBC)數值一般介於 4,000~10,000/mm^3，若白血球過高較可能是感染，白血球過低則懷疑為發病，但發病和感染常伴隨發生；血紅素(Hb)介於 12.0~14.0gm/dl，當患者出現貧血時，可能是出現疾病控制不佳而導致的貧血。

4. 肝功能試驗

如紅斑性狼瘡患者的膽紅素值過高時，需考慮是否有溶血現象。

5. 抗雙股 DNA 抗體

抗雙股 DNA 抗體 (Anti-double-stranded deoxyribonucleic acid; Anti-dsDNA)是紅斑性狼瘡的標誌抗體且是指標中極為重要指數，當出現侷限皮膚的盤狀紅斑狼瘡或是藥物誘發病徵，則此項抗體多數會是陰性反應。因此抗雙股 DNA 抗體有大幅度或持續的上升，通常代表紅斑性狼瘡的活性上升。

6. 補體下降

一般補體 3 (Complement 3; C3)介於 80~155mg/dl、補體 4 (Complement 4; C4)介於 13~37mg/dl。當有感染或疾病活性上升時，可能會消耗補體。因此，補體下降時要留意紅斑性狼瘡活性增強的可能。

四、醫療處置

因為紅斑性狼瘡會侵襲全身組織或系統，加上當疾病活性增加時，會使得疾病複雜度增加，需要長期服用藥物來控制。以下為紅斑性狼瘡常見控制疾病發作的治療藥物：

1. 類固醇與類固醇脈衝治療

使用低劑量類固醇可穩定控制疾病。若是急性發作，則使用類固醇脈衝治療，即施打類固醇的劑量是每日每次施打 500~1,000mg，持續治療三天，以盡快控制急性期症狀。但若患者對高劑量類固醇反應不佳或同時合併有感染徵象，則可評估是否靜脈施打免疫球蛋白(Intravenous immunoglobulin; IVIG)治療。

2. 奎寧

奎寧(Hydroxychloroquine; HCQ)為免疫調節劑，除可預防全身性紅斑性狼瘡復發外，也能降低不可逆的器官損傷、血栓形成及骨質流失，且懷孕的婦女可安全使用。抗瘧疾類的奎寧，也降低皮膚對紫外線的敏感性，用以抑制免疫、抗發炎反應並達到抑制狼瘡細胞活性作用。然而奎寧副作用主要為視網膜病變，因此除對奎寧過敏或視網膜病變等禁忌症外，所有患者應常規服用，建議每天使用劑量不超過 5 毫克／每公斤體重。

3. 免疫抑制劑

使用免疫抑制劑的主要目的為控制疾病活性且用來預防紅斑性狼瘡復發。若當患者常規使用奎寧及類固醇，仍無法有效降低疾病活性且無嚴重器官侵犯時，可優先考慮以硫唑嘌呤(Azathioprine; AZA)作為懷孕期間第一線免疫抑制劑。

4. 環磷醯胺

環磷醯胺(Cyclophosphamide)是一種屬於細胞毒性的化療藥物，可用於疾病所引發的狼瘡性腎炎、嚴重的神經病變，或是長期類固醇使用但病情卻控制不佳者，然而使用時也可能會有停經或不孕的副作用產生。

5. 生物製劑

B 細胞（B 淋巴球）是身體內的免疫系統細胞，其可在免疫過程中產生抗體。莫需瘤(Rituximab)為 B 細胞的標靶藥物，其可促進 B 細胞溶解，進而抵抗免疫系統的攻擊。另外，奔麗生(Belimumab)也是一種專一性的單株抗體，其可抑制與 B 細胞的受體結合，進而使 B 細胞凋亡、降低免疫所引發的不當攻擊。

6. 抗血栓藥物

抗磷脂質症候群可能會造成母體血管栓塞，建議可使用抗凝血劑。若服用抗凝血劑，醫師會追蹤血液凝固時間，通常將國際標準凝血時間比(International normalized ratio; INR)控制在 1.5~2 左右；如出現重要器官血栓，則需維持較高的 INR 或加上服用阿斯匹靈，孕婦必須改用注射型抗凝血劑，使用這類藥物需注意是否有出血傾向。

五、護理照護

　　妊娠合併全身性紅斑性狼瘡的危險性是比一般人罹病的風險更多，做好妊娠規劃才能降低妊娠風險（如流產、早產與死胎等）。以下為孕期與產後的照護準則：

1. 執行懷孕計畫前，建議與免疫風濕科醫師共同評估適切的懷孕時機：當出現下列狀況時，應延緩或取消懷孕的計畫；如活動性腎炎或腎功能嚴重缺損、活動性心肌炎、未經控制高血壓、中度以上肺動脈高壓、嚴重限制性肺病之用力呼氣肺活量(FVC)<1L 及心肺功能衰竭者等。

2. 當有服用以下藥物時，應避孕：如 Cyclophosphamide 會造成胎兒先天性缺損、Methotrexate 則會造成流產或畸胎。

3. 早期迅速的診斷及治療感染症極為重要，臨床可用「快速順序器官衰竭評估(Quick sequential organ failure assessment; qSOFA)」，若是收縮壓小於 100mmHg、呼吸速率大於 22 次／分、及昏迷指數不滿 15 分等應立即處置。此可協助及早辨識嚴重感染或死亡率高的患者。

4. 常規執行產檢，如孕期期間發現有病情復發或加重的跡象（如腎功能惡化、免疫學檢查異常），應與醫師諮詢。

5. 避免流產或早產的發生：如避免搬重物、觀察產兆、多臥床休息等。

6. 評估胎兒生長發育情形：如監測胎動、按時產檢、攝取足夠營養。

7. 指導與諮詢藥物的使用：紅斑性狼瘡患者需長期服藥控制，所以應遵循醫師指示服藥。雖然懷孕期間是在疾病的緩解期，但仍需服用類固醇來保障孕期、產時與產後的安全。

8. 孕期期間建議應採高蛋白、低鈉、富含維生素 C 及 D 食品。

9. 維持適度的運動習慣，但應避免紫外線的曝曬。

10. 是否哺乳：如有服用 HCQ、Prednisone、Cyclosporine、Azathioprine、Tacrolimus 等或低劑量 Methotrexate 藥物時，是可以哺餵母乳；但若服用 Cyclophosphamide 則不建議哺乳。

11. 避孕措施：服用避孕藥會形成陽性的 LE cell 且會使紅斑性狼瘡復發；而加裝避孕器，則可能會造成反覆性感染，故在使用時需格外留意。

12. 心理支持：多數患者在懷孕或產時階段，均會擔憂胎兒與自己是否順利通過產程。因此，需適時地提供協助、建立支持系統，以減輕患者的心理負擔。

13. 產後應定期追蹤免疫系統的變化，且勿隨意亂停藥物或服用未經醫師指示用藥。

14. 避免接觸紫外線：因紫外線是誘發紅斑產生的因素，因此建議外出時可塗抹防曬係數(SPF)大於 15 的防曬乳，並撐傘、戴帽、戴墨鏡或穿長袖衣，以杜絕紫外線傷害。

情境模擬教案

─・紅斑性狼瘡－美麗蝴蝶媽媽的照護・─

案例簡介／摘要(Abstract/Summary)

　　一位現年 23 歲章女士，$G_1P_0A_0$，無特殊疾病史。此次因臉部出現紅斑、嚴重水腫等徵象，而至醫院求治。

▶ **教案學習目標(Learning Objectives)**

1. 了解妊娠合併紅斑性狼瘡生理徵象特徵。

2. 知道妊娠合併紅斑性狼瘡的診斷依據。

3. 可區辨妊娠合併紅斑性狼瘡的常見醫療處置。

4. 能說出妊娠合併紅斑性狼瘡的護理原則與相關孕期照護注意事項。

▶ **學生應具備的背景知識(Prerequisite Knowledge of Students)**

　　透過此教案進行學習的學生，建議首應完成產科護理妊娠期生心理需求、妊娠期護理、初階高危險妊娠護理等相關課程內容，以利結合先備知識解決案例問題。

▶ **教案內容(Content)**

　　章女士現年 23 歲，目前懷孕 27^{+1} 週，這是她的第一胎，先生與家人們都很期待這個新生兒的到來。自知道懷孕後，都有常規至醫院接受產檢，據調查並無特殊疾病史的紀錄。章女士表示在懷孕 4 個月開始，即出現下肢水腫、臉部紅斑及對光敏感現象，直至今年 6 月中旬發現全身水腫，故於 6 月 20 日至中部某醫院求治。

經檢查發現有貧血（紅血球 276 萬／mm^3、血紅素 8.2mg/dl），白血球及血小板雖在正常範圍，但數值卻也都在最低閾值。住院期間理學、診斷檢查發現有臉部紅斑、下肢水腫、淋巴結腫大，併有輕微落髮徵象、口腔潰瘍、Anti-DNA 抗體陽性、Anti-Sm 抗體陽性、補體降低。醫師經診斷後給予 Hydroxychloroquine(HCQ)治療中。章女士很擔心服用的藥物以及病情不知是否會影響腹中胎兒的健康，故時常主動詢問孕期需注意的事項。

提示問題(Guiding Questions)

1. 請問正常妊娠與妊娠期間罹患紅斑性狼瘡兩者間之生理變化，是否有差別？

2. 紅斑性狼瘡相關檢測項目為何？

3. 紅斑性狼瘡孕婦使用 Hydroxychloroquine(HCQ)需注意哪些事項？

4. 請問妊娠期間併發紅斑性狼瘡之照護原則為何？

1. 請問懷孕期間因為哪兩項內分泌荷爾蒙而易誘發紅斑性狼瘡的活化？(1)泌乳素　(2)黃體素　(3)雌性素　(4)催產素。(A)(1)(2)　(B)(1)(3)　(C)(1)(4)　(D)(2)(3)。

2. 陳太太罹患紅斑性狼瘡，她在產後預計想要哺乳，但又擔心所服用的藥物會影響孩子，請問以下回覆何者為是？(A)先顧大人的命要緊，所以不建議停藥來餵奶　(B)建議應先諮詢醫師並了解服用藥物的種類是否會影響孩子　(C)任何一種治療紅斑性狼瘡的藥物均不適用於哺乳　(D)喝配方奶與母乳營養一樣，不需要太堅持餵母乳。

3. 繼上題，請問哪種治療紅斑性狼瘡藥物哺乳的風險高？(A) Cyclophosphamide　(B) Tacrolimus　(C) Cyclosporine　(D) Azathioprine

4. 請問下列哪些因素會影響全身性紅斑性狼瘡(SLE)預後？(1)疾病活動度低　(2)合併抗磷脂質症候群　(3)腎病變　(4)年輕患者。(A)(1)(2)(3)　(B)(1)(2)(4)　(C)(2)(3)(4)　(D)以上皆是。

5. 請問紅斑性狼瘡患者在懷孕期間，建議採哪種飲食原則？(1)高蛋白　(2)低蛋白　(3)高鈉　(4)低鈉。(A)(1)(3)　(B)(1)(4)　(C)(2)(3)　(D)(2)(4)。

6. 以下何種藥物用於治療紅斑性狼瘡時，需注意可能會誘發流產狀況？(A) Cyclophosphamide　(B) Hydroxychloroquine　(C) Azathioprine　(D) Methotrexate。

7. 請問紅斑性狼瘡患者約有多少比例會發生抗磷脂質症候群？(A) 20%　(B) 30%　(C) 40%　(D) 50%。

8. 懷孕中的紅斑風團（或稱狼瘡活性復發）反應與哪個荷爾蒙有關？(A)泌乳素　(B)催產素　(C)黃體素　(D)促性腺激素。

9. 2012 年全身性紅斑國際聯合臨床機構(Systemic Lupus International Collaborating Clinic; SLICC)提出了新的診斷標準，其納入哪些症狀？(A)皮膚、黏膜　(B)神經系統症狀　(C)將補體降低(Hypocomplementemia)　(D)以上皆是。

10. 請問誘發紅斑性狼瘡環境因素中的紫外線因素是屬於？(A) Definite factors (B) Probable factors (C) Possible factors (D)以上皆非。

11. 一位 24 歲患有 5 年之紅斑性狼瘡女性，準備懷孕，近一年多來使用 Hydroxychloroquine、Mycophenolate mofetil 及類固醇控制病情，目前病情穩定，除左臉有些許紅斑外，理學檢查及實驗室檢查皆正常，下列何者為治療患者最好的建議？(A) 停止使用 Hydroxychloroquine (B) 停止使用 Mycophenolate mofetil (C)停止使用類固醇 (D)繼續使用所有藥物。

12. 請問紅斑性狼瘡婦女懷孕後，其會有較高比率發生以下哪種疾病？(A)妊娠糖尿病 (B)心臟病 (C)甲狀腺功能低下 (D)妊娠高血壓。

13. 關於全身性紅斑性狼瘡患者之照護，下列敘述何者錯誤？(A)服用類固醇藥物的治療在病情穩定後即應停藥 (B)服用氯奎寧(Plaquenil)藥物，需定期做視力檢測 (C)服用免疫抑制劑，可降低狼瘡性腎炎發生惡化機率 (D)服用抗感染藥物，可降低因紅斑性狼瘡治療藥物所導致免疫功能被抑制而衍生的感染症狀。

14. 請問不適用紅斑性狼瘡使用的避孕措施為下列何項？(A)保險套 (B)結紮 (C)避孕藥 (D)以上皆非。

15. 請問紅斑風團反應(Lupus flare)通常於妊娠和產褥階段時發生，其發生時常會出現下述哪些症狀？(A)紅斑皮膚疹 (B)發炎性關節炎 (C)38℃的發燒 (D)以上皆是。

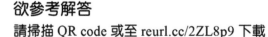
欲參考解答
請掃描 QR code 或至 reurl.cc/2ZL8p9 下載

陳宣羽、徐均宏(2020)．探討我國全身性紅斑性狼瘡患者性別比及好發年齡層分析．*健康管理學刊*，*18*(1)，79-90。

Firestein, G. S., Gabriel, S. E., McInnes, I. B., & O'Dell, J. R. (2017). *Kelley and Firestein's Textbook of Rheumatology, 44*(6), 1329-1331.

Jara, L. J., Medina, G., Cruz-Dominguez, P., Navarro, C., Vera-Lastra, O., & Saavedra, M. A. (2014). Risk factors of systemic lupus erythematosus flares during pregnancy. *Immunologic Research, 60*(2-3), 184-192. http://doi,org/10.1007/12026-014-8577-1

Moroni, G., Doria, A., Giglio, E., Imbasciati, E., Tani, C., Zen, M., ... Mosca, M. (2016). Maternal outcome in pregnant women with lupus nephritis. *A prospective multicenter study. Journal of Autoimmunity, 74*, 194-200. http://doi,org/10.1016/j.jaut.2016.06.012

Petri M, Orbai A-M, Alarcón GS, et al. (2012). Derivation and validation of the systemic lupus international collaborating clinics classification criteria for systemic lupus erythematosus. *Arthritis Rheum, 64*(8), 2677-2686. http://doi,org/ 10.1002/art.34473

Saavedra, M., Sánchez, A., Morales, S., Navarro-Zarza, J., Angeles, U., & Jara, L. (2015). Primigravida is associated with flare in women with systemic lupus erythematosus. *Lupus, 24*(2), 180-185. http:// doi,org/ 10.1177/0961203314552116.

Tan, E. M., Cohen, A. S., Fries, J. F., Masi, A. T., Mcshane, D. J., Rothfield, N. F., Schaller, J. G., Talal, N., Winchester, R. J. (1982). The 1982 revised criteria for the classification of systemic lupus erythematosus. *Arthritis Rheum, 25*(11), 1271-1277. https://doi.org/10.1002/art.1780251101

Yang, H., Liu, H., Xu, D., Zhao, L., Wang, Q., Leng, X., ... Zhang, X. (2014). Pregnancy-related systemic lupus erythematosus: Clinical features, outcome and risk factors of disease flares - A case control study. *PloS One, 9*(8), e104375. http:// doi,org/10.1371/journal.pone.0104375

CHAPTER
11

巫曉玲　編著

妊娠合併甲狀腺疾病
Thyroid Disease in Pregnancy

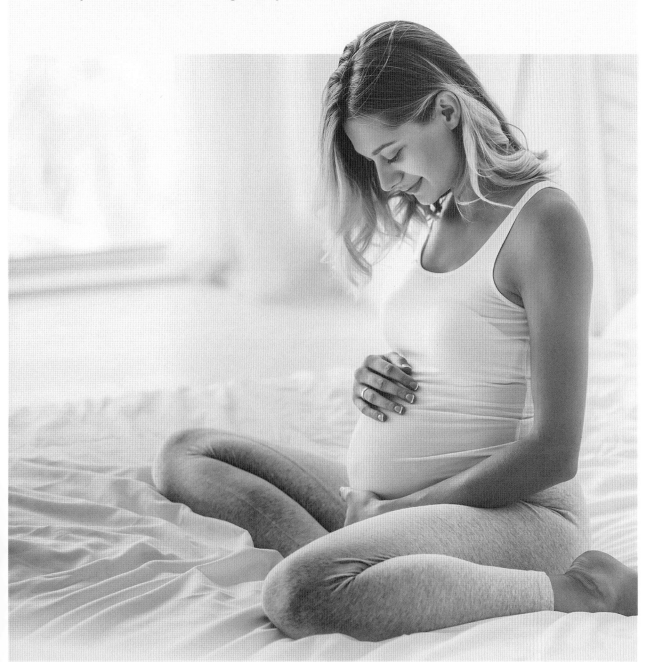

本章大網
一、導因
二、臨床症狀與表徵
三、診斷與檢查
四、醫療處置
五、護理照護

學習目標
1. 了解妊娠合併甲狀腺功能亢進、低下對孕期影響及相關臨床表徵。
2. 知道妊娠合併甲狀腺功能亢進、低下之診斷依據與用藥原則。
3. 明白妊娠合併甲狀腺功能亢進、低下之護理原則。

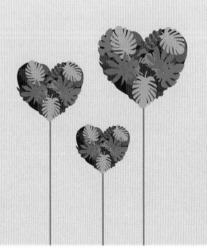

　　甲狀腺是一種可以透過分泌甲狀腺素，來調控身體新陳代謝、生長與發育的腺體組織。懷孕期間因為荷爾蒙或代謝方面變化等緣故下，可能會衍生出甲狀腺在懷孕期間的病生理學上改變。因此，甲狀腺疾病對育齡階段婦女而言，是一項會威脅孕期安全的疾病。

　　甲狀腺分泌機制受到下視丘(Hypothalamus)分泌的甲狀腺促素釋素(Thyrotropin-releasing hormone; TRH)，及腦下垂體(Pituitary gland)分泌的甲狀腺刺激激素（Thyroid stimulating hormone; TSH；又稱為 Thyrotropin（促甲狀腺素））所調控。此調控如同性荷爾蒙一樣，甲狀腺素分泌也構成一甲狀腺軸線：「下視丘－腦下腺－甲狀腺」的分泌及回饋機制。當甲狀腺過度活躍時，身體會分泌過多的甲狀腺素，即稱為甲狀腺功能亢進，其會增加流產、死產、早產、胎兒子宮內生長遲滯、子癇前症及胎盤早期剝離等風險。妊娠期甲狀腺功能亢進的盛行率約占 0.1~0.4%，其中以葛瑞夫茲氏症(Graves' disease)占了 85%為最常見（陳、龔、林、黃，2018）。反觀甲狀腺功能低下在懷孕期間發生率約占 0.3~0.5%，患有甲狀腺功能低下的女性在孕期期間，流產、貧血、妊娠高血壓、胎盤早期剝離和產後出血的發生率會隨之增加（陳、龔、林、陳，2016）。

　　由於甲狀腺功能異常多屬於甲狀腺自體免疫抗體問題，除容易發生在育齡女性外，與懷孕當中所伴隨的甲狀腺疾病或孕婦、胎兒的併發症也有關聯性。因此，妊娠期間的甲狀腺功能評估與處理是一個很重要的課題，值得深入探討。

一、導因

　　甲狀腺位於頸部甲狀軟骨下方（約人體頸部的前方），其形狀如同蝴蝶般分為左、右兩葉（圖 11-1），兩葉的構造中是由中間的峽部做連結。甲狀腺可製造甲狀腺素，其分泌受腦下垂體分泌的促甲狀腺素所調控。甲狀腺素可以促進體內各種組織的新陳代謝，是人體生存不可或缺的荷爾蒙。

甲狀腺疾病好發於女性生育階段，這是因為懷孕過程中，甲狀腺功能主要受人類絨毛膜促性腺激素(Human chorionic gonadotropin; hCG)及雌性素(Estrogen)所影響。人類絨毛膜促性腺激素(hCG)跟甲狀腺刺激激素(TSH)都是屬於同一類型的醣蛋白（含有一相同的 α 亞基及一特別的 β 亞基）構造。因此，人類絨毛膜性腺激素也具有些許的甲狀腺刺激性作用，以致懷孕期間孕婦基礎代謝率會增加，而此生理變化是屬於暫時性的甲狀腺功能亢進。

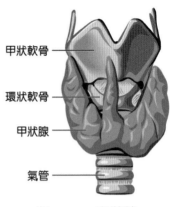

甲狀軟骨

環狀軟骨

甲狀腺

氣管

圖 11-1　甲狀腺

懷孕時所引發的類似甲狀腺功能亢進症狀，也可能會因懷孕中雌性素增加，而導致血中甲狀腺素結合球蛋白濃度明顯被提升，因此，正常懷孕中婦女血中四碘甲狀腺素（又稱甲狀腺素，Thyroxin; T_4）和三碘甲狀腺素(Triiodothyronine; T_3)上升狀況，將不易與甲狀腺功能亢進作區別。相關妊娠期間所誘發的甲狀腺功能變化，多數會於產後 6 週左右即逐漸恢復至懷孕前的狀況。

反觀造成懷孕甲狀腺功能低下(Hypothyroidism)，最常見的致病因是橋本氏甲狀腺炎(Hashimoto's thyroiditis)，這是一種甲狀腺慢性發炎的自體免疫疾病，與家族遺傳、碘攝取過量、缺乏硒或暴露在菸草環境中有關。其他可能原因還包含：原本甲狀腺功能低下的治療效果不佳，或者甲狀腺亢進過度校正，造成甲狀腺功能低下。而在懷孕期間，由於母體的生理變化，加上懷孕早期胎兒必須完全依靠母體來的甲狀腺素，因此總體甲狀腺素需求量大增。當母體是自體免疫甲狀腺病的患者，會因為甲狀腺功能庫存(Functional reserve)不足，以致在懷孕期間較容易由亞臨床性甲狀腺功能低下(Subclinical hypothyroidism)轉變為甲狀腺功能低下，甚至分娩後也有較高比例出現產後甲狀腺炎(Postpartum thyroiditis)。

二、臨床症狀與表徵

甲狀腺功能異常徵象區分為甲狀腺功能亢進、甲狀腺功能低下與甲狀腺風暴等臨床症狀。

（一）甲狀腺功能亢進

甲狀腺功能亢進(Hyperthyroidism)中的非特異性症狀，可能會與正常懷孕徵象相仿而不易被覺察。甲狀腺功能亢進係指因甲狀腺製造過多甲狀腺荷爾蒙，而導致人們體內的新陳代謝增加，以至於患者常會伴隨著心悸、雙手顫抖、多汗、怕熱、焦慮、失眠、容易飢餓、體重減輕，甚至是出現凸眼、掉髮等症狀。

◎ 葛瑞夫茲氏症(Graves' disease)

妊娠期甲狀腺功能亢進中，以葛瑞夫茲氏症(Graves' disease)最常見(Gheorghiu et al., 2021)。葛瑞夫茲氏症的症狀通常於第一孕期後出現，當患者原本即患有甲狀腺功能亢進時，其在第一孕期所出現的甲狀腺亢進的症狀將會變得更加嚴重。葛瑞夫茲氏症是一種甲狀腺刺激免疫球蛋白(Thyroid stimulating immunoglobulins; TSI)的自體免疫抗體過度刺激甲狀腺，而引發甲狀腺亢進。TSI 抗體可以透過胎盤並作用在胎兒的甲狀腺上。罹患葛瑞夫茲氏症孕婦中約有 2~5%的患者，會因為 TSI 過高而使得胎兒甲狀腺亢進，造成胎兒可能出現心博過速(Fetal tachycardia)即胎心率＞160bpm、胎兒生長遲滯、早產、心臟衰竭、水腫、死胎或先天性異常等問題。

懷孕過程中罹患甲狀腺功能亢進時，除了上述提及的甲狀腺亢進典型症狀之外，也可能會誘發孕期發生早產、子癇前症或是發生甲狀腺風暴等合併症。

（二）甲狀腺功能低下

多數甲狀腺功能低下(Hypothyroidism)患者並無明顯臨床症狀出現，常是在執行甲狀腺篩檢時才被診斷出。甲狀腺功能低下即是甲狀腺素分泌量不足所致。因為初期多數並無明顯症狀，但隨著病情日益加重，才會開始顯得疲倦、容易嗜睡、記憶力變差、反應變慢，有時可能還會有水腫、不明原因的體重增加、畏寒、頭髮粗糙且易掉落、皮膚容易出現皺紋、心跳變慢或便祕等症狀，部分患者可能還會引發高膽固醇、高血脂等心血管合併症。

　　當甲狀腺功能低下控制不良，則可能造成孕婦出現貧血（紅血球數量下降）、肌肉病變（肌肉疼痛、肌肉無力）、鬱血性心衰竭、子癇前症、胎盤異常、胎兒體重過低或產後發生大出血等問題。上述併發症多發生於甲狀腺功能出現嚴重不足患者身上，而大多輕微甲狀腺功能低下者並不會出現明顯的臨床表徵。

　　因為甲狀腺素對胎兒及新生兒的腦部發育影響極劇，因此出生時即罹患有先天性甲狀腺功能低下的孩童，如無給予及時的診斷與治療，恐將造成嚴重的認知、神經發育上的異常。因此，由國健署補助的檢驗甲狀腺刺激激素(TSH)項目，即為要篩檢出先天性甲狀腺功能低下的新生兒，以盡早接受治療與追蹤。

（三）甲狀腺風暴

　　甲狀腺功能亢進可能會誘發出嚴重且急性合併症，如甲狀腺風暴(Thyroid storm)。當甲狀腺風暴產生時，患者可能會出現高燒(38~40℃)外，在心血管系統上可能會有心搏過速（140 次／分以上）、心律不整、心衰竭等徵象；在神經系統方面，可能產生瞻妄或昏迷；在肝膽腸胃系統方面，患者可能會出現腹瀉、噁心、嘔吐或黃疸症狀。當甲狀腺風暴若控制不好時，恐將危及母胎安全，故應格外留意。

三、診斷與檢查

（一）甲狀腺功能的血清檢驗

　　正常懷孕期間三碘甲狀腺素(Triiodothyronine; T_3)與四碘甲狀腺素(Thyroxin; T_4)會因為受到人類絨毛膜促性腺激素(hCG)、雌性素影響而有略為上升狀況。因為懷孕期間高濃度的 hCG 會導致 T_4 與 T_3 結合球蛋白的濃度增加，進而造成甲狀腺刺激激素(TSH)降低，游離甲狀腺素 Free T_4 及 T_3 濃度則通常維持不變。所以，正常孕婦當在第一孕期的中、晚期時，TSH 通常是被抑制的，在第二孕期之後，當 hCG 濃度逐漸下降後，甲狀腺功能也會慢慢恢復至正常。因此，當懷孕過程中的 TSH 降低(<0.1mU/L)或甚至測不到(<0.01mU/L)，且甲狀腺素均超過懷孕的正常值時，即可診斷罹患有甲狀腺功能亢進問題。

反之，當懷孕過程中的 TSH 濃度高於同孕期的正常值，則可診斷有甲狀腺功能低下，但若合併游離甲狀腺素 Free T_4 比同孕期正常值下降時，則可診斷為明顯甲狀腺功能低下(Overt hypothyroidism)，若 Free T_4 正常則定義為亞臨床性甲狀腺功能低下(Subclinical hypothyroidism)。

表 11-1　懷孕期間甲狀腺刺激激素及 T_3、T_4 變化

項　目 ＼ 孕　期	第一孕期	第二孕期	第三孕期
甲狀腺刺激激素(TSH)	正常或下降	正常	正常
游離 T_3	正常	正常	正常
游離 T_4	正常	正常	正常
Total T_3	上升	上升	上升
Total T_4	上升	上升	上升

摘自 American Thyroid Association (2017).

（二）超音波檢查

在懷孕過程中，通常甲狀腺尺寸增加約 10~15%，但這樣的腫大現象很難藉由觸診得知，因此需藉由超音波精確了解甲狀腺的構造形態，分辨是否有腫大問題。若發現有甲狀腺腫大，則需安排甲狀腺功能的血清檢驗，以進一步釐清病因。

（三）檢測 TPO 抗體

甲狀腺功能正常婦女的 TPO 抗體(Anti-thyroid peroxidase antibody)若呈現陽性反應，則其在第一孕期發生亞臨床性甲狀腺功能低下的機率會增加外，也可能造成習慣性流產、早產與產後發生甲狀腺炎的機率上升。為避免發生上述合併症，建議當 TSH 數值介於 2.5~10mU/L 時，應再加驗 TPO 抗體，若抗體呈陽性，則應考慮開始使用甲狀腺素治療(American thyroid association, 2017)。

四、醫療處置

（一）甲狀腺功能亢進

　　一般甲狀腺功能亢進之治療方式包括服用抗甲狀腺藥物、放射碘與手術治療等。而懷孕時的甲狀腺功能亢進，則以服用抗甲狀腺藥物為主要治療方式，當中 Propylthiouracil (PTU)因為產生畸胎比例低，是懷孕用藥中較佳的選擇。如要考慮手術治療，則應以第二孕期比較適當。

　　反觀，放射碘治療則是懷孕治療的禁忌，因為放射性碘可通過胎盤且可被胎兒的甲狀腺吸收，造成胎兒甲狀腺體的破壞及不可逆的甲狀腺功能低下。

1. 藥物治療

(1) Propylthiouracil (PTU)

　　　　輕微的甲狀腺亢進（如甲狀腺素些微上升且症狀不明顯）患者，只要孕婦和胎兒狀況穩定，往往只需密切追蹤即可；但若嚴重程度需要藥物控制時，首選藥物是 Propylthiouracil (PTU)，因其通過胎盤與形成畸胎的比例較少外，亦可控制葛瑞夫茲氏症。Propylthiouracil 起始劑量為每 8 小時服用 50~150mg。

　　　　治療目標是以最低劑量將孕婦的游離甲狀腺素 Free T_4 及 T_3 維持在正常範圍內，以降低新生兒產生甲狀腺功能低下或者甲狀腺腫的機會，但必須避免治療後造成孕婦的甲狀腺功能低下。治療中，每個月都要檢驗甲狀腺功能。

(2) 甲巰咪唑(Methimazole; MMI)

　　　　甲巰咪唑(Methimazole; MMI)或其衍生物卡比馬唑(Carbimazole)是治療的主要藥物。美國食品和藥物管理局(FDA)分析報告表示，Propylthiouracil (PTU)可能與極少肝臟毒性有相關聯。因此，建議在第一孕期結束後，將患者的治療藥物由 Propylthiouracil 改為 Methimazole。Methimazole 起始劑量為每天服用 5~20mg。

(3) β 阻斷劑藥物(β-blocker)

　　　　用於孕婦甲狀腺功能亢進造成的心悸及顫抖，但需避免長期使用，以免影響胎兒發育。

2. 甲狀腺切除術

甲狀腺切除術適應症為：

(1) 甲狀腺腫有壓迫症狀時。

(2) 有合併甲狀腺惡性腫瘤疑慮時。

(3) 患者有強烈意願希望盡速解決甲狀腺問題時。

(4) 患者對抗甲狀腺藥物過敏，但又急需控制甲狀腺功能亢進。

（二）甲狀腺功能低下

理想狀況下，甲狀腺功能低下的患者應該在孕前即接受治療維持甲狀腺功能，且一旦懷孕便需要開始監測甲狀腺功能，維持甲狀腺刺激激素(TSH)在正常範圍。

當懷疑孕婦有甲狀腺功能低下時，必須做甲狀腺功能檢查（血中游離甲狀腺素和甲狀腺刺激激素濃度）和甲狀腺自體抗體檢查，當甲狀腺刺激激素濃度大於 4mU/L 時應考慮治療，若甲狀腺自體抗體檢查為陽性時，應追蹤甲狀腺功能。

◎ 左旋甲狀腺素(Levothyroxine)

孕婦如有甲狀腺功能低下，應盡早接受甲狀腺素治療。此藥物為人工合成，故僅有少許通過胎盤，一般治療劑量下，並不會對胎兒甲狀腺產生影響。

Levothyroxine 劑量隨著孕期增加，通常會增加 25~50%，有時候甚至會增加到兩倍的劑量。一般懷孕期間應每 6~8 週監測甲狀腺功能，但若需要改變劑量時，則應每 4 週再追蹤一次甲狀腺功能數值。

此外，孕婦服用的維生素中所含鐵、鈣可能影響腸胃道對於甲狀腺素的吸收，因此如有在服用維生素者，應與 Levothyroxine 間隔 2~3 小時後再服用。

五、護理照護

1. 甲狀腺亢進者，在飲食上宜減少含碘食物的攝取，例如海帶、海苔等。

2. 規律的生活作息，避免情緒上的過度刺激。

3. 依據醫師指示下服藥，勿擅自停藥。服藥同時仍需追蹤甲狀腺 Free T_4 及 TSH 檢驗數值。

4. Propy1thiouracil (PTU)通過胎盤機率較低，但少量藥物恐會進入乳汁，因此建議在哺乳後服藥或服藥後 3~4hr 再哺乳。

5. 因為放射性同位素會分泌至乳汁當中，因此泌乳期間婦女應禁止接受放射性同位素檢查或服用放射性碘。

6. 對於有計畫懷孕婦女，建議懷孕前可將血中 TSH 濃度降至低於 2.5IU/L，以免在懷孕初期出現甲狀腺素缺乏問題。

7. 因為生產後免疫系統將重新調整，故多數患者恐在產後 3~6 個月後發作，因此產後仍需定期接受追蹤檢查。

情境模擬教案

─•穩定甲狀腺，「好孕」隨著來•─

案例簡介／摘要(Abstract/Summary)

　　林女士，G₁P₀A₀，先前有甲狀腺功能低下問題。此次因甲狀腺功能低下引發早產跡象而至醫院求治。

▶ 教案學習目標(Learning Objectives)

1.　了解妊娠併甲狀腺功能低下危險因素與生理徵象特徵。

2.　能知道妊娠併甲狀腺功能低下的診斷依據。

3.　可區辨妊娠併甲狀腺功能低下引發早產的臨床處置。

▶ 學生應具備的背景知識(Prerequisite Knowledge of Students)

　　透過此教案進行學習的學生，建議首應完成產科護理妊娠期生理變化、妊娠期間護理原則與初階高危險妊娠護理等相關課程內容，以利結合先備知識解決案例問題。

▶ 教案內容(Content)

　　林女士，現年 29 歲，過去曾有甲狀腺功能低下問題，但未接受常規治療。原本醫師曾跟林女士提醒，如要增加受孕機率，務必要控制好甲狀腺問題。然而林女士在嘗試自然受孕成功下，於是乎也忽略了這個狀況。直到懷孕 5 個月後，發現自己的脖子變得粗大且出現早產跡象，因此經家人建議下至內分泌科門診就醫。

　　林女士表示在她懷孕後時常感覺到疲倦、顯得無精打采、畏寒、全身軟弱無力、提不起勁、嗜睡，且平時進食量不多，但卻一直發胖起來，一度林女士還很開心是寶寶在長大的緣故。直到身體出現腹痛、輕微陰道出血等早產跡象，才入院接受治療。住院的理學檢查發現：心搏速率變慢（55 次／分）、血壓值 110/80mmHg、臉部與脖子有浮腫現象、面色蒼白、甲狀腺體有輕微腫大且質地偏硬，綜合上述，林女士疑似為懷孕合併甲狀腺低下症。醫師進一步詢問其家族史，林女士的母親與外婆也都曾有甲狀腺腫大問題，抽血檢測亦發現抗甲狀腺過氧化體呈陽性反應、超音波顯示甲狀腺呈瀰漫性腫大，因此被診斷為「甲狀腺機能低下症」。

　　因為這一胎所懷的是她與先生期待已久的寶貝，所以林女士在住院期間常常會擔憂孩子可否能安全地被保住。

☀ 提示問題(Guiding Questions)

1. 為何懷孕期間會誘發甲狀腺功能問題發生？常見甲狀腺功能低下生理徵象為何？

2. 請問如何診斷甲狀腺功能低下症？

3. 當懷孕併有甲狀腺功能低下而誘發早產時，該如何處理？

課後複習　　　　　　　　　　　　　　　　　　　　　　　● EXERCISE

1. 請問妊娠期婦女甲狀腺分泌功能變化的敘述，下列何者正確？(A)妊娠期婦女基礎代謝率增加，使得甲狀腺素(Thyroxine)的分泌會受到抑制　(B)罹患甲狀腺功能亢進孕婦，易發生自發性流產　(C)甲狀腺結合血清蛋白平均值在妊娠13~29 週（第二妊娠期）達到最高　(D)妊娠期甲狀腺素值會升高，但三碘甲狀腺素(Triiodothyronine, T_3)值則下降。

2. 有關甲狀腺切除術的敘述，何者為非？(A)適用於甲狀腺腫大且壓迫症狀嚴重者　(B)對治療藥物出現過敏者　(C)出現甲狀腺癌疑慮時　(D)多數應盡早於第一妊娠期時處理。

3. 請問常用於懷孕期間治療甲狀腺功能亢進藥物，以何者為首選藥物？(A) Propylthiouracil　(B) Synthetic levothyroxine　(C) β 阻斷劑藥物　(D) Methimazole。

4. 請問懷孕期間甲狀腺功能變化，主要受哪些因懷孕所衍生的荷爾蒙有關？(A)人類絨毛膜促性腺激素　(B)黃體素　(C)催產素　(D)前列腺素。

5. 請問甲狀腺功能低下患者，容易出現的症狀，下列何者為非？(A)嗜睡　(B)心悸　(C)畏寒　(D)頭髮粗糙且易掉髮。

6. 請問服用 PTU 藥物在哺乳方面注意事項的敘述，下列何者為非？(A)雖少量藥物會進入乳汁中，但仍可哺乳　(B)服藥後 3~4 小時再哺乳　(C)是一個絕對安全且無副作用的藥物　(D)需定期監測甲狀腺功能，以定期監測 PTU 維持在最低劑量且有效作用。

7. 請問患有甲狀腺功能低下的女性在孕期期間風險敘述，下列何者為非？(A)流產　(B)紅血球增多症　(C)妊娠高血壓　(D)胎盤早期剝離。

8. 有關葛瑞夫茲氏症敘述，何者為非？(A)血漿甲狀腺素(Thyroxine)濃度偏高　(B)患者會出現凸眼等甲狀腺亢進症狀　(C)甲狀腺刺激激素(TSH)濃度增加導致甲狀腺腫大　(D)自體抗體會刺激甲狀腺刺激激素受體(TSH receptor)。

9. 有關正常懷孕階段甲狀腺素荷爾蒙變化中，何者為非？(A)第一孕期時，TSH濃度下降　(B)三碘甲狀腺素濃度上升　(C)三碘甲狀腺素濃度下降　(D)游離三碘甲狀腺素正常。

10. 林女士因懷孕過程中罹患甲狀腺功能亢進，產後她表示不太想再繼續服用PTU，請問合適的回應是？(A)這是不可以的，請你繼續服藥　(B)如果真的覺得不想吃，反正生完了…應該沒關係　(C)這是一項終身疾病，請你務必要吃藥治療　(D)請問您怎麼有這樣的想法？我請醫師來跟您討論用藥的部分好嗎。

11. 對甲狀腺功能亢進之懷孕婦女而言，下列何種治療方式被視為懷孕中的禁忌？(A) Methimazole　(B) Radioactive iodine　(C) Propylthiouracil　(D 以上皆是。

12. 以下有關甲狀腺功能亢進之護理，下列何者有誤？(A)飲食中應減少海帶等碘的攝取　(B)因為服用 PTU 會影響乳汁，故應打退奶針　(C)產後仍需定期追蹤甲狀腺功能，以免復發　(D)應維持規律的生活習慣。

13. 請問甲狀腺刺激免疫球蛋白(Thyroid stimulating immunoglobulins; TSI)的自體免疫抗體疾病，稱為？(A) Graves' disease　(B) Rraves' disease　(C) Rogers' disease　(D) Fraves' disease。

14. 請問懷孕期間所補充的礦物質種類中，何者會干擾甲狀腺素的吸收？(A)鈣質(B)鐵質　(C)鈣質與鐵質　(D)以上皆非。

15. 林太太 32 歲女性，目前懷孕 7 週，且被新診斷為甲狀腺功能亢進患者，有關治療的建議，下列敘述何者正確？〔註：實驗室檢查：free T_4 2.9ng/dl（參考值 0.89~1.76）、TSH＜0.3microunits/ml（參考值 0.4~4）、TPO antibody 35 IU/ml（參考值＜5.61）〕(A)懷孕初期以 Methimazole 為主，之後應改為 PTU　(B)懷孕初期以 PTU 為主要治療，之後為 Methimazole　(C)懷孕期間應全面禁止使用 Methimazole　(D)懷孕期間均應使用高劑量抗甲狀腺素藥品治療。

欲參考解答
請掃描 QR code 或至 reurl.cc/2ZL8p9 下載

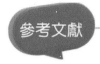
參考文獻　　　　　　　　　　　　　　　　　　　　● REFERENCE

陳瑜忻、龔信宗、林慶齡、陳冠羽(2016)・妊娠期甲狀腺功能低下的處理：孕婦和胎兒兩面兼俱・*內科學誌*，27，135-138。http://doi,org/10.6314/JIMT.2016.27(3).03

陳瑜忻、龔信宗、林慶齡、黃莉琪(2018)・妊娠期甲狀腺功能低下的處理：孕婦和胎兒兩面兼俱・*內科學誌*，29，305-308。http://doi,org/10.6314/JIMT.2016.27(3).03

Alexander, E. K., Pearce, E. N., Brent, G. A., Brown, R. S., Chen, H., Dosiou, C…,& Sullivan, S. (2017). 2017 Guidelines of the American thyroid association for the diagnosis and management of thyroid disease during pregnancy and the postpartum. *Thyroid, 27*(3), 315-389. http://doi,org/10.1089/thy.2016.0457

American thyroid association (2017). Guidelines of the American Thyroid Association for the diagnosis and management of thyroid disease during pregnancy and the Postpartum. *Thyroid, 27*, 315.

Gheorghiu, M. L., Bors, R. G., Gheorghisan-Galateanu, A. A., Pop, A. L., Cretoiu, D., & Varlas, V. N. (2021). Hyperthyroidism in pregnancy: The delicate balance between too much or too little antithyroid drug. *Journal of Clinical Medicine, 10*(16), 3742-3758. http://doi,org/10.3390/jcm10163742

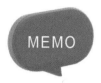

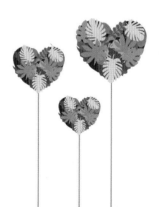

巫曉玲　編著

妊娠合併海洋性貧血

Thalassemia in Pregnancy

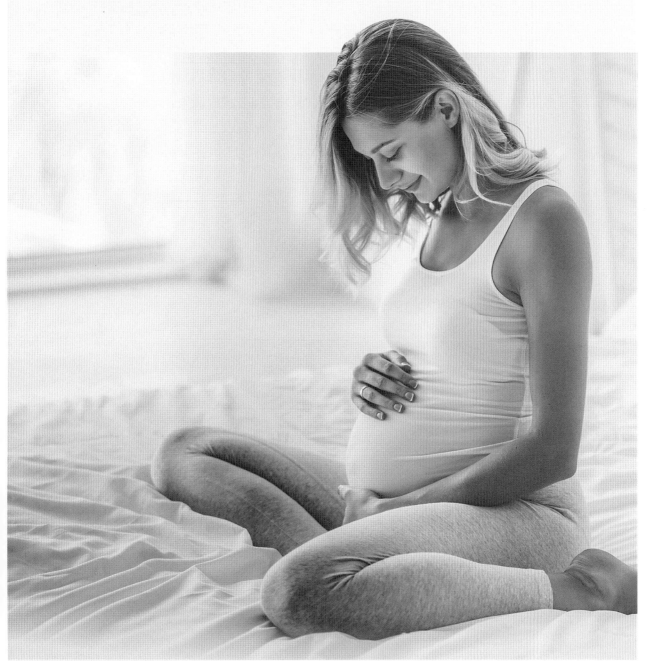

本章大網

一、導因

二、臨床症狀與表徵

三、診斷與檢查

四、醫療處置

五、護理照護

學習目標

1. 明白妊娠合併海洋性貧血遺傳特性與臨床表徵。

2. 知道妊娠合併海洋性貧血之診斷依據與醫療處置。

3. 了解妊娠合併海洋性貧血之護理原則。

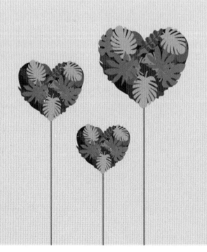

前言　Foreword

　　海洋性貧血(Thalassemia)是一種常見的體染色體隱性遺傳疾病。早期因為重型海洋性貧血患者多於地中海地區被發現，因此該疾病也被稱為地中海型貧血症。雖然有此別稱，但這類疾病並非僅存在於地中海區域，該病在非洲、中東、中國、臺灣及東南亞等國家中也十分盛行。海洋性貧血係因紅血球中負責攜帶氧氣的血紅素(Hemoglobin, Hb)，因為血紅素蛋白鏈合成量不足，以致出現血紅素短缺現象，因而影響紅血球的壽命與正常功能，致使身體細胞無法獲取所需的氧氣，而出現頭暈、疲倦、體力差、容易喘等症狀。依據血紅素蛋白鏈的表現量多寡，患者臨床表現也會出現疾病嚴重度不一狀況，其中多數輕症患者往往不會有明顯症狀，而重症患者則可能會危及性命。

　　許多婦女在懷孕產檢時才發現罹患此疾病，因此當被檢測出罹患有海洋性貧血時，孕婦常會擔憂自身在孕期中的安全，以及疾病是否會影響胎兒生長發育等問題。為避免生下重型海洋性貧血的新生兒，建議所有育齡婦女應接受婚前健康檢查及常規性產檢，以及早因應與預防。

一、導因

　　血紅素(Hemoglobin; Hb)是由 4 個蛋白鏈(Globin chain)所組成，一般成人的是由 2 個 α 鏈及 2 個 β 鏈組成($\alpha_2\beta_2$；HbA)；而胎兒的血紅素是由 2 個 α 鏈及 2 個 γ 鏈組成($\alpha_2\gamma_2$；HbF)。海洋性貧血因其病變的血紅素蛋白鏈不同，可分為甲型（α型）與乙型（β型）兩種。以下分述之：

（一）甲型（α型）海洋性貧血

　　甲型（α型）海洋性貧血(α-thalassemia)與第 16 號染色體短臂上基因出現問題有關，因其所負責產生的 α 血紅素蛋白鏈基因出現突變而導致。人體中每條 16 號染色體上均具有成對的第 16 號染色體，因此具有 2 個 α_1 與 2 個 α_2 基因（即 α_1、α_2 基因，或稱為 HBA_1、HBA_2 基因）。當 α 基因發生缺陷或突變時，會導致 α 血紅素蛋白鏈製造出現狀況，因而衍生為甲型海洋性貧血。

（二）乙型（β型）海洋性貧血

乙型（β型）海洋性貧血(β-thalassemia)是因位於第 11 號染色體短臂，負責產生 β 血紅素蛋白鏈基因出現突變所致。一般正常會有 2 個 β 血紅素蛋白鏈基因（即 β 基因，或稱 HBB 基因），故當 β 基因產生突變或缺失，即會造成乙型海洋性貧血。

海洋性貧血的流行病學調查顯示，北歐與北美國家的罹病率正在增加中，而臺灣甲型海洋性貧血的帶因者約占總人口的 5~6%，乙型海洋性貧血的帶因者約占總人口的 1~3%（許、高、陳、劉、張，2017；Kattamis, Forni, Aydinok & Viprakasit, 2020）。無論甲型與乙型海洋性貧血均屬體染色體隱性遺傳疾病，故當父母均為帶因者時，則其子代罹患重型海洋性貧血比率為 25%（即 1/4）。

二、臨床症狀與表徵

甲型或乙型的輕型海洋性貧血者，多數不會出現明顯徵象，僅在血液檢查時，會發現有輕微貧血症狀。

（一）甲型海洋性貧血

因為 α 血紅素蛋白鏈基因上的 α_1 與 α_2 基因序列近似，因此當 DNA 進行複製時，容易因配對失誤而造成 DNA 片段缺失(Deletion)。以下依據不同數目的基因片段缺失的表現與影響分述之：

1. 單一基因缺損

此類患者多數不會出現臨床症狀，且血液學檢查均正常，但可依據分子生物學檢測而得知。

2. 兩個基因缺損

患者多數不會出現臨床症狀，但血液學檢查會有輕微貧血、平均紅血球體積(Mean corpuscular volume; MCV)及平均血色素量(Mean corpuscular hemoglobin; MCH)數值偏低現象。

3. 三個基因缺損

僅存一個具功能的 α 基因，而使得 β 血紅素蛋白鏈增多，故結合為 HbH (β₄)並取代 HbA (α₂β₂)，因此稱為血紅素 H 症(Hemoglobin H disease)。此類患者會出現中至重度小球性貧血、脾腫大或溶血等現象。

4. 四個基因缺損

於胎兒時期可能會出現嚴重溶血、貧血及組織缺氧狀況。當 α 基因喪失功能而無法造 α 血紅素蛋白鏈時，將造成 γ 血紅素蛋白鏈，結合為異常 γ₄ 四聚體的血紅素，俗稱巴氏血紅素(Hb Bart's)。胎兒因為在子宮內出現嚴重的溶血與貧血，以致於因長期缺氧而導致非免疫性胎兒水腫(Nonimmune hydrops fetalis)此致命的胎兒疾病。

（二）乙型海洋性貧血

此海洋性貧血係因 β 血紅素蛋白鏈製造功能低下或喪失所致，以下分述之：

1. 單一基因缺損

屬帶因者，其並不會出現臨床症狀，但可能會有輕微小球性貧血現象。

2. 兩個基因缺損

重型乙型海洋性貧血與重型甲型海洋性貧血不同的是，重型乙型海洋性貧血在胎兒時期並未出現症狀。主要原因是因為胎兒時期血紅素是以 HbF 為主，故這類型新生兒可順利出生並存活。然而在其出生後，當 HbA (α₂β₂)逐漸取代胎兒血紅素時，則會表現出重度貧血，多數需終生輸血。

三、診斷與檢查

（一）血液檢查

當懷疑有貧血時，應做紅血球數目、血紅素值、平均紅血球體積(MCV)及平均血色素量(MCH)、網狀紅血球數、血清鐵(Serum iron)、血清鐵蛋白(Ferritin)、血清運鐵蛋白(Transferin)、血紅素電泳，以及直接型和間接型膽紅素濃度等檢查，以區辨海洋性貧血的類型。

目前國民健康署有補助懷孕期間接受相關血液學檢測，在第二次產檢前（即懷孕第 12 週前）抽血檢測平均紅血球體積(MCV)與血紅素值。如經醫師診斷疑似有海洋性貧血者，則安排準爸爸也一併接受血液常規檢查，經檢查為同型帶因者之夫妻，則胎兒需接受海洋性貧血之產前遺傳診斷，以避免生育重型海洋性貧血兒。

（二）絨毛膜取樣

檢測時間建議於妊娠 8~12 週間，經超音波導引下，將導管或細長針經子宮頸或腹部，穿入至胎盤組織內並吸取少量絨毛，以作為染色體、基因分析，檢測是否有海洋性貧血。然而甲型海洋性貧血的診斷，因為需要較多量的 DNA 進行檢測，因此建議絨毛膜取樣會優於羊膜腔穿刺術。

接受檢查後，可以執行日常活動，如經子宮頸採樣者，術後前幾天可能會有少量陰道出血；接受經腹部採樣者，則針刺處可能會有些許疼痛現象，少數人可能也會出現陰道出血。如果出現出血量變多、破水（從陰道流出大量的水狀液）、下腹部劇烈疼痛，或者畏寒發燒的現象發生時，則應該盡早就醫檢查。

（三）羊膜腔穿刺術

檢測時間建議於妊娠 16~18 週間，經超音波導引下，將一根細長針穿過孕婦的腹部、子宮壁後，進入羊膜腔內抽取羊水檢測。一般執行檢查後，可執行日常活動，但建議避免執行粗重工作。檢測的準確率約 99％，僅少數羊水檢體可能因母體血液汙染嚴重，以致細胞沒有辦法生長而影響檢測率。

（四）臍帶血採樣檢查

可於懷孕 20~24 週後執行臍帶血採樣，直接從胎兒臍帶的靜脈採集血液進行檢查。通常會在臍帶與胎盤相連接的部位來抽取，以增加抽取的成功率。依據統計顯示，因取樣而導致胎兒流產比率約占 1％左右。

四、醫療處置

由於輕型海洋性貧血不會出現明顯的臨床症狀，多數並不需要特別治療；而中型或重型患者，則可能需要定期輸血及定時注射除鐵藥物，以免因鐵質積聚過多而損害其他器官。

（一）輸血

罹患重型乙型海洋性貧血通常需接受終生輸血才能維持生命，輸血目的是為要矯正貧血、抑制骨髓外造血。一般接受輸血頻率約為每 2~4 週一次，且維持血紅素在 9~10g/dl 間；而長時間輸血，也可能會出現鐵質沉著 (Hemochromatosis)等相關的併發症，需格外留意。

（二）排鐵劑治療

因為長期輸血與腸道的鐵質吸收增加，造成鐵質過度負擔，因此需要接受排鐵治療。一般而言，當海洋性貧血患者的血清鐵蛋白(Serum ferritin)濃度持續超過 2,500ng/ml，容易造成體內出現甲狀腺功能低下、慢性肝病、糖尿病、皮膚色素沉澱或心肌病變、心臟衰竭、心律不整等，當中以心臟衰竭與心律不整最易威脅生命。

排鐵劑是藉由與鐵形成複合物後，經尿液或糞便移除體外，而達到排鐵效果。臨床可供使用的排鐵劑有三種，包括 Deferoxamine (DFO, Desferal)、Deferasirox (DFX, Exjade)及 Deferiprone (DFP, Kelfer)。對於重型海洋性貧血患者而言，首選排鐵劑為 Deferoxamine，這是因為 Deferoxamine 的療效佳且安全性高，但如果長期或高劑量使用 Deferoxamine 可能會造成體內體質過多，需定期追蹤眼底鏡與聽力檢測。

當患者出現嚴重鐵沉積情況（Serum ferritin> 3,000ng/ml 持續至少 3 個月、Liver iron>15mg/g dry weight）或過多鐵而引起心臟病變危及生命時，則應接受持續性的加強排鐵注射或合併療法，合併療法一般會選擇 Deferiprone 與 Deferoxamine 併用（施，2008）。

（三）骨髓移植

骨髓造血幹細胞移植為可根治海洋性貧血的方法，因此建議應及早移植。一般捐髓者多數來自兄弟姐妹，約只有 25%患者可以尋覓到完全吻合的捐髓者；非親屬間的移植，因排斥率高不易成功，但近年因抗排斥藥物的使用，使得非親屬骨髓移植也日漸普遍。

（四）脾臟切除

脾臟切除對血紅素 H 症和中型乙型海洋性貧血的療效較好，但對重型乙型海洋性貧血的效果較差。

五、護理照護

1. 營養的補充

(1) 攝取均衡的營養：攝取充足的蛋白質、維生素（如維生素 B_{12}）及增加富含葉酸的食物（如綠葉蔬菜、蛋黃、黃豆製品等），均有助維持身體的最佳狀況。

(2) 一些含鐵量高的食物，如豬血、鴨血、菠菜、蘋果、芭樂、葡萄乾等，應適量而不宜過量進食。

(3) 適當補充維生素 E：當血鐵質沉積時，易傷及細胞的功能，可補充維生素 E，因其具有抗氧化效果，可減少細胞損傷。富含維生素 E 之食品，包含堅果、南瓜、橄欖、秋刀魚、小麥胚芽等。

2. 日常生活的注意事項

(1) 接受定期產檢，以確認貧血可能發生原因，並及早接受診治。

(2) 鼓勵產後哺餵母乳，以提供新生兒最佳營養的食物來源。但如正在哺乳患者，使用排鐵劑 Deferoxamine (DFO, Desferal)，應衡量其治療利益及對新生兒之危險性。

(3) 分娩後，依醫囑重新調整排鐵劑使用。

情境模擬教案

・隱性基因的祕密－海洋性貧血的照護・

案例簡介／摘要(Abstract/Summary)

　　孫女士先前患有貧血、頭暈現象，此次因產檢發現罹患有輕型海洋性貧血遺傳疾病。因為需要進一步檢測是否懷有重型海洋性貧血的胎兒，故接受羊膜腔穿刺術。

▶ 教案學習目標(Learning Objectives)

1. 了解海洋性貧血的遺傳特徵與生理徵象。

2. 能明白產檢檢測項目中，關於海洋性貧血的診斷依據。

3. 可知道重型海洋性貧血對胎兒發育影響。

4. 能知道海洋性貧血患者接受羊膜腔穿刺術相關注意事項與護理原則。

5. 能體悟面臨終止妊娠患者之常見心理反應與護理原則。

▶ 學生應具備的背景知識(Prerequisite Knowledge of Students)

　　透過此教案進行學習的學生，建議首應完成產科遺傳疾病認識與初階高危險妊娠護理等相關課程內容，以利結合先備知識解決案例問題。

▶ 教案內容(Content)

　　孫女士 32 歲，第一胎，因在第一次產檢時，血液常規檢查發現有輕微小球性貧血狀況。檢查結果血紅素值為 10.6g/dl、平均紅血球體積(MCV) 71fl。經醫師建議下，邀請孫女士的先生到院接受檢查，發現同樣有小球性貧血情形，因此接受進一步作基因檢測。醫師安排孫女士進行羊膜腔穿刺術，在檢

查前，孫女士很擔心檢查的針具會刺傷胎兒而擔憂地不停詢問護理人員。

　　檢查結果出來發現夫妻雙方皆同為甲型海洋性貧血帶因者，東南亞型 (αα/--SEA)，羊水檢體所進行的胎兒基因分析發現，胎兒確診為重型甲型海洋性貧血(--SEA/--SEA)。夫妻雙方聽到這個訊息，不斷地落淚、自責。後續經過諮詢，決定於 20 週時接受人工流產終止妊娠。

💡 提示問題(Guiding Questions)

1. 海洋性貧血的遺傳特性與常見的臨床徵象為何？

2. 為何海洋性貧血檢定需要夫妻雙方接受檢查？其診斷依據是？

3. 孫女士接受羊膜穿刺，需要注意哪些事項？

4. 重型海洋性貧血對胎兒的影響為何？

5. 身為護理人員應如何協助這對夫妻面對終止妊娠的衝擊，度過哀傷期呢？

課後複習 ●——————————————————————————— EXERCISE

1. 海洋性貧血屬於下列何種遺傳問題？(A)體染色體顯性遺傳　(B)體染色體隱性遺傳　(C)性聯染色體顯性遺傳　(D)性聯染色體隱性遺傳。

2. 有關 β 型海洋性貧血的敘述，下列何者有誤？(A)在母親懷孕初期可做絨毛膜穿刺檢查以確立診斷　(B) β 型海洋性貧血是 β 鏈的數量不足　(C)因 α 基因缺陷所致　(D)骨髓移植為有效的治療方式。

3. 彤彤第一次產檢時，抽血結果發現紅血球較小，MCV: 67fL、MCH: 21pg 與血紅素(Hb): 11.3g/dl，有關產前諮詢說明，下列敘述何者錯誤？(A)為避免生下重症兒，因此建議接受流產手術　(B)為確認是否生下重症兒，建議應請先生一同前來接受檢查　(C)因為絨毛膜穿刺術無法篩檢出該疾病，建議不要冒險執行　(D)可採用羊膜腔穿刺術檢測基因。

4. 有關海洋性貧血(Thalassemia)敘述中，下列何者有誤？(A)是因血紅素的球蛋白鏈(Globin chain)合成發生障礙所引起　(B)可分為甲型(α-thalassemia)及乙型(β-thalassemia)兩大類　(C)控制甲型球蛋白鏈(α-globin chain)合成的基因是位在第 11 對染色體上　(D)在臺灣，甲型海洋性貧血較常見。

5. 下列針對「血紅素 H 症(Hemoglobin H disease)」敘述，何者為是？(A)僅存一個具功能的 α 基因　(B) β 血紅素蛋白鏈會增多而結合為 HbH (β_4)並取代 HbA ($\alpha_2\beta_2$)　(C)患者會出現中至重度小球性貧血、脾腫大或溶血等現象　(D)以上皆是。

6. 有關懷孕期間貧血的相關敘述，下列何者為是？(A)當孕婦之 Hb 若＜12g/dl 或 MCV＜80fL 時，屬疑似海洋性貧血可能，需進一步請先生前來接受檢查　(B)海洋性貧血是屬於體染色體顯性遺傳疾病　(C)缺鐵性貧血是婦女第 12 對染色體短臂末端上的 2 個 β 血球基因(β-globin gene)突變所致　(D)若夫妻為同型海洋性貧血帶因者，其胎兒大多是重症，因此建議人工流產終止妊娠。

7. 下列關於重型乙型海洋性貧血(β-thalassemia major)的敘述，何者為是？(A)造成 β 血紅素蛋白鏈，結合為異常 β_4 四聚體的血紅素，俗稱巴氏血紅素(Hb Bart's)　(B) HbA_2＞3.5%　(C)可藉超活染色(Supravital stain)見到 RBC 內有 Heinz bodies　(D)輸血治療後可能會有鐵沉積的後遺症。

8. 李小姐，16 歲，除了偶有感冒病史外，其餘健康狀況良好；家族中她的爸媽也有輕微貧血狀況，故有常規性使用鐵劑補充營養。李小姐在高中體檢時做全血球檢查顯示血紅素為 10.9gm/dl，平均紅血球體積(MCV)為 70fL，白血球數為 6,650/μL，分類正常，血小板數為 178,000/μL。請問李小姐最可能有下列何種疾病？(A)缺鐵性貧血　(B)輕微型海洋性貧血　(C)慢性疾病引起之貧血　(D)陣發性夜間血紅素尿。

9. 有關診斷海洋性貧血之敘述中，下列何者為非？(A)甲型海洋性貧血的診斷，因為需要較多量的 DNA 進行檢測，故建議進行絨毛膜取樣術　(B)監測胎兒基因為海洋性貧血篩檢的第一步驟　(C)若夫妻為同一型帶因者時，孕婦需接受羊膜穿刺以利診斷　(D)若夫妻為同一型的帶因者時，胎兒罹患重型海洋性貧血的機會是 25%。

10. 為篩檢孕婦罹患海洋性貧血或缺鐵性貧血，國民健康署所提供之常規血液檢查項目中，除紅血球外，還可以監測哪一項數值來確認是否為海洋性貧血？(A)平均紅血球血紅素　(B)運鐵蛋白　(C)原紫質　(D)平均紅血球體積。

11. 有關巴氏血紅素(Hb Bart's)的敘述，下列何者有誤？(A)會出現異常 γ_4 四聚體的血紅素　(B)胎兒時期可能會嚴重溶血　(C)屬三個基因缺損　(D)因長期缺氧導致非免疫性胎兒水腫。

12. 當血鐵質沉積時而傷及細胞的功能時，可建議補充哪種維生素？(A)維生素 B　(B)維生素 D　(C)維生素 E　(D)維生素 A。

13. 對於重型海洋性貧血患者而言，請問首要排鐵劑為何？(A) Deferoxamine　(B) Deferasiro　(C) Deferiprone　(D)以上皆非。

14. 請問胎兒血液取樣(Fetal blood sampling)建議於何時執行？(A) 8~12 週　(B) 16~18 週　(C) 20~24 週　(D) 30~34 週。

15. 請問乙型海洋性貧血係與哪一對染色體有關？(A)第 10 對　(B)第 11 對　(C)第 12 對　(D)第 13 對。

欲參考解答
請掃描 QR code 或至 reurl.cc/2ZL8p9 下載

許晉豪、高敬翔、陳揚叡、劉育宏、張簡芝穎(2017)・海洋性貧血(Thalassemia)
之缺點免計考量・*航空醫學暨科學期刊*，*31*(1-2)，69-74。

施雅分(2008)・重型海洋性貧血患者之鐵質沉著症，該選擇哪一種口服排鐵劑治
療效果較好呢？・*彰基藥訊*，*16*(4)，7-8。
http://doi,org/10.29600/BGYY.200812.0003

Kattamis, A., Forni, G. L., Aydinok, Y., & Viprakasit, V. (2020). Changing patterns in
the epidemiology of β-thalassemia. *European Journal of Haematology, 105*(6),
692-703. http://doi,org/ 10.1111/ejh.13512

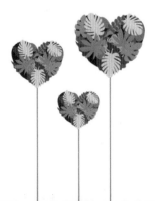

CHAPTER

13

巫曉玲　編著

妊娠合併傳染性疾病

Infectious Disease in Pregnancy

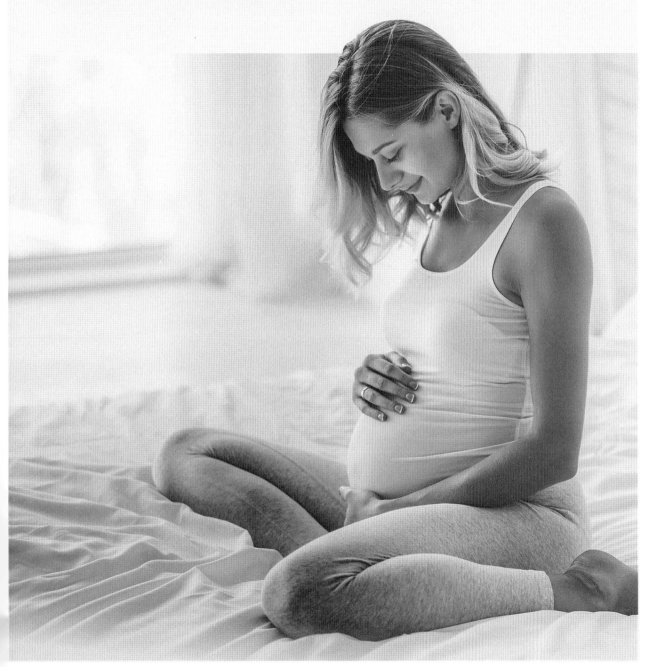

本章大綱

一、德國麻疹

二、水痘

三、單純性疱疹

四、B 型肝炎

五、人類免疫缺乏病毒感染

六、梅毒

七、淋病

八、披衣菌感染

九、肺結核

十、嚴重特殊傳染性肺炎

學習目標

1. 了解妊娠合併傳染性疾病機制與相關臨床表徵。

2. 知道妊娠合併傳染性疾病對孕婦或胎兒之影響。

3. 明白妊娠合併傳染性疾病之護理原則。

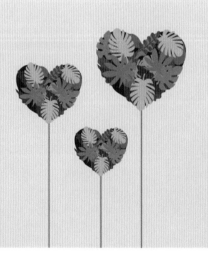

　　懷孕是一件令人既幸福又同時感到擔憂的漫長過程，因為孕育新生命的到來前，無論是母體或是體內的胎兒均承擔著各種風險。尤其當妊娠期間合併有傳染性疾病時，恐將對母體或胎兒造成嚴重威脅，甚至引發流產、早產、死胎。

　　近年造成妊娠合併傳染性疾病，除了 TORCH 五種常見於懷孕過程的感染（即弓形蟲病(Toxoplasmosis; To)、德國麻疹(Rubella; R)、巨細胞病毒(Cytomegalovirus; C)及第二型疱疹病毒(Herpesvirus type II; H)感染）外，亦包含有 B 型肝炎、人類免疫缺乏病毒及砂眼披衣菌感染、梅毒、淋病、肺結核與嚴重特殊傳染性肺炎等妊娠期間的感染症。多數妊娠期間所引發的感染疾病，母體雖然並未出現有明顯症狀，但此時疾病卻早已開始對體內胎兒產生影響。為避免因感染而波及體內胎兒生長的發育，因此早期診斷與治療，對維護母胎安全是十分重要之一環。

一、德國麻疹(Rubella)

（一）導因

　　德國麻疹是藉由德國麻疹病毒(Rubella virus)所引發的感染症，俗稱「風疹」。罹患該病雖然對一般成人健康影響甚小，但在妊娠期間遭受感染時，卻會對胎兒產生極大影響。其主要傳播途徑係透過飛沫、空氣等方式進行病毒傳播，感染後潛伏期約 14~21 天。

（二）臨床症狀與表徵

　　成人感染德國麻疹常見症狀為耳後、頸後及枕下淋巴結出現腫大、壓痛現象。該病毒的傳播力極高，尤其以臨床症狀出現前 5~7 天即具傳染力，當中感染率在發疹前 1~2 天最容易傳播。

（三）對孕婦及胎兒的影響

第一孕期因為是胚胎器官形成階段，若遭受感染對胎兒的影響將最為嚴重。當懷孕前 3 個月孕婦感染德國麻疹，其胎兒有高達 90%會遭受感染，且有 25%以上的機率病毒會透過胎盤垂直傳染給胎兒，造成先天性耳聾、青光眼、白內障、小腦症、智能不足及先天性心臟病等缺陷，統稱為先天性德國麻疹症候群(Congenital rubella syndrome; CRS)。

感染若發生在懷孕第 16 週前，胎兒有 10~20%機會出現單一先天性缺陷；若懷孕第 20 週後才被感染者，則生下畸形兒機會很小。雖然在第二孕期感染的危險性較第一孕期為低，但卻是最容易發生永久性聽力障礙問題。

（四）診斷與檢查

血清抗體試驗是德國麻疹最常見的診斷方式，此方法也稱為血球凝集抑制試驗(Hemagglutination inhibition test; HAI)，當其效價大於 1:16 時，則代表具有免疫力，但若其效價低於 1:8 時，則表示不具免疫力且可能已遭受感染。

若欲確認腹中胎兒是否有遭受感染，可採集胎兒臍帶血做檢測，當臍帶血中的 IgM 偏高時，則代表近期曾遭受過子宮內感染現象。

（五）醫療處置

針對第一孕期感染者，多數醫師會建議孕婦接受流產手術。

（六）護理照護

1. 德國麻疹疫苗接種：預防勝於治療，預防德國麻疹在妊娠期間傳播，最有效阻絕方式即為接種德國麻疹疫苗。德國麻疹疫苗是一種活性減毒疫苗，當婦女未具抗體且尚未懷孕時，可進行接種。接種後，婦女需於 4 週內避孕，以免產下畸胎。

2. 及時通報：當符合德國麻疹病例定義的「臨床徵象」或「實驗室診斷」時，則應於 24 小時內完成通報作業。

3. 於醫院或機構內發現有確診德國麻疹者，應將患者安置於單人房，且需避免與懷孕婦女及未具免疫力之幼兒接觸。

4. 罹患先天性德國麻疹症候群之病嬰，因可長期排出病毒直至 1 歲左右，故此期間仍需進行隔離，並避免與懷孕婦女或未具免疫力之幼兒接觸。

5. 懷孕期間如有出現疑似感染德國麻疹者，或經產檢時發現德國麻疹 IgM 呈陽性者，應予以通報衛生局（所）的防疫人員，並進行後續防治工作。

6. 孕婦在懷孕前 3 個月時，若曾接觸過德國麻疹患者，應至醫院進行抽血檢測是否有德國麻疹保護抗體或血中的德國麻疹特異 IgM 抗體數值，以及早期預防。

二、水痘(Varicella)

（一）導因

　　水痘係由水痘－帶狀疱疹病毒(Varicella-zoster virus; VZV)感染所引發，其病毒株屬 DNA 病毒，可透過飛沫、接觸等方式進行傳播。潛伏期約 14 天，部分免疫功能較差的成年人或新生兒將可能引發嚴重肺炎或腦炎（朱，2014; Healthline, 2016）。

（二）臨床症狀與表徵

　　一般受感染年齡越大時，症狀將越嚴重。感染後可能會引發紅疹、水泡、發癢、高燒及疲倦等徵象外，也會併發嚴重的肺炎、腦炎。當水痘感染時，雖僅會出現輕微症狀，但在懷孕期間則可能會引發嚴重併發症，甚至死亡。

（三）對孕婦及胎兒的影響

　　孕婦在懷孕末期感染水痘病毒，可藉由母體傳染給胎兒（朱，2014）。妊娠期間感染水痘，除造成母體可能引發孕期水痘性肺炎(Maternal varicella pneumonia)外，甚至會造成低體重、瘢痕性的皮膚病變、眼睛缺陷、四肢發育不全、中樞神經異常等之胎兒先天性水痘症候群(Congenital varicella syndrome; CVS)，亦可能造成胎兒子宮內生長遲滯、神經性耳聾、小眼、白內障或是新生兒水痘感染(Neonatal varicella)等問題。越接近分娩前感染水痘病毒之孕婦，其新生兒越易罹患先天性水痘症候群。

（四）診斷與檢查

臨床可藉由監測母親之水痘－帶狀疱疹病毒(VZV) IgG 血清抗原轉換(Seroconversion)來協助診斷；另也可透過監測胎兒或新生兒血中是否存有水痘病毒之 DNA，胎兒或臍帶血中是否存有 IgM，以及出生後血液中是否存有特定 IgG，均是診斷依據。目前以 PCR 檢測水痘病毒之 DNA，為最準確診斷方式。

（五）醫療處置

1. 抗病毒藥物治療：懷孕期間治療建議為使用抗病毒藥物(Acyclovir)，也可同時合併使用水痘病毒免疫球蛋白治療。經抗病毒藥物投藥後，可促進傷口癒合、縮短病程或是減緩疾病嚴重性。

   一般建議 Acyclovir 劑量 800mg，一日五次，共服用七日。治療期間如果發生肺炎等嚴重併發症時，則建議以靜脈注射進行治療。

2. 水痘病毒免疫球蛋白(Varicella-zoster immune globulin; VZIG)：建議在感染 72 小時內給予，以用來預防或減輕因感染水痘病毒之懷孕婦女所產生嚴重症狀機率。

3. 建議新生兒出生後進行眼科檢查外，需檢測 IgM 濃度，且於出生後 7 個月抽血檢測 IgG。如母體在分娩前 5 日至胎兒出生後 2 日有出現皮疹，則建議新生兒可施打 VZIG，以降低感染後可能出現之嚴重併發症，若新生兒在給予 VZIG 後，仍出現水痘感染之症狀，則可考慮接受 Acyclovir 治療。

（六）護理照護

1. 針對妊娠期感染患者之指導
   (1) 請患者在家休養，以避免早產；若患者於發病後 21 天生產，則可提供新生兒足夠免疫抗體。
   (2) 提供新生兒水痘相關衛教資訊與隔離照護原則。
   (3) 懷孕期間應與產檢醫師維持聯繫，並回報相關健康狀況。

2. 患者家庭之相關接觸者（如家人或患者之家庭照護者）追蹤與衛教：應調查相關水痘感染病史、疫苗接種史及水痘抗體檢測結果，且相關密切接觸者，應於接觸後 21 天內注意自身健康狀況。

3. 適齡且未接種水痘疫苗、無水痘感染病史或水痘抗體效價不足之育齡婦女，建議應於懷孕前完成水痘疫苗接種。

三、單純性疱疹(Herpes Simplex)

（一）導因

　　單純性疱疹是由單純疱疹病毒(Herpes simplex virus; HSV)感染所致的一種傳染病，此病毒可分為第 1 型單純性疱疹病毒(HSV-1)與第 2 型單純性疱疹病毒(HSV-2)兩型。病毒主要藉由唾液或性接觸傳播而侵入人體內，潛伏期約 2~12 天（王、陳，2017）。初次發病後，病毒也會進入感覺神經節，HSV-1 常潛伏於三叉神經節中，而 HSV-2 則潛伏於腰薦神經節。

（二）臨床症狀與表徵

　　HSV-1 主要是侵犯臉部、腰部以上為主，因此常造成唇部、口腔牙齦、角膜、結膜等處感染，而 HSV-2 主要侵犯生殖器官，包括會陰部、陰道、子宮頸、臀部等，且於妊娠期間可傳播給胎兒，造成先天性傷害。一般出現在生殖器潰瘍病灶，會伴隨搔癢、灼熱感或疼痛等不適。

（三）對孕婦及胎兒的影響

　　妊娠期間發生單純疱疹病毒感染，除易造成瀰漫性疱疹或單純疱疹病毒性肝炎外，也較易在生殖器官產生病灶。孕婦在第一孕期遭受 HSV-2 感染時，約有 20~50%患者會有流產或是死胎狀況。

　　對受感染的新生兒而言，通常在出生時並無症狀發生，但經過 2~12 天潛伏期後，其症狀才會逐一顯現，如出現發燒、黃疸、餵食困難、抽搐等情形。另外受感染的患孩，約一半會出現水疱病徵。

（四）診斷與檢查

　　疱疹的診斷可藉由有經驗的皮膚科醫師直接觀察病灶，以確立診斷。如出現不典型的疱疹時，除由身體評估檢查疱疹等病灶外，也可進行陰道分泌物的培養。

（五）醫療處置

　　孕婦於懷孕時受到感染而其症狀輕微者無需治療，但若有嚴重的合併症發生時，可考慮於分娩前 4~6 週內給予抗病毒藥物治療，以降低病毒量、縮短病灶癒合時間。

　　抗病毒治療藥物通常以 Acyclovir 及 Valacyclovir 為主，而臨床多以 Acyclovir 較常作為治療藥物考量。上述藥物，雖在懷孕用藥安全等級並無證據顯示有致畸胎風險，但可能會引發新生兒有暫時性嗜中性白血球低下之副作用產生。

　　為避免患者在生產時將病毒經產道感染給新生兒，建議若分泌物培養呈陽性反應時，需執行剖腹產手術，以減少感染機會。

（六）護理照護

1. 產檢時應詳實詢問病史，留意生殖部位疱疹前驅症狀（如搔癢、灼熱），以及早發現並進行處置。

2. 告知感染可能的相關風險，如流產、死產，及可能會造成新生兒的危害等。

3. 注意孕期營養、遠離人多的場所，且應避免壓力、熬夜等狀況，以防止潛藏神經節之疱疹再復發。

4. 雖然罹患單純疱疹病毒之患者在產後可以哺乳，但建議哺乳前應將手部清潔乾淨，以防止未加清潔的手部將病毒傳播給新生兒。

四、B 型肝炎(Hepatitis B)

（一）導因

　　B 型肝炎是由 B 型肝炎病毒(Hepatitis B virus; HBV)感染後，引起的肝臟急性或慢性發炎之疾病。B 型肝炎病毒可藉由非腸道途徑或黏膜接觸而傳播，受感染體液的傳染源中，以血中所含病毒量濃度最高，而唾液或精液中病毒量濃度最低。傳染途徑也可分為水平傳播（經由注射針頭、輸血、性交而傳染）與垂直傳染（經產道由母體傳染給胎兒）（譚，2014）。

（二）臨床症狀與表徵

感染 B 型肝炎初期症狀通常不明顯，其急性症狀可能為厭食、腹部不適、噁心、嘔吐等，甚至有時會有關節痛、黃疸或輕微發燒等徵象。當疾病嚴重時，可能會引發致命的猛爆性肝炎(Fulminant hepatitis)。

（三）對孕婦及胎兒的影響

B 型肝炎感染雖不會導致胎兒畸形或早產，但當胎兒免疫力不佳時，會使得多數新生兒成為 B 型肝炎帶原者。另外，因為懷孕時免疫系統的改變，也可能於懷孕期間和產後爆發肝炎，故需格外留意。

（四）診斷與檢查

為有效防範母子間垂直感染，應在定期產檢中接受 B 型肝炎表面抗原(HBsAg)與核心抗原(HBcAg)檢查：

1. B 型肝炎表面抗原(HBsAg)：可確認母體是否帶原。

2. B 型肝炎核心抗原(HBcAg)：可檢測母體內病毒株是否處於活躍複製期、具有高傳染力。

當由高危險群母親（即 HBsAg 陽性，尤其 e 抗原(HBeAg)陽性者）所生的嬰兒，也應在 12 個月大時接受抽血檢測 HBsAg 及 B 型肝炎表面抗體(Anti-HBs)。當 HBsAg 呈陽性反應，應轉介至小兒科追蹤；若 Anti-HBs 呈陰性(<10mIU/ml)，則表示過去的 B 型肝炎預防注射並未產生保護性抗體，需重新注射。

另外，為避免孕婦發生急性病毒性肝炎，建議檢測肝功能指數、HBsAg、B 型肝炎 IgM 核心抗體等，以防範急性病毒性肝炎之發生。

（五）醫療處置

目前針對新生兒的 B 型肝炎防治日趨完備，當孕婦罹患 B 型肝炎時，為避免新生兒在產時因接觸高傳播率的母體血液而遭受感染，新生兒於出生 24 小時內會注射 1 劑 B 型肝炎免疫球蛋白(Hepatitis B immunoglobulin; HBIG)及第一劑 B 型肝炎疫苗，後續可於出生相隔 1、6 個月，分別以公費接續完成第二、三劑 B 型肝炎疫苗。

目前中央健康保險署針對血中 B 型肝炎病毒濃度 $\geq 10^6$ IU/ml 之孕婦，在其妊娠滿 27 週後給付 Telbivudine 或 Tenofovir，直至產後 4 週，以降低母子垂直傳染機率（衛生福利部疾病管制署，2019）。但如果患者在第二或第三孕期中斷治療，則會造成肝炎突發的風險。因此，建議在懷孕期間仍應接受抗病毒藥物治療。

（六）護理照護

1. 養成良好個人衛生習慣，如不共用牙刷或指甲剪、落實安全性行為等，以免因皮膚或黏膜破損而感染。

2. 如 B 型肝炎非帶原且無抗體者，應接種 B 型肝炎疫苗，以減低感染風險。

3. 孕婦應於妊娠 12 週前接受 B 型肝炎產前篩檢。

4. 母乳餵養的好處遠遠大於極低的潛在感染風險。目前因為所有嬰兒在出生時都有接種 B 型肝炎疫苗，因此任何潛在的風險會進一步降低。相關資料也顯示，用於控制 B 型肝炎的處方藥 Tenofovir 對於餵母乳的婦女是安全的。

五、人類免疫缺乏病毒感染(HIV Infection)

（一）導因

人類免疫缺乏病毒(Human immune deficiency virus; HIV)，係屬 RNA 的反轉錄酶病毒，該病毒在宿主體內，會將其 RNA 的基因轉錄於宿主的 DNA 上。遭人類免疫缺乏病毒感染時，將使得人體免疫功能失去作用，進而引起伺機性感染，故稱為後天免疫缺乏症候群(Acquired immune deficiency syndrome; AIDS)，俗稱愛滋病。

人類感染免疫缺乏病毒途徑可分為：(1)經血液傳播，如輸血；(2)經性行為傳播；(3)母子間垂直感染，如經產道。國內的 HIV 感染者雖以男性為多，但每年新增女性感染者多為育齡婦女，因此落實孕婦 HIV 篩檢等措施，使感染孕婦早期接受預防性治療，才能避免發生母子垂直感染。

（二）臨床症狀與表徵

多數感染患者在早期會出現類似感冒或感染性單核球增多症(Infectious mononucleosis-like syndrome)，其症狀包含：發燒、喉嚨腫痛、紅疹、淋巴結腫大或是無菌性腦膜炎。

（三）對孕婦及胎兒的影響

一般孕婦感染人類免疫缺乏病毒時，有些可能不會出現臨床症狀。部分常見症狀與成人感染時的症狀相似，如發燒、疲勞、咽喉痛等(Miles, 2021)。對新生兒的影響而言，可知新生兒只要接受足夠營養、遵從醫囑的治療，其與一般新生兒的成長並無差異。

（四）診斷與檢查

目前推動的「孕婦全面篩檢愛滋計畫」，係以第一孕期的第一次產檢時，孕婦接受酵素免疫分析法(Enzyme immunoassay; EIA)。當篩檢結果呈陽性的患者，則需接受 HIV 西方點墨法(Western blot)及 HIV 分子生物學核酸檢測(Nucleic acid testing; NAT)檢測，以作為進一步確診之依據。

（五）醫療處置

◎ 妊娠期間治療

為防範母子發生垂直感染的問題，建議在產前應接受完整的抗愛滋病毒治療。高效能抗愛滋病毒治療(Highly active antiretroviral therapy; HAART 或 Combination antiretroviral therapy; cART)為治療的首要選擇方式，其至少組合三種抗愛滋病毒藥物，一般建議使用 2 劑的反轉錄酶抑制劑(Nucleoside reverse transcriptase inhibitor; NRTI)加 1 劑蛋白酶抑製劑(Protease inhibitor)及 1 劑整合酶抑製劑(Integrase inhibitor)，作為調劑的考量。

當使用高效能抗愛滋病毒治療時，也需留意其副作用，如出現早產、胎兒體重過輕、胎死腹中、流產、妊娠高血壓等風險，雖然此治療方式有其風險存在，但仍建議盡早接受治療。

◎ **分娩時治療**

分娩前若血液中的病毒量超過 400 copies/ml 時，建議在剖腹生產前 3 小時，先以 Zidovudine (2mg/kg BW)緩慢注射 1 小時後，再改以 1mg/kg BW 劑量持續輸注至胎兒娩出。

◎ **分娩後治療**

1. 對母體的治療

產後用藥可依循成人抗愛滋病毒治療為原則，但停藥後，建議需密切追蹤肝功能指數，以及早偵測 B 型肝炎急性發作之可能性。

2. 對新生兒的治療

(1) 若母體使用抗愛滋病毒藥物治療且病毒量控制良好，建議新生兒在出生後 6~12 小時內，口服 Zidovudine，並持續用 6 週。

(2) 若母體未使用抗愛滋病毒藥物治療或病毒量控制不理想時，新生兒在出生後應盡快口服 Zidovudine 與 Nevirapine。

(3) 如母體合併感染 B 型肝炎時，新生兒需於出生 12 小時內接受 B 型肝炎免疫球蛋白(HBIG)施打。

（六）護理照護

1. 落實孕婦全面篩檢愛滋計畫，若此孕婦是感染 HIV 的高危險群，即使懷孕初期的 HIV 篩檢為陰性，懷孕的最後 3 個月內建議再次檢測 HIV。

2. 強調持續服藥的重要性。

3. 衛教愛滋病的傳染途逕及正確的性知識，並建議其配偶盡快接受 HIV 檢查。

4. 產後不論是否已接受抗愛滋病毒治療，或體內 CD4 數值、HIV RNA 病毒量極低狀況下，均不建議哺餵母乳，以防止感染。

5. 在照護 AIDS 感染之孕產婦時，宜採取以下措施，以防止其他患者或醫護同仁染病：

(1) 接觸患者血液、體液與其他分泌物時，需穿戴手套後執行。如接觸尖銳器械或手部有傷口時，則需穿戴雙層手套。

(2) 在協助患者進行分娩時，醫護人員應穿戴防護衣、口罩、手套、護目鏡與鞋套等防護措施。

(3) 應使用 Hibisol 或 Hibiscrub 進行洗手。

(4) 注射後之針頭，請勿回套，以防針扎。如被針扎，需服用預防性藥物（如 Zidovudine）並持續追蹤臨床與血清檢查。

(5) 使用後之物品，應丟棄於感染性廢棄物之塑膠袋中，再送高壓滅菌後進行丟棄。需重複使用之器械，則需先以酒精或紫外線進行消毒。

(6) 沾有惡露之產墊，應用防滲漏之塑膠袋紮緊後焚毀。排泄物則需以 1:1 漂白水浸泡 1 小時後，再沖入馬桶內。

六、梅毒(Syphilis)

（一）導因

梅毒係由梅毒螺旋體(*Treponema pallidum subspecies pallidum*)所傳播，人類是其唯一的宿主。一般潛伏期介於 10~90 天，平均約 3 週，其傳染途徑可藉由性行為或是經由母體的胎盤垂直傳染給胎兒。

（二）臨床症狀與表徵

◎ 初期梅毒

初期梅毒(Primary syphilis)為感染 2~3 週後，出現局部淋巴結腫大以及典型的無痛性潰瘍，其潰瘍界限清楚，邊界及底部呈硬感，故又稱為硬性下疳(Chancre)，多發生於接觸病原體位置，如陰唇內或是子宮頸等，其滲出液內含大量之梅毒螺旋體，故傳染力極高。潰瘍經過數週後可自動癒合。

◎ 二期梅毒

二期梅毒(Secondary syphilis)指初期症狀發生後 2~8 週，此時梅毒螺旋體會經由血液傳播至全身，產生全身性症狀，如出現輕微發燒、食慾不振、體重減輕、頭痛或是肌肉關節疼痛現象。當二期梅毒侵犯皮膚時，會有典型且不會發癢皮疹發生，皮疹的型態可能是斑疹、丘疹或斑丘疹等，出現部位常於軀幹、四肢、手掌、腳掌等處。相較於初期梅毒所引發局部淋巴結腫大，二期梅毒則是屬於全身性淋巴結腫大現象。

◎ **隱性梅毒**

　　當梅毒血清學檢驗呈陽性，但未出現任何臨床症狀時，即稱隱性梅毒(Latent syphilis)。其可分為早期隱性(Early latent)梅毒及晚期隱性(Late latent)梅毒：早期隱性梅毒係指感染後未超過 1 年之無症狀期，而晚期隱性梅毒則指感染超過 1 年之無症狀期。

◎ **三期梅毒**

　　若無妥善治療，就會進入三期梅毒(Tertiary syphilis)，屬晚期梅毒，通常發生於感染後 3~7 年，好犯皮膚、上皮組織及骨骼肌肉組織，也會侵犯其他組織，造成心臟血管性梅毒及神經性梅毒(Neurosyphilis)。

（三）對孕婦及胎兒的影響

　　當妊娠期間遭受梅毒感染時，恐會引發胎兒水腫與先天性梅毒(Congenital syphilis)、流產、死產、早產等問題，其中先天性梅毒係由母體垂直傳染給新生兒的疾病，其臨床症狀為手掌及足蹠處出現水疱、看似老態的樣貌、梅毒性禿髮、鼻漏等，也可能引起梅毒性假麻痺症，其會產生極端疼痛，亦即輕觸嬰兒時，會引發嬰兒大哭的疼痛症狀。

（四）診斷與檢查

　　臨床上檢測梅毒的實驗室診斷，最常使用的是血清學檢驗。這是一種梅毒的篩檢與傳染性測試，常見檢測方法如：快速血漿反應素(Rapid plasma reagin; RPR)和梅毒試驗(Venereal disease research laboratory; VDRL)，另一種則是確診梅毒的檢查，如梅毒螺旋體膠體凝集試驗(Treponema pallidum hemagglutination test; TPHA)。

　　其他方式可透過暗視野顯微鏡(Dark field microscopy)直接檢驗硬性下疳處檢體，觀察是否存在螺旋體。但當診斷神經性梅毒時，則需要透過檢查腦脊髓液(Cerebrospinal fluid)，當其單核球增加(Mononuclear pleocytosis)、蛋白質增加或 VDRL 呈現陽性反應，即可診斷為神經性梅毒。

（五）醫療處置

　　治療梅毒首選藥物為青黴素(Penicillin G)，且需於妊娠 18 週前接受治療。但如果對青黴素過敏之孕婦，並不建議用四環黴素(Tetracycline)取代青黴素，因懷孕期間如使用四環黴素治療，則可能會影響胎兒骨骼發育與乳牙色素沉著問題。因此，當孕婦有青黴素過敏時，建議可找相關的專科醫師進行青黴素的減敏治療。

（六）護理照護

1. 梅毒屬第三類法定傳染病，當患者符合通報標準時，需於 1 週內完成通報。

2. 宣導安全性行為觀念，如避免多重性伴侶。

3. 在梅毒感染的空窗期間（約 2~4 週），雖然血液無法檢測到病毒，但此時身體已遭受感染且具傳染性。因此梅毒感染者，在治療時務必請性伴侶一同來接受治療。

4. 梅毒與愛滋病皆可經性行為傳染，美國疾病管制局研究顯示，同時感染梅毒且得到愛滋病毒的風險要比未感染梅毒者高出 2~5 倍。因此，建議梅毒感染者也應該考慮進行 HIV 的篩檢。

七、淋病(Gonorrhea)

（一）導因

　　淋病是由革蘭氏陰性奈瑟氏淋病雙球菌(Gram-negative diplococcus *Neisseria gonorrhoeae*)所致，是常見性傳播的主要致病因。該病菌易侵襲尿道、尿道旁腺和巴氏腺管、直腸黏膜這些沒有鱗狀上皮細胞覆蓋的區域，再散布到子宮頸，潛伏期約 2~7 天或更長。主要藉由性傳播，女性患者多數在感染後數天會出現症狀。

（二）臨床症狀與表徵

多數患者感染時並無明顯症狀出現，有些僅出現膿性白帶、頻尿、排尿疼痛等輕微症狀，因此極易被忽略。一般淋病雙球菌最常見的感染部位是子宮頸，其會隨著病程發展繼續向上擴散而造成生殖道感染。據統計約有 20% 患者會引起子宮內膜炎、輸卵管炎或骨盆腔腹膜炎，甚至是造成子宮外孕或不孕症發生。

（三）對孕婦及胎兒的影響

妊娠早期遭受感染時，可能造成孕婦發生流產，在妊娠中、晚期感染淋病時，則容易發展成播散性淋菌感染，此時恐將造成羊膜腔內感染，進而出現早期破水或早產等併發症。

在分娩過程中，產道上的淋病雙球菌會傳染給新生兒，造成新生兒淋菌性結膜炎，如無接受治療時，將引起新生兒失明風險。

（四）診斷與檢查

除依據臨床症狀進行判斷外，分泌物淋病雙球菌培養是診斷淋病方法，因此可由尿道、子宮頸、肛門、直腸採集檢體，以進行革蘭氏染色。針對臨床徵象可疑、但塗片陰性或需要作藥物敏感試驗者，則需取分泌物送培養，取出的分泌物應注意保濕、保溫，立即檢驗，以避免發生誤判可能。

（五）醫療處置

孕婦感染淋病治療的首選藥物為青黴素類抗生素，如孕婦對青黴素過敏或出現耐受性時，則可改用 Spectinomycin 治療。新生兒出生時，即以 1%硝酸銀溶液為其眼睛滴藥。

（六）護理照護

1. 為能盡快恢復健康，除藥物治療外，建議應養成良好生活型態、安全性生活與運動等。

2. 遵行醫囑服藥，勿自行停藥、增減藥物，或找其他偏方進行醫治，以免產生不良後果。

3. 定期回診進行檢查，以確認治療療效。

4. 為避免交互感染，請配偶或性伴侶一同接受檢查或治療。

5. 如出現某些可疑的症狀，如皮疹、潰瘍、陰道或尿道分泌物異常時，應盡速就醫。早期診斷、早期治療可防止併發症和後遺症產生。

八、披衣菌感染(Chlamydial Infection)

（一）導因

披衣菌感染的致病菌為砂眼披衣菌(*Chlamydia trachomatis*)，屬於革蘭氏陰性菌，好發於女性，是常存在於孕婦且影響胎兒健康的一種病原體。披衣菌感染是透過性傳播引起，相關危險因素包括：新性伴侶、多重性伴侶等。此外，當子宮頸異位（外翻）發生時，因為子宮頸柱狀上皮是延伸到子宮頸外表面上，因此使得病菌更易藉此侵入感染（鄭，2017）。

（二）臨床症狀與表徵

多數砂眼披衣菌感染者並無出現明顯症狀，一旦感染後若不接受治療，則可能造成輸卵管結疤、卵巢和腹膜發炎，以致演變為慢性腹痛、不孕症及子宮外孕等嚴重合併症發生。

（三）對孕婦及胎兒的影響

懷孕期間若遭受披衣菌感染，恐將透過垂直感染給胎兒，以造成早產、流產、死產等結果。在分娩過程中，可能因經過產道使得新生兒感染砂眼披衣菌，而造成結膜炎(Conjunctivitis)、肺炎。新生兒若感染結膜炎，於出生後5~14 天，會由輕微的結膜分泌物，發展至嚴重膿瘍結膜炎，併有結膜水腫(Chemosis)和產生偽膜。雖然很少有失明狀況，但若不治療則會出現持續性結膜炎、血管翳（即角膜有新生血管）狀況。

（四）診斷與檢查

可藉由 Mc Nemar's 試驗，即核酸放大試驗(Nucleic acid amplification test)進行砂眼披衣菌感染之診斷。此方法係透過子宮頸內、陰道採樣或收集前段尿標本進行檢查。

（五）醫療處置

孕婦感染披衣菌時，可給予口服 Azithromycin 1g 治療，其治療效果良好。如未接受治療，則可能在 2 週後發生骨盆腔炎症。

（六）護理照護

1. 安全性行為：目前披衣菌並無疫苗可以施打，其主要傳播途徑是透過性行為傳播，因此，應採取安全性行為，以預防相互傳播之風險。

2. 一經確診後，應盡早接受治療，以防範合併症之發生。

3. 因為感染者容易出現復發症狀，因此建議感染後的婦女應於治療 3 個月後再次接受披衣菌篩檢，以確認是否有新的披衣菌感染出現。

九、肺結核(Pulmonary Tuberculosis)

（一）導因

肺結核是由結核分枝桿菌(*Mycobacterium tuberculosis*)所引起的慢性傳染病，飛沫傳播是主要的傳染途徑。當孕婦感染肺結核時，可藉由胎盤血液循環傳染給胎兒，或是胎兒經由產道娩出時，因吸入或吃進受感染之羊水而遭傳染。

（二）臨床症狀與表徵

多數患者會出現食慾差、咳嗽有血、發燒、體重下降、倦怠不適等現象。

（三）對孕婦及胎兒的影響

懷孕婦女罹患肺結核時，其臨床表徵與一般肺結核感染者症狀類似外，亦可能會對胎兒產生危害，這是因為結核菌可以透過血液傳播而侵入胎兒體內，使胎兒遭受結核菌感染。因此，當孕婦罹患肺結核病時，其疾病本身所引發的發燒、咳嗽、肺功能低下等症狀，也會使胎兒出現缺氧、營養不良，進而導致胎兒發育遲緩或早產、流產或死胎等風險。

（四）診斷與檢查

　　如孕婦懷疑肺結核感染時，建議胸部 X 光檢查（胎兒部位應作適當保護），另可透過抗酸性染色鏡檢(Acid fast stain; AFS)與結核分枝桿菌培養進行肺結核診斷之檢查，以進一步確認是否罹患肺結核。

（五）醫療處置

　　第一線抗結核藥物中的 Isonizid (INH)、Rifampine (RMP)、Ethambutol (EMB)，可作為治療孕婦感染肺結核的首選藥物。如藥物敏感性試驗尚未確認前，可先使用 INH＋RMP＋EMB＋Pyrazinamide (PZA)治療 2 個月，接著用 INH＋RMP＋EMB 治療 4 個月即可。治療中要使用 Pyridoxine (Vitamin B$_6$)，以防止 Isoniazid 所引起的神經病變。

　　若懷孕患者因抗藥性或藥物副作用影響，需採用第二線抗結核藥物治療時，需留意其對胎兒的影響，如 Prothionamide (TBN)會產生畸胎效應 (Teratogenic effects)，而 Aminoglycoside 類的藥物（如 Streptomycin、Amikacin 或 Kanamycin）則會出現耳毒性等。

　　剛出生之新生兒因免疫力較差且易於短期內發病，應立即接受 9 個月之肺結核預防性治療，以避免發生嚴重結核病。另外，在 3~9 個月時建議做一次結核菌素試驗(Tuberculin skin test; TST)，若呈陰性反應，則在 9 個月完成治療後接種一劑卡介苗；反之，若結核菌素測驗呈陽性反應，則不必接種卡介苗。

（六）護理照護

1. 一般接受 2 週完整的肺結核藥物治療後，多數懷孕患者即不具傳染力，因此可以採一般生產原則。

2. 若孕婦是在生產前 2 週內確診為肺結核，且痰液染色呈陽性時，應隔離於負壓病房中。

3. 當孕婦罹患多重抗藥性肺結核，或是服藥的順從性不佳時，則需將母親與新生兒採隔離政策。

4. 保持空氣流通，以降低傳染風險。建議出入公共場所、空氣不流通地方，應養成戴口罩習慣。

5. 因 Rifampin (RMP)會加速肝臟對口服避孕藥代謝，進而降低避孕藥效果。因此服用 RMP 時，建議應採其他避孕方式，以免避孕失效。

十、嚴重特殊傳染性肺炎(Coronavirus Disease-2019)

（一）導因

2019 年底「嚴重特殊傳染性肺炎(Coronavirus disease-2019)」疫情迅速在全世界擴散，WHO 於 2020 年 2 月將疾病命名為 COVID-19，國際病毒學分類學會將其病毒訂名為 SARS-CoV-2 (Severe acute respiratory syndrome coronavirus 2)，簡稱新型冠狀病毒。為持續監測、防治此傳染病，臺灣於 2020 年 1 月 15 日起公告為第五類法定傳染病。

SARS-CoV-2 係屬於一群有外套膜單股正鏈的 RNA 病毒，潛伏期約為 1~14 天（多數為 5~6 天）。由流行病調查與實驗室檢測可知，該病毒藉飛沫、直接或間接接觸帶有病毒的口鼻分泌物而增加感染風險（衛生福利部疾病管制署，2020）。

（二）臨床症狀與表徵

COVID-19 常見的臨床表現包含發燒、乾咳、倦怠、呼吸急促等，其他可能症狀包含肌肉痛、頭痛、喉嚨痛、腹瀉或是嗅味覺喪失等徵象。多數患者經感染後可痊癒，但也有少數罹患慢性病者，恐將出現嚴重症狀，如肺炎、呼吸道窘迫症候群、多重器官衰竭、休克，甚至造成死亡。

（三）對孕婦及胎兒的影響

孕婦罹患嚴重特殊傳染性肺炎，其發生早產、死產的機率比一般懷孕時來得高。該病在母嬰間垂直感染的可能性極低，這是因為胎盤上的 ACE2 接受器與 Serine protease TMPRSS2 表現較低緣故，以致 SARS-CoV-2 經由母子垂直感染發生率低(Rasmussen & Jamieson, 2021)。但在疾病流行期間有少數研究記載到可在血液或臍帶中發現抗體存在，因此垂直傳染的可能性需再詳加評估。

（四）診斷與檢查

　　新型冠狀病毒不容易以組織培養方式分離出來，以分子生物學檢驗病毒核酸為急性感染期最佳與最敏感的檢驗方式，最常使用的就是即時偵測反轉錄聚合酶連鎖反應(Real-time reverse-transcription polymerase chain reaction; RT-PCR)，因為透過基因定序可知突變病毒株的演化情形。另外血清學抗體檢測(Serological test)則是可以偵測 IgM/IgG 抗體產生的狀態，適用於確診病人急性期(IgM)與感染後恢復期(IgG)之檢測。

（五）醫療處置

　　因為病情發展迅速，因此需採隔離收治。懷孕患者感染之治療，建議採用 FDA 妊娠安全等級 C 類藥物，如 Lopinavir 200mg / Ritonavir 50mg 2# bid，用以對抗新型冠狀病毒侵襲。

（六）護理照護

1. 由於高燒及低氧血症(Hypoxemia)將導致胎兒發生胎兒窘迫現象，因此建議應嚴密監測新生兒狀況並做好隔離防護措施。

因應疫情訊息隨時更新，最新 COVID-19 資訊，請掃描 QR Code

2. 疫苗是防範 COVID-19 發生之重要措施，而孕前是接種疫苗最佳時機。目前因尚無醫學證據顯示 COVID-19 疫苗會影響受孕，因此注射疫苗後也不必延後懷孕。

3. 如果當產婦要哺乳時，建議應在親餵前戴外科口罩、接觸新生兒前均要做好手部、乳部清潔，以防感染。

4. 避免出入公共場所、維持社交距離（室外 1 公尺，室內 1.5 公尺），以防遭受感染。

情境模擬教案

──•新世代疫情威脅•──
嚴重特殊傳染性肺炎的照護

案例簡介／摘要(Abstract/Summary)

　　陳太太目前懷孕 28 週，在嚴重特殊傳染性肺炎(COVID-19)肆虐期間，因為出現咳嗽、呼吸喘的問題，故至醫院門診求治。

▶ 教案學習目標(Learning Objectives)

1. 了解 COVID-19 的傳染途徑。
2. 能說出 COVID-19 的診斷依據。
3. 能明白懷孕期間服用 COVID-19 藥物的注意事項。
4. 可說出 COVID-19 的護理原則。

▶ 學生應具備的背景知識(Prerequisite Knowledge of Students)

　　透過此教案進行學習的學生，建議首應完成初階高危險妊娠護理等相關課程內容，以利結合先備知識解決案例問題。

▶ 教案內容(Content)

　　嚴重特殊傳染性肺炎(COVID-19)疫情正肆虐全球各地，多數居民紛紛接種疫苗來防護自我健康。然而陳太太目前懷孕 28 週，卻因為聽說施打疫苗會傷到胎兒，故遲遲未去醫院接種疫苗。

近期長年在國外工作的陳先生返家，經居隔期滿後即回家與陳太太團聚。期間因為先生的工作單位常有應酬，故時常與工作夥伴、友人相聚。兩天前她的先生出現輕微咳嗽現象，他不以為意自行吃了感冒藥。今天陳太太出現了咳嗽、呼吸喘、發燒且喉嚨劇痛現象，陳太太與先生接受 COVID-19 快篩呈現陽性反應，至醫院做 PCR 檢測結果也確定罹患 COVID-19。因此，陳太太隨即入院並接受治療。因為呼吸喘、發燒緣故，腹中胎兒的心跳增加至 160~170bpm，陳太太很擔心腹中胎兒的健康。

💡 提示問題(Guiding Questions)

1. COVID-19 常見的傳播途徑為何？

2. 根據上述評估內容，如何確定陳太太罹患 COVID-19？

3. 懷孕期間 COVID-19 之醫療處置為何？

4. 陳太太在 COVID-19 感染階段，應該注意哪些事項？

1. 下列有關罹患 AIDS 護理措施，何者為是？(A)接觸血液時不需穿戴防護用品 (B)當產檯有接生過罹患感染者時，需以漂白水或酒精消毒　(C) AIDS 非屬性傳播疾病　(D)受感染之孕產婦需全面進行隔離。

2. 導致愛滋患者肺部感染的常見病原體為何？(A)肺炎鏈球菌　(B)黴漿菌　(C)肺囊蟲　(D)結核桿菌。

3. 有關懷孕期 TORCH 感染的項目，下列何者有誤？(A)德國麻疹　(B)巨細胞病毒　(C)單純疱疹病毒　(D)麻疹。

4. 請問 COVID-19 最主要可採用哪種方式來確定診斷？(A)抽血檢查病毒量 (B)採鼻咽分泌物進行 PCR 檢查　(C)照胸部 X-光檢查　(D)肺部 CT。

5. 請問婦女施打德國麻疹疫苗後，最快多久才能懷孕？(A)可以立即懷孕　(B) 1 個月　(C) 2 個月　(D) 9 個月。

6. 王太太血清中德國麻疹血球凝集抑制試驗(Hemagglutination inhibition teat; HAI)的效價為 1:128，請問下列敘述何者為是？(A)具有免疫力　(B)效價不足 (C)第三妊娠期感染，不管效價高低均應墮胎　(D)不具免疫力且應立即接受疫苗注射。

7. 有關砂眼披衣菌(*Chlamydia trachomatis*)的敘述，下列何者為是？(A)接觸嬰兒的醫護人員應注意手部的衛生　(B)感染後可終身免疫　(C)披衣菌性生殖道感染主要是腸胃道傳染　(D)新生兒出生時，不會垂直傳染。

8. 王小姐 31 歲，目前已完成二個月肺結核治療療程(Isoniazid、Rifampin、Pyrazinamide 及 Ethambutol)，然其最近發現懷孕了，請問下列何者最適當？ (A)為免藥物治療影響腹中胎兒生長，建議應中止治療　(B)因目前已經完成 2 個月的治療，理應可以不用再吃藥　(C)懷孕後宜改以 Isoniazid 單一藥品繼續治療　(D)目前使用之治療藥物不會引起致畸胎，可繼續於懷孕期接受治療。

9. 請問孕婦感染梅毒時，最遲應於懷孕幾週內治療，以免感染胎兒？(A) 18 週 (B) 20 週　(C) 22 週　(D) 24 週。

10. 有關懷孕期間孕婦感染水痘之敘述，下列何者正確？(A)懷孕初期感染引起畸胎的機率高　(B)懷孕中期感染對胎兒的影響是畸型　(C)無論週數大小，應盡快讓胎兒分娩，以避免造成垂直感染　(D)生產前幾天的感染，較容易得到先天性水痘症。

11. 關於淋病敘述，下列何者為非？(A)致病菌屬革蘭氏陽性菌　(B)潛伏期約 2~7 天或更長　(C)會引起子宮內膜炎、輸卵管炎或骨盆腔腹膜炎　(D)治療期間建議配偶也需一併接受治療。

12. 懷孕的王太太受到淋病感染，但她對 Amoxicillin 會產生過敏反應。請問王太太可改用下列哪一種治療藥物？(A) Cefixime　(B) Ceftriaxone　(C) Ciprofloxacin　(D) Spectinomycin。

13. 有關生殖器疱疹之敘述，下列何者正確？(A)大多為第一型單純疱疹病毒　(B)懷孕 20 週以後感染會造成畸胎　(C)可以哺餵母奶　(D)宜採陰道生產。

14. 請問下列有關新冠肺炎敘述，何者為非？(A)垂直傳染給胎兒的機率不大　(B)孕婦生產後仍建議哺乳　(C)出生後並不建議採親子同室　(D)常見症狀有發燒、咳嗽、喉嚨痛、味覺喪失等。

15. 依據我國中央流行疫情指揮中心自 2020 年 2 月起呼籲全國民眾預防感染 COVID-19，其策略為：(1)戴口罩　(2)勤洗手　(3)保持社交距離　(4)注射疫苗。(A)(1)+(2)　(B)(1)+(3)　(C)(1)+(2)+(3)　(D)以上皆是。

欲參考解答
請掃描 QR code 或至 reurl.cc/2ZL8p9 下載

王宇林、陳治平(2017)·妊娠單純疱疹病毒感染·*台灣周產期醫學會訊*，*223*，2-3。

朱伯威(2014)·孕期水痘病毒感染之症狀與治療·*台灣周產期醫學會訊*，*213*，2-5。

林淑玲、吳婉如(2022)·高危險妊娠的護理·於余玉眉總校閱，*產科護理學*（十一版）·新文京。

衛生福利部疾病管制署(2019)·*急性病毒性 B 型肝炎*。

　　https://www.cdc.gov.tw/File/Get/eDrr1MQRBTF0uUND7k52sg

衛生福利部疾病管制署(2020)·*嚴重特殊傳染性肺炎*。

　　https://www.cdc.gov.tw/Category/Page/vleOMKqwuEbIMgqaTeXG8A

衛生福利部疾病管制署(2021)·*淋病*。

　　https://www.cdc.gov.tw/Disease/SubIndex/nWvBNnt9UvaZzdrzbQcfBA

鄭博仁(2017)·披衣菌與婦女生殖健康·*長庚醫訊*，*39*(4)，26-28。

譚舜仁(2014)·B 型肝炎與懷孕·*台灣周產期醫學會訊*，*215*，2-5。

CLINICAL INFO.HIV.GOV (2021). *Recommendations for the Use of Antiretroviral Drugs in Pregnant Women with HIV Infection and Interventions to Reduce Perinatal HIV Transmission in the United States.*

　　https://clinicalinfo.hiv.gov/en/guidelines/perinatal/whats-new-guidelines

Healthline (2016). *Screening for Varicella Zoster in Pregnancy.*

　　https://www.healthline.com/health/pregnancy/infections-varicella-zoster

Miles, K. (2021). HIV/AIDS during pregnancy. *Babycenter.*

　　https://www.babycenter.com/pregnancy/health-and-safety/hiv-aids-during-pregnancy_1427384

Rasmussen, S. A., & Jamieson, D. J. (2021). Pregnancy, postpartum care, and COVID-19 vaccination in 2021. *Journal of the American Medical Association, 325*(11), 1099-1100. http:// doi,org/ doi: 10.1001/jama.2021.1683.

張靖梅　編著

前置胎盤與植入性胎盤

Placenta Previa and Placenta Accreta

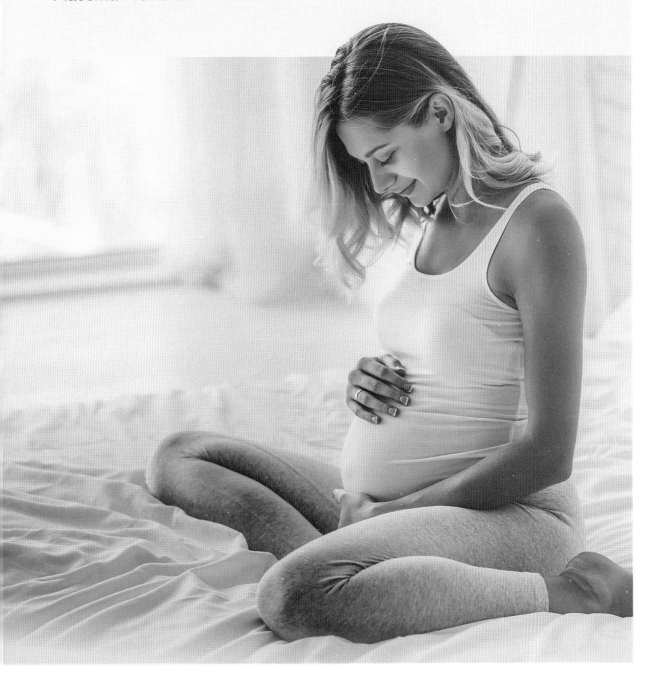

本章大網

一、定義

二、危險因素

三、臨床症狀與表徵

四、診斷與檢查

五、醫療處置

六、護理照護

學習目標

1. 能了解何謂前置胎盤與植入性胎盤。

2. 能說出前置胎盤類別。

3. 能了解前置胎盤導因。

4. 能說出前置胎盤臨床表徵及症狀。

5. 能清楚前置胎盤醫療處置。

6. 能說出前置胎盤護理照護模式。

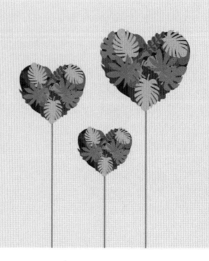

前言　Foreword

　　胎盤正常著床的位置是位於子宮的後上壁。「前置胎盤(Placenta previa)」是指胎盤著床於子宮下段，或胎盤非常接近子宮頸內口；「植入性胎盤(Placenta accreta)」顧名思義就是胎盤不正常緊密附著、侵犯或穿透子宮肌肉層，在生產時粘連的胎盤無法正常順利剝離娩出，引起產後出血等風險。

一、定義

（一）前置胎盤

　　「前置胎盤」是指胎盤著床於子宮下段，或胎盤非常接近子宮頸內口。依胎盤覆蓋子宮頸內口的程度，可分為（圖 14-1）：

1. 低位性前置胎盤(Low-lying or lateral placenta previa)：胎盤著床於子宮下段，但未遮蓋子宮頸內口（圖 14-1(a)）。

2. 邊緣性前置胎盤(Marginal placenta previa)：胎盤緣位於子宮頸內口的邊緣（圖 14-1(b)）。

3. 部分性前置胎盤(Partial placenta previa)：子宮頸內口部分被胎盤覆蓋（圖 14-1(c)）。

4. 完全性前置胎盤(Complete or total placenta previa)：子宮頸內口完全被胎盤覆蓋（圖 14-1(d)）。

　　妊娠週數和子宮頸變薄、擴張都會使前置胎盤的位置改變。胎盤的移位(Migration)或因子宮下段的增長差異，亦會使胎盤位置相對向上移動，這樣的情形經常持續至第三孕期的後期。

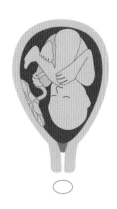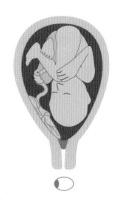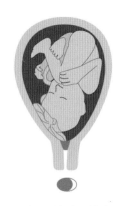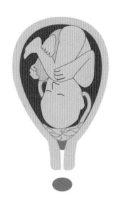

(a)低位性前置胎盤　　(b)邊緣性前置胎盤　　(c)部分性前置胎盤　　(d)完全性前置胎盤

註：圓圈內代表胎盤蓋住子宮頸內口的部分

圖 14-1　前置胎盤分類

（二）植入性胎盤

「植入性胎盤」係指胎盤不正常緊密附著、侵犯或穿透子宮肌肉層，致使自然生產或剖腹生產時胎盤無法正常順利剝離娩出，引起產後出血、休克甚至生命潛在風險，嚴重者甚至可能侵入周邊骨盆器官，如膀胱或腸道系統。植入性胎盤依照胎盤和子宮壁侵犯的程度，依發生形式又可分為（請參考圖 2-12）：

1. 黏生性胎盤(Placenta accreta)：胎盤絨毛沾黏附著在子宮內壁或肌肉層內 1/3，發生比例約占 84%。

2. 嵌入性胎盤(Placenta increta)：胎盤絨毛細胞侵犯進入子宮肌肉層深部或外 1/3，發生比例約占 13%。

3. 侵蝕性胎盤(Placenta percreta)：胎盤絨毛細胞已穿透子宮肌肉層全部，發生比例約占 3%。

二、危險因素

（一）前置胎盤

1. 發生前置胎盤的原因不詳，但與多胞胎妊娠、高齡、子宮纖維瘤、子宮手術之疤痕、子宮形狀不正常、子宮內膜受傷…等有關。

2. 產次太多或年齡較大之孕婦，可能因胎盤血液供應不良而需向子宮下段擴張，以能有足夠之營養供應，其發生率約為 3.5~6‰。

（二）植入性胎盤

1. 子宮因素：如前胎剖腹產（最常見的原因）、子宮先天性發育異常、子宮腺肌症、子宮黏膜下肌肉瘤、曾做過人工流產搔刮手術或肌瘤手術。

2. 剖腹產次數越多次，發生機率越高：如果孕婦先前不曾有過剖腹產史，但此次懷孕卻有前置胎盤的問題，一般而言，造成植入性胎盤的機會不高，只有 5%；但是如有一次剖腹產時，植入性胎盤的機率提高為 24%，隨著剖腹產次數增加，危險機率隨之高漲。多發生在前胎剖腹生產合併本胎前置胎盤。

三、臨床症狀與表徵

（一）前置胎盤

1. 出現無痛且突發性鮮紅色陰道出血。多發生於妊娠 7 個月後，因此時子宮下段因變薄而牽扯到胎盤植入的部分，使胎盤與母體蛻膜分離，導致出血。

2. 通常出血流出的是母體血，而胎兒循環則保持完整。

3. 若胎盤已鬆脫，可能會影響到胎兒氧氣的供應，而威脅到胎兒。

4. 開始時可能是無痛性、少量的鮮紅色出血，通常會自然停止；但也可能在第一次出血後，出血變得緩慢或持續性點狀出血。

5. 通常至分娩前，還會再發生毫無預兆的出血，且隨出血次數之增加，出血之情況會越來越嚴重。

6. 出血量常不易估計，因有部分血液會聚積於子宮基部不易被發現。

7. 由於前置胎盤占據子宮下段，故常合併有胎位不正的現象。

8. 胎盤娩出後，子宮下段之收縮力較差，胎盤剝離處無法有效收縮使血管竇緊閉，故產後出血之機會較大。

（二）植入性胎盤

植入性胎盤在孕期中沒有明顯的症狀，通常是在生產時發現胎盤無法自然且成功剝離。需注意的是可能會造成產婦生產時大量出血。

四、診斷與檢查

（一）前置胎盤的診斷特點

1. 首先是以窺陰器檢查，以排除其他的出血原因。

2. 腹部超音波提供最簡單、最精確且最安全的胎盤定位方法。如果沒有超音波，可在胎兒已足月，在對胎兒沒有危害情況下，用 X 光攝影確立診斷。

3. 陰道檢查前需考量其時機，因為貿然陰道檢查，常會導致低位胎盤組織受牽扯，而大量的出血。適用陰道檢查之情況是妊娠已超過 35 週，羊膜穿刺顯示胎兒已成熟，應備好至少 1,500ml 的血液，且在開刀房準備好可立刻進行陰道分娩或剖腹生產之用物後，才可執行陰道檢查。

（二）植入性胎盤的診斷特點

可以用 2D 傳統超音波及 2D 彩色都卜勒超音波篩檢，超音波若呈現胎盤不規則形狀低迴音的窟窿、胎盤肥大（正常厚度僅約 3~4cm，而植入性胎盤常增厚至 6cm 以上）、胎盤與膀胱交界面的子宮肌層不明顯、胎盤底部有豐富且高速的血流，都有可能是植入性胎盤的表徵。

五、醫療處置

（一）前置胎盤

前置胎盤的醫療處置，需依據前置胎盤覆蓋子宮頸內口的程度、出血程度與頻率、妊娠週數，以及產婦與胎兒的情形來決定，其處置原則如圖 14-2 所示。

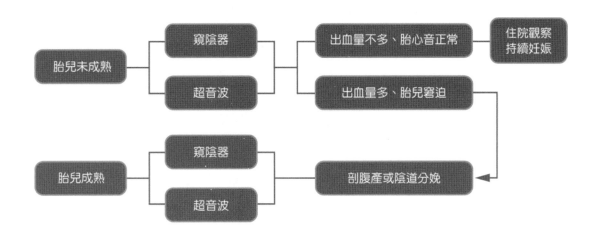

圖 14-2　前置胎盤處置原則

◎ **持續妊娠**

　　當孕婦少量出血或已停止、胎兒尚未成熟、母親生命徵象正常、胎心音正常、未開始進入產程，可採安胎模式延長孕程至胎兒肺泡成熟。

1. 若少量出血，胎兒尚未成熟，可延長週數，以促進肺泡成熟。建議採取下列措施：
   (1) 絕對臥床休息。
   (2) 嚴禁性生活、灌腸。
   (3) 絕不可執行陰道內診，避免胎盤移位。
   (4) 監測胎心音。
   (5) 觀察生命徵象、子宮收縮、陰道出血情形。
   (6) 密切監測血色素、血比容，必要時給予輸血。

2. 若少量出血，胎兒已成熟，可考慮終止妊娠。

◎ **立即生產**

　　當孕婦出血不止或胎兒出現窘迫現象、分娩已開始，不論妊娠週數建議立即生產。

1. 剖婦產：孕婦胎盤若屬完全性前置胎盤、部分性前置胎盤、邊緣性前置胎盤，無論胎兒狀況如何，建議採剖腹產方式分娩。大部分前置胎盤需

採剖腹生產較安全，主要原因是可減少出血時間及減少發生分娩困難的機會。生產完，因胎盤植入的子宮下段部位收縮能力較差，有時可能會併發難以控制的出血。

2. 陰道分娩：若出現低位性前置胎盤、胎兒無法存活或已死亡、胎盤占據子宮頸內口之比例低於 30%，且先露部已超過胎盤邊緣，可考慮在嚴密監控下進行陰道分娩。

（二）植入性胎盤

1. 採保守輔助療法：目標在保留子宮。有些初產婦希望可以施行手術，移除粘連的胎盤也能保留子宮，可採取保守輔助療法，如 MTX 化學治療法、子宮動脈栓塞療法、子宮前列腺素收縮劑之使用。但是此療法有一些缺點，包括：出現產後感染甚至敗血症、遲發性產後出血。

2. 採根治手術療法：目標在摘除子宮。如果不想再生育，可施行剖腹生產手術合併子宮切除。若是侵蝕性胎盤(Placenta percreta)，剖腹生產手術時間宜約懷孕 28~32 週左右；若是黏生性胎盤(Placenta accreta)、嵌入性胎盤(Placenta increta)，手術時間可稍微延後至約 33~35 週。

3. 避免手術中大出血，術前建議會診泌尿科、新生兒科、麻醉科。

六、護理照護

1. 健康史及孕產史評估。

2. 診斷檢查
   (1) 協助醫生以窺陰器、超音波或陰道檢查，以了解患者狀況。
   (2) 實驗室檢查：母體需做血紅素、血比容、血型、交叉試驗及凝血因子測定，以排除其他凝血因素所致之出血，並備血 1,500ml 以上。
   (3) 胎兒狀況評估：監測胎心音及羊水之卵磷脂與抱合髓磷脂之比值(L/S ratio)，以作為處理之參考。

3. 增進母親與胎兒的健康

    (1) 胎盤的位置會因為懷孕的進行而有所變化，因此，第三孕期的婦女必須再次進行超音波檢查以確認胎盤的位置，在此時期方可對前置胎盤的分類進行鑑別診斷。

    (2) 對妊娠未滿 37 週，胎兒未成熟及胎心音正常，但母體出血停止或出血緩慢，且母親生命徵象穩定之患者，協助採絕對臥床休息，以延長妊娠期。護產人員需密切觀察病情進展，包括其生命徵象之改變、出血狀況，並使用胎兒監測器持續監測胎心率及宮縮變化情形，勿做陰道或肛門檢查，視需要給予氧氣使用。

    (3) 對於妊娠超過 37 週，母體有持續出血或胎兒有窘迫現象時，協助孕婦在生理、心理上準備接受陰道檢查及可能隨之而來的生產。準備備血及輸血事宜，每 15 分鐘測量孕婦生命徵象一次；若大出血，則每 5 分鐘測量一次，並使用胎兒監測器持續監測母體宮縮及胎心音。

4. 提供心理支持。

5. 提供適宜的產後護理：監測產後宮縮、惡露量及宮底高度，及早期發現產後出血。

情境模擬教案

—•前置胎盤行剖腹產的照護•—

案例簡介／摘要(Abstract/Summary)

一位 G3P0A2 懷孕 36weeks 孕婦，因陰道出血量多至急診求診，診斷為 Pregnancy at 36w1d with complete placenat previa 辦理住院，最末執行剖腹生產之照護經驗。

▶ 教案學習目標(Learning Objectives)

1. 能了解何謂前置胎盤。

2. 能說出前置胎盤有哪些症狀。

3. 能清楚前置胎盤評估與處置。

4. 能區辨前置胎盤類別。

5. 能了解前置胎盤行剖腹產劃刀部位及麻醉方式。

6. 能正確執行剖腹生產之術前準備。

7. 能正確執行手術中之輸血及核對。

▶ 學生應具備的背景知識(Prerequisite Knowledge of Students)

運用此教案進行教學的學生，建議應完成產科護理妊娠期、待產期及分娩期之相關課程內容。

▶ 教案內容(Content)

第 1 幕 🫤

　　林女士，G₃P₀A₂，Pregnancy at 36w1d，凌晨一點多因陰道出血量多至急診求診，診斷為 Pregnancy at 36w1d with complete placenta previa 辦理住院，無藥物過敏史，GCS：E₄V₅M₆，TPR：37.4℃、93 次／分、18 次／分，BP：93/59mmHg，Pain score：0 分，跌倒危評：3 分，危險度：Ⅰ級，屬低危險，FHB：100~110bpm，醫師以超音波診視，胎兒預估體重為 2,850g，向家屬溝通後，預行剖腹產。(討論 10 分，發表 10 分)

💡 提示問題(Guiding Questions)

1.　何謂 G₃P₀A₂？

2.　請說出 Complete placenta previa 特徵。

3.　請說出前置胎盤分類。

4.　為何醫師會建議林女士行剖腹產？

5.　前置胎盤欲行剖腹產者，術前準備要注意什麼？

第 2 幕 🫤

　　經麻醉醫師評估，採 SA 麻醉，at 3:00am 以 C/S 娩出一女嬰，新生兒 Apagar score 7′/9′ sent to BR。產婦失血量含羊水 1,550ml，醫師囑輸血 PRBC 2U，at 3:20am 手術結束。At 4:00am 產婦 TPR：37.4℃、93 次／分、18 次／分，BP：100/60mmHg，腹部傷口紗布覆蓋，宮底臍平偏左，按壓子宮呈柔軟，左手靜脈留置針接 Piton-S 10IU/1ml/amp 1amp in 0.9% NaCl 500ml IV drip q8h，主訴傷口疼痛，要求打止痛劑，Pain score 6 分，依醫囑予 Mutonpain 10mg/1ml/amp 5mg IV。(討論 10 分，發表 10 分)

💡 提示問題(Guiding Questions)

6. 為什麼要採脊椎麻醉(SA)？

7. 林女士劃刀部位與一般剖腹產有何差異？

8. 手術中執行輸血需注意哪些事項？

9. 觀察林女士宮底臍平偏左，按壓子宮呈柔軟，您會執行哪些措施？

10. Mutonpain 之作用為何？使用時需注意些什麼？

課後複習 • EXERCISE

1. 林女士，$G_3P_0A_2$，Pregnancy at 36w1d，凌晨一點多因陰道出血量多至急診求診，診斷為 Pregnancy at 36w1d with complete placenta previa。下列有關症狀，何者正確？(A)無痛性陰道出血　(B)間歇性疼痛出血　(C)下腹部僵硬　(D)下腹部鈍痛。

2. 陳女士懷孕 9 週，突然出現下腹部疼痛，陰道少量出血。經急診入院檢查，血壓 85/45mmHg，脈搏 90 次／分，臉色蒼白，子宮頸未開，主訴頭暈、四肢冰冷。依陳女士的臨床症狀，她最可能是：(A)不完全流產　(B)子宮外孕　(C)子宮頸閉鎖不全　(D)胎盤早期剝離。

3. 胎盤早期剝離與前置胎盤鑑別性特徵比較，有關前置胎盤敘述，何者正確？(1)腹部較少疼痛表現　(2)腹部觸診呈現如木板狀的堅硬　(3)突發性鮮紅色陰道出血　(4)常合併有胎位不正的現象。(A)(1)＋(2)＋(3)　(B)(2)＋(3)＋(4)　(C)(1)＋(3)＋(4)　(D)(1)＋(2)＋(4)。

4. 下列哪種前置胎盤孕婦，陰道生產仍為優先選擇之生產方式？(A)邊緣性前置胎盤　(B)低位性前置胎盤　(C)部分性前置胎盤　(D)完全性前置胎盤。

5. 王小姐妊娠 28 週時發現有部分性前置胎盤，現妊娠 36 週，發現陰道仍有少量鮮血流出，到醫院後未再有出血。下列處置何者正確？(A)到院後應先以陰道指診，確認是否已進入產程　(B)應立即準備剖腹生產　(C)先以腹部超音波檢查胎盤著床位置，再決定後續處置　(D)先輸 500ml 濃縮紅血球，再給予黃體素服用。

6. 有關前置胎盤的臨床表徵敘述，下列何者正確？(A)妊娠進入第二孕期即會開始出血　(B)產婦易發生出血性休克　(C)妊娠 24 週以超音波檢查即可準確鑑定前置胎盤的分級　(D)前置胎盤有可能合併胎盤早期剝離的傾向。

7. 有關「完全性前置胎盤」敘述，何者正確？(1)胎盤常著床於子宮上段　(2)胎盤部分蓋住子宮頸內口　(3)需採剖腹生產　(4)易併有產後大出血。(A)(1)＋(2)　(B)(1)＋(3)　(C)(3)＋(4)　(D)(2)＋(4)。

8. 胎盤絨毛細胞侵犯進入子宮肌肉層外 1/3，此胎盤稱為：(A)黏生性胎盤(Placenta accreta) (B)嵌入性胎盤(Placenta increta) (C)侵蝕性胎盤(Placenta percreta) (D)前置胎盤(Placenta previa)。

9. 有關前置胎盤的臨床處置，下列何者正確？(1)若孕婦出血不止，不論妊娠幾週都建議立即生產 (2)部分性前置胎盤，可嘗試陰道分娩 (3)胎盤若植入子宮，可能需要子宮切除術 (4)可執行陰道內診。(A)(1)＋(2) (B)(1)＋(3) (C)(3)＋(4) (D)(2)＋(4)。

10. 如何診斷前置胎盤？(1)以窺陰器檢查 (2)經陰道指診(Per vaginal) (3)使用超音波 (4)使用 X 光。(A)(1)＋(2)＋(4) (B)(1)＋(2)＋(3) (C)(2)＋(3)＋(4) (D)(1)＋(3)＋(4)。

11. 植入性胎盤醫療處置，若採保守手術療法，下列何者正確？(1)目標在摘除子宮 (2)可採 MTX 化學治療法 (3)缺點為產後易造成感染 (4)易造成立即性產後出血。(A)(1)＋(2) (B)(1)＋(3) (C)(2)＋(3) (D)(3)＋(4)。

12. 下列有關植入性胎盤，何者敘述正確？(1)與剖腹產次數有關 (2)多發生在高齡婦女 (3)超音波掃描胎盤會呈現低迴音的窟窿 (4)胎盤與膀胱交界面會很明顯。(A)(1)＋(2) (B)(1)＋(3) (C)(2)＋(3) (D)(3)＋(4)。

13. 下列有關前置胎盤症狀，何者敘述正確？(1)下腹劇烈疼痛 (2)鮮紅色陰道出血 (3)多發生於 20 週後 (4)產後出血機會大。(A)(1)＋(2) (B)(1)＋(3) (C)(2)＋(3) (D)(2)＋(4)。

14. 下列何種胎盤，侵犯子宮肌層最為嚴重？(A)黏生性胎盤(Placenta accreta) (B)嵌入性胎盤(Placenta increta) (C)侵蝕性胎盤(Placenta percreta) (D)前置胎盤(Placenta previa)。

15. 前置胎盤與植入性胎盤敘述，何者正確？(1)前置胎盤著床位置多位於子宮上段 (2)植入性胎盤其絨毛易侵犯入子宮肌層 (3)部分性前置胎盤是指胎盤部分覆蓋子宮頸內口 (4)前置胎盤易好發於曾有剖腹生產孕婦。(A)(1)＋(2) (B)(1)＋(3) (C)(2)＋(3) (D)(2)＋(4)。

王淑芳、馮容莊、張宏江、王子芳、方郁文、江曉菁、王瑤華、潘婉琳、陳信孚、萬美麗、高美玲、黃國儀、陳淑溫、郭素珍、曾英芬、洪志秀、柯淑華、黃美荏、王佳音…潘怡如(2017)・*實用產科護理*（八版）・華杏。

林淑玲、吳婉如(2022)・高危險妊娠的護理・於余玉眉總校閱，*產科護理學*（十一版）・新文京。

馮容莊(2002)・*高危險妊娠護理*・偉華。[Feng, R. C. (2002). *High-risk pregnancy nursing care*. Weyfar.]

Allahdin, S., Voigt, S., & Htwe, T. T. (2011). Management of placenta praevia and accreta. *J Obstet Gynaecol, 31*(1), 1-6. doi:10.3109/01443615.2010.532248

Dola, C. P., Garite, T. J., Dowling, D. D., Friend, D., Ahdoot, D., & Asrat, T. (2003). Placenta previa: Does its type affect pregnancy outcome? *Am J Perinatol, 20*(7), 353-360. doi:10.1055/s-2003-45282

Guidelines for the diagnosis and management of placenta previa (2020). *Zhonghua Fu Chan Ke Za Zhi, 55*(1), 3-8. doi:10.3760/cma.j.issn.0529-567X.2020.01.002

Iwaki, A., Nagai, T., Okawa, W., Shimizu, K., & Koizumi, M. (1970). [Placenta previa accreta]. *Sanfujinka No Jissai, 19*(5), 482-498.

Kayem, G., & Keita, H. (2014). Management of placenta previa and accreta. *J Gynecol Obstet Biol Reprod (Paris), 43*(10), 1142-1160. doi:10.1016/j.jgyn.2014.10.007

Lavery, J. P. (1990). Placenta previa. *Clin Obstet Gynecol, 33*(3), 414-421. doi:10.1097/00003081-199009000-00005

Li, X., & Feng, Y. (2019). Complete placenta previa in the second trimester: Clinical and sonographic factors associated with its resolution. *Ginekol Pol, 90*(9), 539-543. doi:10.5603/gp.2019.0093

Rowe, T. (2014). Placenta previa. *J Obstet Gynaecol Can, 36*(8), 667-668. doi:10.1016/s1701-2163(15)30503-x

Rubenstone, A. I., & Lash, S. R. (1963). Placenta Previa Accreta. *Am J Obstet Gynecol, 87*, 198-202. doi:10.1016/0002-9378(63)90498-8

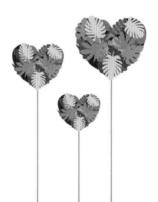

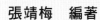

張靖梅　編著

胎盤早期剝離

Abruptio Placenta

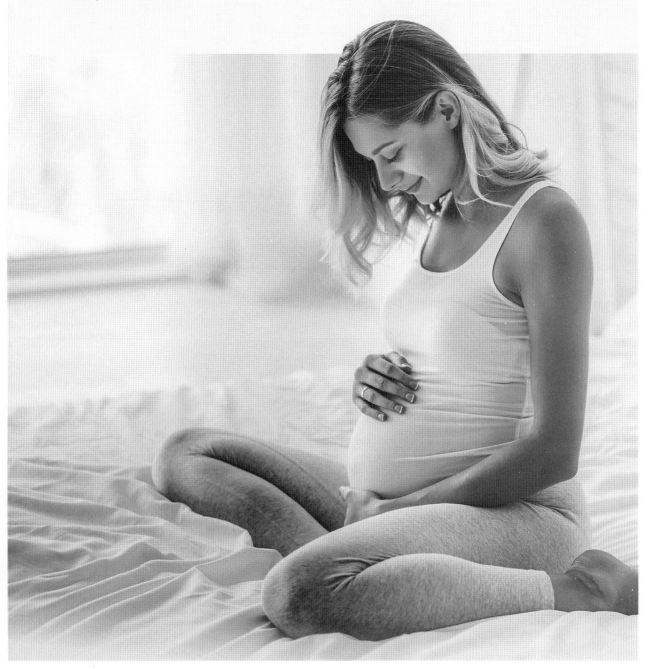

本章大綱

一、臨床分類

二、危險因素

三、臨床症狀與表徵

四、診斷與檢查

五、醫療處置

六、護理照護

學習目標

1. 能了解何謂胎盤早期剝離。

2. 能清楚胎盤早期剝離類別。

3. 能了解胎盤早期剝離導因。

4. 能知道胎盤早期剝離臨床表徵及症狀。

5. 能說出胎盤早期剝離之醫療處置。

6. 能說出胎盤早期剝離之護理照護。

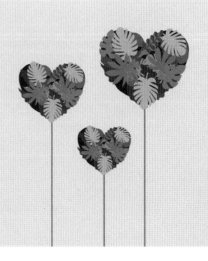

前言　Foreword

　　胎盤早期剝離(Abruptio placenta)是指正常著床之胎盤於妊娠 20 週後，第三產程胎兒娩出前發生剝離。在 20 週以前發生之胎盤早期剝離則稱為流產。通常胎盤早期剝離情形常發生於 20~24 週之後，發生率約為 0.2~2.4%，經常發生於分娩前或分娩當時。

一、臨床分類

　　依其剝離之程度和出血的症狀，可分為三類別（圖 15-1）：

1. 中央性剝離併有隱匿性出血(Central or concealed hemorrhage)

　　胎盤由中央剝離，血液存留於胎盤和分離的子宮壁之間，血液無法經陰道流出，因此大多為隱匿性的出血現象。

2. 邊緣性剝離併有明顯性出血(Marginal or apparent hemorrhage)

　　剝離的位置於胎盤邊緣，併有胎膜部分剝離，血液通過胎盤剝離處由陰道流出，為明顯性的出血現象。

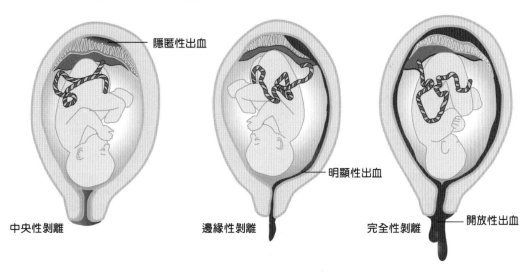

圖 15-1　胎盤剝離之類別

3. 完全性剝離(Complete separation)

胎盤與子宮壁完全剝離，血液留存於剝離的胎盤與子宮壁之間，出血量多時，會沿胎膜與子宮壁之接觸面流到陰道，為開放性出血。

二、危險因素

胎盤早期剝離的發生率約為 2‰，因伴隨有嚴重出血，在臨床上視之為嚴重的情況。確切原因及發病機制尚不清楚，其危險因素包含：

1. 孕婦血管病變

孕婦罹患嚴重妊娠誘發性高血壓、慢性高血壓、慢性腎臟疾病、子癇前症或全身血管病變時，胎盤早期剝離的發生率會增高。主要是因為妊娠合併上述疾病時，底蛻膜螺旋小動脈會痙攣或硬化，引起遠端毛細血管變性、壞死甚至破裂出血，因此血液流至底蛻膜層與胎盤之間形成胎盤後血腫，致使胎盤與子宮壁分離。

2. 機械性因素

常見原因為外傷，如車禍、腹部遭受到撞擊或擠壓，致使胎盤受到創傷；或是羊膜穿刺時刺破前壁胎盤附著處，血管破裂出血引起胎盤剝離。

3. 臍帶因素

當臍帶過短(<30cm)或因繞頸、繞體臍帶變得相對過短時，導致分娩過程中胎兒下降，牽拉臍帶造成胎盤剝離。

4. 子宮腔突發性減壓

常見於雙胎妊娠分娩時，當第一個胎兒娩出過速、羊水過多或人工破水時，造成大量羊水釋出，造成子宮腔內壓力驟減。此時，當子宮驟然收縮，胎盤與子宮壁易發生錯位而產生胎盤剝離。

5. 子宮靜脈壓突然升高

妊娠晚期，孕婦因長時間仰臥，致使子宮壓迫下腔靜脈，導致回心血量減少、血壓下降。此時易造成子宮靜脈壓增高，蛻膜靜脈床瘀血或破裂，形成胎盤後血腫，導致胎盤剝離。

6. 其他

一些高危險因素，如：高齡孕婦、吸菸、藥物成癮（如古柯鹼）、孕婦代謝異常，或是孕婦有葉酸或維生素缺乏、血栓形成傾向、子宮肌瘤（尤其是胎盤著床位置後方有子宮肌瘤）等與胎盤早期剝離發生有關。有胎盤早期剝離病史的孕婦若再次懷孕，發生胎盤早期剝離的風險性，會比無胎盤早期剝離病史者高 10 倍。

三、臨床症狀與表徵

（一）依胎盤剝離程度之臨床症狀

胎盤早期剝離根據病情嚴重程度，可分為以下三期（表 15-1）。

◎　第 I 期

多見於分娩期。此時，胎盤剝離面積小，產婦通常無感覺到腹痛或腹痛輕微，出血不明顯，可能無或輕度陰道出血。檢查子宮呈現柔軟，大小與妊娠週數相符，胎位清楚、胎心率正常。產後若檢查胎盤母體面，會有凝血塊及壓跡。

◎　第 II 期

胎盤剝離面積占胎盤總面積 1/3 左右。主要症狀為突發性且持續腹痛、腰痠或腰背痛，疼痛程度與胎盤後的積血量成正比。陰道出血情況可能無出血或至中度，有潛藏休克的風險性。腹部檢查子宮大小會大於妊娠週數，子宮底隨胎盤血腫增加而升高。胎盤附著處呈現明顯壓痛、間歇性宮縮，胎心音可能呈現減速狀態。

◎　第 III 期

胎盤剝離面積超過胎盤總面積 1/2。臨床表現較第 II 期更加嚴重。產婦可能出現噁心、嘔吐、面色蒼白、四肢濕冷、脈搏微弱、血壓下降…等休克症狀。腹部檢查子宮呈現堅板狀，宮縮間歇時亦無呈現鬆弛，胎心音有可能消失，甚至胎兒死亡。

表 15-1 胎盤早期剝離程度與症狀

剝離程度 / 症狀	第 I 期	第 II 期	第 III 期
胎盤剝離面積	小	約 1/3	超過 1/2
腹痛	無或輕微	持續性	加重
休克	潛藏	潛藏	出現
出血	無出血至輕度陰道出血	無出血至中度陰道出血	無出血至重度陰道出血
子宮狀態	呈現柔軟、子宮大小與妊娠週數相符	子宮底升高、子宮大小大於妊娠週數	呈硬板狀
母體血壓	正常	血壓下降	下降
胎心音	正常	胎兒窘迫	可能消失

（二）常見症狀

1. 突發性尖銳刺痛：隱匿性出血時，疼痛十分嚴重，呈持續且劇烈的疼痛；開放性出血時，疼痛較輕微。

2. 子宮張力增加。

3. 子宮壓痛強直現象：一開始觸摸孕婦腹部時會感到疼痛，有時會有位置不明確的下腹部鈍痛，甚至出現子宮壓痛強直現象。

4. 陰道出血：可能造成內出血或外出血，隱匿型出血會流入子宮肌層纖維中使子宮變硬及產生嚴重疼痛，嚴重時患者常出現休克症狀。

5. 庫菲勒氏子宮(Couvelair uterus)：嚴重的隱匿性出血，因出血無法自陰道流出，便會侵入子宮肌層之肌纖維，使子宮變硬且疼痛厲害，很難測到胎心音或感覺子宮收縮；出血若持續，血液滲入子宮肌層，整個子宮會變藍色；新生兒產出後，血腫持續壓迫子宮肌層，使得子宮收縮不良或無法收縮，導致胎盤剝離後大出血，此即所謂之庫菲勒氏子宮，常需切除子宮以挽救母體生命。

6. 休克。

7. 嚴重時胎心音停止。

8. 可能併發瀰漫性血管內凝血(Disseminated intravascular coagulation; DIC)。

四、診斷與檢查

（一）胎盤早期剝離與前置胎盤的鑑別

臨床護理人員需了解如何鑑別胎盤早期剝離與前置胎盤，見表 15-2。

表 15-2　胎盤早期剝離與前置胎盤的鑑別

類別	前置胎盤	胎盤早期剝離
腹部疼痛	通常無痛	持續性腹痛及壓痛
陰道出血	只有外出血、顏色鮮紅	內出血或外出血、血色暗紅
胎心音	胎心音通常正常	胎心音有或無
與妊娠誘發性高血壓相關性	無關	有關
子宮狀態	除子宮收縮外，子宮與平時軟硬形狀相同	子宮僵硬似木板或石頭
併發瀰漫性血管內凝血(DIC)	較少併發	可能併發

（二）診斷與檢查

1. 超音波檢查：經由超音波檢查可發現胎盤著床是否位置正常，及是否有剝離或血塊。

2. 身體評估：詳細的身體檢查及病史問診，可協助確立診斷。

3. 實驗室檢查：血球容積比、血紅素、凝血因子數目、凝血時間等項目，均可了解孕婦有無出血及凝血異常的問題。通常，發生瀰漫性血管內凝血 (DIC)，診斷線索為凝血時間 (clotting time; CT) 與凝血酶原時間 (Prothrombin time; PT) 延長、D-dimer 數值上升；血小板、纖維蛋白原 (Fibrinogen) 數值下降。

五、醫療處置

1. 評估及穩定患者：詳細的身體檢查、血液檢查、中心靜脈導管與存留導尿管置放、備血，並監測有無出血及休克等合併症。

2. 凝血功能評估：分娩前需矯正凝血缺陷。

3. 輕微出血或不確定的患者，可採臥床休息及觀察；已確定且出血持續之患者，則考慮利用最快速的方法分娩，使胎兒和母親的危險降至最低。

4. 嚴重的胎盤早期剝離出血，可能會因低纖維蛋白原血症而需輸血。

六、護理照護

（一）確保母親及胎兒安全

1. 觀察孕婦生命徵象及疼痛形式。

2. 定期測量凝血機制及血液檢驗值，減少出血對孕婦及胎兒之影響。

3. 運用胎兒監視器持續監測胎心音及宮縮變化。若胎兒心跳及胎動變化呈現變化異常時，必要時給予氧氣(O_2)使用，或請孕婦左側臥，以增加胎盤循環血量。

4. 孕婦入院後，勿做陰道指診或骨盆檢查，也不可給予灌腸，以免促使剝離處擴大。

5. 協助使用靜脈輸液，以維持必須之血循環量；中心靜脈壓(Central venous pressure; CVP)正常值為 $4\sim12cmH_2O$，監測值至少大於 $10cmH_2O$ 及每分鐘 0.5ml 之尿液由存留導尿管流出，以確保有足夠之血液循流全身。

6. 觀察是否有瀰漫性血管內凝血(DIC)表徵，如孕婦出現牙齦出血、皮下點狀出血或注射部位瘀血等。

7. 可藉由超音波檢查、胎盤功能檢查、肺部成熟度檢查，評估胎兒週數及成熟度，了解胎兒適合娩出的時機。

8. 如果胎兒醫療處置上已確立採自然生產，則評估其胎勢、胎盤剝離情形、產程進展、子宮頸狀況、胎位、先露部位等，了解其可能產程進展。若母體因嚴重腹痛而出血不止且胎兒狀況不穩定，則隨時準備進行剖腹生產，分娩過程需密切觀察出血情況、適當補充輸液及胎兒娩出時可能需要新生兒科協助緊急急救相關事宜。

9. 預防產後大出血，持續觀察凝血病變及瀰漫性血管內凝血(DIC)，於產後期更加重要。需注意孕婦子宮收縮、尤其在胎盤娩出後，注射催產素、麥角製劑如 Oxytocin、Ergnovine 等藥物，以減少產後出血情形並促進宮縮。產後最初 8 小時易發生 DIC，護理人員更需持續小心監視母體狀態及徵象。

（二）提供心理支持

1. 胎盤早期剝離的發生常是突然且急迫性，當孕婦被告知病情時，常需立即面臨做決策及病情不確定性，故壓力常非常大，需提供孕婦心理支持。

2. 胎兒的安危涉及家庭各成員，當家屬被告知病情需面臨決策及不確定性，也需提供家屬心理支持及關懷。

情境模擬教案

⎯• 胎盤早期剝離的照護 •⎯

案例簡介／摘要(Abstract/Summary)

一位 $G_2P_1A_0$ 懷孕 31 週孕婦，晨起上廁所時，突然感到下腹疼痛，發現自己陰道流出鮮血，因此立即就診。診斷為 Pregnancy at 31w with placenta abruptio 辦理住院。

▶ 教案學習目標(Learning Objectives)

1. 能了解何謂胎盤早期剝離。

2. 能說出胎盤早期剝離有哪些症狀。

3. 能清楚胎盤早期剝離評估與處置。

4. 能區辨胎盤早期剝離類別。

5. 能正確執行剖腹生產之術前準備。

▶ 學生應具備的背景知識(Prerequisite Knowledge of Students)

運用此教案進行教學的學生，建議應完成產科護理妊娠期、待產期及分娩期之相關課程內容。

▶ 教案內容(Content)

第 1 幕 🫀

　　張女士，$G_2P_1A_0$，懷孕 31 週，晨起上廁所時，突然感到下腹疼痛，發現自己陰道流出鮮血，因此立即至急診就診，醫師診斷為 Pregnancy at 31weeks with placenta abruptio 辦理住院，無藥物過敏史，GCS：$E_4V_5M_6$，TPR：37.4℃、93 次／分、18 次／分，BP：90/59mmHg，Pain score：6 分，跌倒危評：3 分，危險度：Ⅰ級，屬低危險。FHB：90~100bpm，醫師詢問病史，主訴昨天走路不小心有撞到桌角。醫師囑咐護理師抽血檢測 CBC、Hb、PT、PTT、Fibrinogen，並用超音波檢視，請護理師裝上胎兒監測器。(討論 10 分，發表 10 分)

💡 提示問題(Guiding Questions)

1. 何謂 $G_2P_1A_0$？

2. 請說出 Placenta abruptio 特徵。

3. 請說出 Placenta abruptio 分類。

4. 為何張女士會合併 Placenta abruptio？

5. 依據上述評估資料顯示，張女士呈現有哪些風險？

6. 為何醫師囑咐護理師抽血檢測 CBC、Hb、PT、PTT、Fibrinogen？目的為何？

第 2 幕 🫀

　　護理師裝上胎兒監測器，圖形如下述。當醫師觸摸張女士腹部，主訴腹部很痛且呈堅硬狀，施行超音波掃描，發現子宮內有出血懷疑為庫菲勒氏子宮(Couvelair uterus)。故建議張女士需緊急剖腹產。

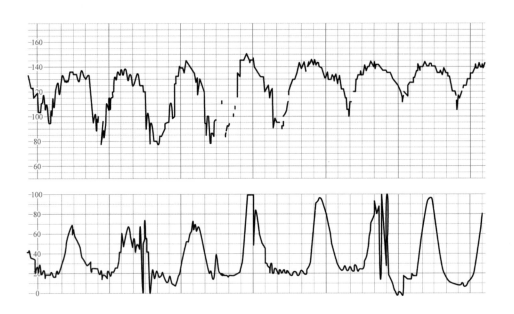

💡 提示問題(Guiding Questions)

7. 上面圖形呈現意義為何？

8. 何謂庫菲勒氏子宮(Couvelair uterus)？

9. 為何醫師建議緊急剖腹產？

10. 此時照護措施應注意哪些事項？

課後複習　　　　　　　　　　　　　　　　　　　　　● EXERCISE

1. 張女士，懷孕 31 週，晨起上廁所時，突然感到下腹疼痛，發現自己陰道流出鮮血，因此立即就診。其較有可能的問題是？(A)前置胎盤(Placenta previa) (B)胎盤早期剝離(Abruptio placenta)　(C)先兆性流產(Threatened abortion) (D)子癇症(Eclampsia)。

2. 承上題，張女士詢問護理師目前應該如何處理，合宜的回答是？(A)「您先臥床休息並觀察是否繼續出血，若 3 小時後仍繼續出血，再到醫院來」　(B) 「若腹部疼痛無法忍受時，您就到醫院來」　(C)「請您休息並觀察症狀，若有羊水流出，則應立即到醫院來」　(D)「依您的症狀看來，應盡早就醫檢查及治療」。

3. 林女士，妊娠 29 週，突然感到腹部劇烈疼痛，檢查結果為 TPR：36.6℃、90 次／分、16 次／分，BP：140/90mmHg，胎心音難測得，子宮硬且有壓痛，宮縮強度 60~80mmHg，無陰道出血或羊水流出。根據林女士的臨床狀況，其可能有下列何項問題？(A)急性腹膜炎　(B)前置胎盤　(C)胎盤早期剝離　(D)脅迫性流產。

4. 承上題，針對林女士的狀況，下列措施何者較適當？(A)依醫囑使用抗生素，以預防感染　(B)依醫囑提供林女士腹部熱敷，以緩解腹部疼痛不適　(C)依醫囑執行凝血篩檢試驗，以避免產時及產後出血合併症　(D)依醫囑給予降血壓劑與止痛劑，以穩定血液動力。

5. 胎盤早期剝離鑑別性特徵敘述，下列何者正確？(A)腹部較少疼痛表現　(B)腹部觸診呈現如木板狀的堅硬　(C)陰道易有大量出血現象　(D)胎心音不會隨子宮灌流減少而改變。

6. 下列哪些情境，易造成庫菲勒氏子宮(Couvelair uterus)？(A)前置胎盤 (Placenta previa)　(B)胎盤早期剝離(Abruptio placenta)　(C)先兆性流產 (Threatened abortion)　(D)子癇症(Eclampsia)。

7. 下列哪些情境，易發生胎盤早期剝離？(1)腹部遭受到撞擊 (2)多胞胎 (3)葉酸或維生素缺乏 (4)子宮頸閉鎖不全。(A)(1)＋(2)＋(3) (B)(1)＋(3)＋(4) (C)(2)＋(3)＋(4) (D)(1)＋(2)＋(4)。

8. 下列有關胎盤早期剝離照護敘述，何者正確？(1)執行陰道指診 (2)給予灌腸 (3)監測胎心音 (4)注意皮下有無點狀出血。(A)(1)＋(2) (B)(1)＋(3) (C)(2)＋(3) (D)(3)＋(4)。

9. 下列哪些情境，易發生瀰漫性血管內凝血(DIC)？(1)前置胎盤(Placenta previa) (2)胎盤早期剝離(Abruptio placenta) (3)先兆性流產(Threatened abortion) (4)子宮內胎兒死亡(IUFD)。(A)(1)＋(4) (B)(1)＋(3) (C)(2)＋(3) (D)(2)＋(4)。

10. 下列有關胎盤早期剝離敘述，何者正確？(1)併有突發性尖銳刺痛 (2)量多鮮紅之陰道出血 (3)併發瀰漫性血管內凝血 (4)胎心音 126~130bpm。(A)(1)＋(2) (B)(1)＋(3) (C)(2)＋(3) (D)(3)＋(4)。

11. 有關庫菲勒氏子宮(Couvelair uterus)敘述，何者正確？(1)常發生於胎盤邊緣性剝離 (2)子宮摸起來呈現柔軟 (3)子宮會變藍色 (4)嚴重時需子宮切除。(A)(1)＋2 (B)(1)＋(3) (C)(2)＋(3) (D)(3)＋(4)。

12. 當懷疑有瀰漫性血管內凝血(Disseminated intravascular coagulation; DIC)時，檢驗數值何者正確？(1) PT、PTT 時間延長 (2) D-dimer 數值下降 (3)血小板數值下降 (4)纖維蛋白原(Fibrinogen)數值上升。(A)(1)＋(2) (B)(1)＋(3) (C)(2)＋(3) (D)(3)＋(4)。

13. 目前已知可能發生瀰漫性血管內凝血(DIC)的患者，包括下列何者？(1)前置胎盤 (2)胎死腹中 (3)子宮外孕 (4)胎盤早期剝離 (5)羊水栓塞 (6)過期流產。(A)(1)＋(2)＋(3)＋(4) (B)(2)＋(4)＋(5)＋(6) (C)(1)＋(3)＋(4)＋(6) (D)(2)＋(3)＋(4)＋(5)。

14. 林太太現懷孕 34 週，自懷孕 20 週時即被醫師診斷為 Preeclapsia，最近血壓值多高於 160/110mmHg，突感下腹部疼痛且有陰道出血，請問林太太可能的問題為？(A)前置胎盤(Placenta previa) (B)胎盤早期剝離(Abruptio placenta) (C)先兆性流產(Threatened abortion) (D)子癇症(Eclampsia)。

15. 醫師以超音波診斷王小姐為胎盤早期剝離第II期,下列敘述何者正確?(A)胎盤剝離面積占胎盤總面積 1/2　(B)重度陰道出血　(C)併發瀰漫性血管內凝血(DIC)　(D)呈現胎兒窘迫。

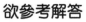

欲參考解答
請掃描 QR code 或至 reurl.cc/2ZL8p9 下載

參考文獻　　　　　　　　　　　　　　　　　　　　　● REFERENCE

林淑玲、吳婉如(2022)‧高危險妊娠的護理‧於余玉眉總校閱，*產科護理學*（十一版）‧新文京。

柯淑華、王佳音、李麗君(2021)‧分娩期異常的護理‧於高美玲總校閱，*實用產科護理學*（九版）‧華杏。

馮容莊(2002)‧*高危險妊娠護理*‧偉華。[Feng, R. C. (2002). *High-risk pregnancy nursing care*. Weyfar.]

Ankumah, N. E., & Sibai, B. M. (2017). Chronic Hypertension in Pregnancy: Diagnosis, Management, and Outcomes. *Clin Obstet Gynecol, 60*(1), 206-214. doi:10.1097/grf.0000000000000255

DesJardin, J. T., Healy, M. J., Nah, G., Vittinghoff, E., Agarwal, A., Marcus, G. M., ... Parikh, N. I. (2020). Placental Abruption as a Risk Factor for Heart Failure. *Am J Cardiol, 131*, 17-22. doi:10.1016/j.amjcard.2020.06.034

Elkafrawi, D., Sisti, G., Araji, S., Khoury, A., Miller, J., & Rodriguez Echevarria, B. (2020). Risk Factors for Neonatal/Maternal Morbidity and Mortality in African American Women with Placental Abruption. *Medicina (Kaunas), 56*(4). doi:10.3390/medicina56040174

Fadl, S. A., Linnau, K. F., & Dighe, M. K. (2019). Placental abruption and hemorrhage-review of imaging appearance. *Emerg Radiol, 26*(1), 87-97. doi:10.1007/s10140-018-1638-3

Lei, L. L., Lan, Y. L., Wang, S. Y., Feng, W., & Zhai, Z. J. (2019). Perinatal complications and live-birth outcomes following assisted reproductive technology: a retrospective cohort study. *Chin Med J (Engl), 132*(20), 2408-2416. doi:10.1097/cm9.0000000000000484

Livingston, J. C., Maxwell, B. D., & Sibai, B. M. (2003). Chronic hypertension in pregnancy. *Minerva Ginecol, 55*(1), 1-13.

Martinelli, K. G., Garcia É, M., Santos Neto, E. T. D., & Gama, S. (2018). Advanced maternal age and its association with placenta praevia and placental abruption: A meta-analysis. *Cad Saude Publica, 34*(2), e00206116. doi:10.1590/0102-311x00206116

Murphy, N. J., & Quinlan, J. D. (2014). Trauma in pregnancy: Assessment, management, and prevention. *Am Fam Physician, 90*(10), 717-722.

Sheiner, E., Shoham-Vardi, I., Hallak, M., Hershkowitz, R., Katz, M., & Mazor, M. (2001). Placenta previa: Obstetric risk factors and pregnancy outcome. *J Matern Fetal Med, 10*(6), 414-419. doi:10.1080/714052784

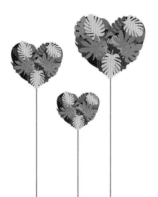

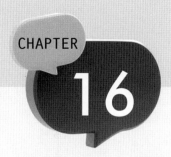

CHAPTER

16

張靖梅　編著

早產及安胎

Preterm Labor and Tocolysis

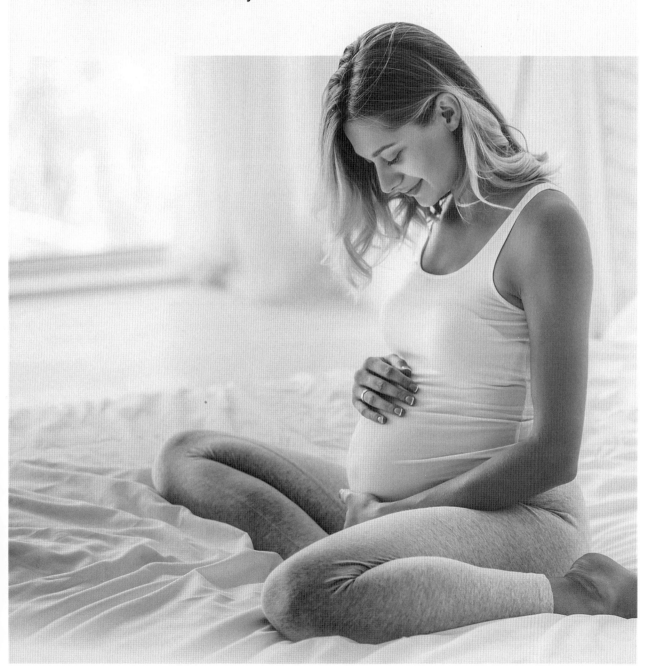

本章大綱

一、誘發早產危險因素

二、早產病史評估

三、臨床症狀與表徵

四、診斷與檢查

五、醫療處置

六、護理照護

學習目標

1. 能了解何謂早產。

2. 能區辨早產分類。

3. 能知道造成早產的導因。

4. 能熟悉早產臨床表徵及症狀。

5. 能清楚早產醫療處置與安胎內容。

6. 能說出早產及安胎的護理照護。

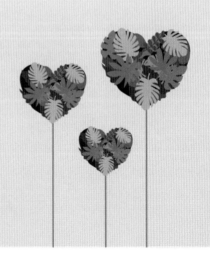

前言　Foreword

　　世界衛生組織(WHO)將孕婦從最後一次月經算起，懷孕滿 37~42 週之分娩，定義為足月產(Term in labor)；若是懷孕滿 20~36 週內之分娩，則定義為早產分娩(Preterm labor or preterm delivery)。根據世界衛生組織的分類，早產分娩可分為：

1. 中度到晚期早產(Moderate to late preterm)：指懷孕超過 32 週但少於 37 週。

2. 早期早產(Very preterm)：懷孕超過 28 週但少於 32 週。

3. 極早期早產(Extremely preterm)：懷孕少於 28 週。

　　若是在懷孕少於 20 週時發生子宮收縮頻率增加與下腹陣痛狀況，則稱為先兆性流產(Threatened abortion)。若在懷孕超過 20 週後至 37 週時，發生子宮收縮頻率增加與下腹陣痛，並合併子宮頸擴張或薄化的變化，定義為早產現象。根據世界衛生組織報告指出，全球早產發生率約 5~10%，在臺灣早產發生率約 8~10%。早產兒易產生問題包含：呼吸窘迫症候群、周腦室及腦室內出血、開放性動脈導管、呼吸暫停、壞死性腸炎、細菌感染或敗血症、周腦室白質軟化症等。另外，早產易產生嚴重的長期後果，包含如下：

1. 特定的身體影響：如視覺障礙、聽覺障礙、早產兒慢性肺部疾病、長期心血管及非傳染性疾病。

2. 神經發育／行為影響：執行功能障礙、整體發育障礙、精神／行為後遺症。

3. 經濟和社會影響：治療花費、持續的醫療問題、殘疾率較高、使用較多的社會福利（如疾病／殘疾津貼）。

4. 家庭影響：增加家庭開支、收入減少、家庭專業照護。

　　早產與多種神經發育障礙有關，因此，對有早產現象或早產風險的孕婦，則需適時衛教、治療、照護。

一、誘發早產危險因素

早產原因及誘發因素如下：

（一）母體危險因子

1. 母體慢性病：合併內外科疾病（如母體是否有高血壓、糖尿病、甲狀腺疾病、牙周問題）。

2. 子宮體功能：有無流產史、早產、子宮頸或子宮手術病史。

3. 身體質量指數(BMI)$<19kg/m^2$。

4. 感染：細菌性陰道感染是早產的一個危險因子，懷孕期間感染出現的愈早、風險愈高；子宮內感染亦是造成早產的因素，微生物可以透過以下方式到達羊膜腔：(1)從陰道和子宮頸向上擴散；(2)經胎盤進行血緣性散播；(3)侵入性處置時引入，如羊膜穿刺術；(4)經輸卵管逆行散播。

5. 兩次懷孕間隔短：懷孕間隔小於 6 個月。

6. 種族：如黑人、非裔美國人和加勒比黑人女性，被指出早產風險性大於一般美、英國女性。

7. 母體年齡大：大於 34 歲。

8. 不良生活習慣：如吸菸、喝酒、毒品等使用。

（二）胎兒危險因子

1. 多胞胎妊娠：多胎妊娠是早產的危險因子，所有早產中有 15~20%來自多胎妊娠，有將近 60%雙胞胎為早產兒。子宮膨脹過度被認為是自發性早產風險增加的原因。

2. 試管嬰兒。

3. 胎兒窘迫缺氧。

二、早產病史評估

臨床醫護人員執行早產評估時，會進行下列病史評估及詢問：

1. 預產期：確定懷孕週數是否正確？

2. 年齡：是否為高齡產婦（大於 34 歲）？

3. 孕產史：是否過去懷孕有流產或早產經歷？

4. 子宮狀態：過去是否有施行子宮頸、子宮手術？

5. 懷孕間隔：兩次懷孕間隔是否小於 6 個月？

6. 不良生活習慣：是否有吸菸、喝酒及毒品使用？

7. 胎兒狀態：是否為試管嬰兒？雙胞胎？產檢是否有胎兒畸形、染色體異常？

8. 母體慢性病：母體是否有高血壓、糖尿病、甲狀腺疾病、牙周問題？

三、臨床症狀與表徵

1. 產兆：反覆性的腹部或骨盆症狀，如：骨盆壓力、下背痛、經痛般的悶痛。

2. 有痛或無痛之子宮早期收縮，如每 20 分鐘 4 次以上或 1 小時 6 次以上收縮。

3. 常有胎兒縮成圓球的感覺。

4. 外陰或大腿併有疼痛不適或壓力。

5. 陰道分泌物增加或改變。

6. 子宮頸變化（擴張／變薄）。

四、診斷與檢查

　　早產現象的診斷，主要根據孕婦子宮收縮的頻率與程度，合併子宮頸擴張或薄化的變化。若出現落紅或破水徵兆，則更增加診斷的確定性。評估以病史詢問、內診檢查為主，超音波與實驗室檢查為輔，以決定是否有安胎的必要性（表 16-1）。

表 16-1　早產診斷檢測項目

診斷檢測	目標
胎心宮縮監測器 (Cardiotocography; CTG)	客觀評估子宮收縮和頻率及評估胎兒狀況
陰道檢查 ・ 子宮頸微生物塗片 ・ 陰道 pH 值檢測 ・ 羊水檢測 ・ 胎兒纖維黏連蛋白(Fetal fibronectin; fFN)檢測 ・ 子宮頸觸診評估(Bishop score)	 ・ 診斷感染 ・ 診斷感染 ・ 羊水蛋白生化檢查 ・ 子宮頸生化檢查 ・ 子宮頸狀態評估
陰道超音波	子宮頸狀態評估
胎兒超音波檢查 ・ 羊水體積 ・ 胎兒發育 ・ 多胞胎妊娠	 ・ 評估羊水狀態 ・ 胎兒生長遲緩／巨嬰 ・ 胎兒生長有無一致
子宮胎盤和胎兒胎盤血管都卜勒超音波	評估胎盤功能和胎兒血流供應是否正常

診斷評估包含下述：

（一）分辨真性陣痛與假性陣痛

對於出現下腹部疼痛或宮縮頻繁的孕婦，病史詢問應全盤性評估，判別陣痛型態。早產現象的臨床表現，與生產前的徵兆一樣，包括：

1. 開始可能為不規則宮縮，後來漸漸轉變為規則，且合併疼痛及時間加長。

2. 疼痛的部位在腹部及下後背部，尤其是尾骶骨出現痠痛感。

3. 陣痛時子宮變硬，不痛時變軟。

4. 陣痛不會因為姿勢改變、按摩、走動或飲食作息而減輕，為真性陣痛。

5. 後下腰悶痛、下腹絞痛或便意感。

6. 落紅或現血（子宮頸的黏液混合少許血液自陰道排出）。

7. 破水（由陰道流出多量液體）。

若孕婦自述有以上症狀，醫師需進一步詢問，以分辨真性陣痛或假性陣痛。

（二）檢測子宮頸長度變化

　　透過陰道超音波檢查子宮頸長度，有助預防及降低早產發生率。子宮頸長度<15mm 的孕婦早產風險將近 50%。因此，子宮頸長度較短出現自發性早產的機率會較高。懷孕少於 34 週的孕婦，若內診子宮頸擴張已超過 3 公分，則確定為早產現象，難以安胎；若子宮頸擴張不到 3 公分，則藉由超音波評估子宮頸長度，進一步細分：

1. 子宮頸長度大於 3 公分：造成早產分娩風險性較低，可讓孕婦先留院觀察，觀察後無宮縮加劇或進一步子宮頸變化，可給予衛教後回家休養。

2. 子宮頸長度小於 2 公分：早產可能性高，建議立即安胎治療和給予新生早產兒保護。

3. 子宮頸長度 2~3 公分：需加入其他因素衡量，如：宮縮、宮頸擴張程度、薄化程度及檢測胎兒纖維黏連蛋白(Fetal fibronectin; fFN)，以進行評估。

🐣 胎兒纖維黏連蛋白

　　胎兒纖維黏連蛋白(Fetal fibronectin; fFN)為早產的最佳預測因素之一，是出現在胎膜與子宮黏合處的一種細胞外基質高分子醣蛋白。正常懷孕週期之中，陰道分泌物不會存有胎兒纖維黏連蛋白；然而，當子宮出現發炎、感染或收縮增加時，可能造成胎膜與子宮黏合處的組織脫落，而使胎兒纖維黏連蛋白被釋放出來，自陰道流出。若於懷孕早期陰道分泌物檢測出胎兒纖維黏連蛋白，生出早產兒的機會將增加。

　　當孕婦無法藉由子宮頸擴張與子宮頸長度判斷是否為早產現象時，可藉由胎兒纖維黏連蛋白作為判定，若胎兒纖維黏連蛋白陽性（濃度>50ng/ml），代表其早產分娩風險提高，應開始安胎與進行新生兒保護治療；相反的，若胎兒纖維黏連蛋白結果為陰性，則表示早產現象低，可先留置觀察。

五、醫療處置

　　根據美國婦產科醫學會的建議，懷孕 34 週以內有早產現象的孕婦，需要住院安胎治療、施打類固醇加快胎兒肺部成熟、給予硫酸鎂對胎兒神經保護、與評估乙型鏈球菌感染跟抗生素預防。

（一）安胎療法的主要目標

　　安胎的目的，主要在抑制子宮的過早收縮，以及輔助加速促使胎兒的肺部成熟，以預防進入分娩期時，胎兒會因成熟度太低而在娩出後產生不適應的相關合併症。安胎療法的主要目標如下：

1. 允許於產前能給予皮質類固醇藥物。

2. 早期介入與轉介，減緩新生兒致命風險。

3. 減少周產期發病率和死亡率。

（二）安胎之適應症

　　主要需包含下列條件：

1. 懷孕週數在 20~36 週且提早發生子宮收縮者。

2. 預估胎兒體重少於 2,500 公克。

3. 胎心率良好，無胎兒窘迫的徵象。

4. 胎兒不成熟：卵磷脂與抱合髓磷脂之比值(Lecithin/Sphingomyelin; L/S ratio)＜2；羊水在波長 650nm 的光學密度(OD650)＜0.20。

5. 無必須提前中止妊娠合併症的發生。

6. 子宮頸擴張程度少於 4 公分，或變薄程度並未超過 50%。

7. 胎膜完整，尚未破水。

（三）安胎之禁忌症

1. 胎死腹中。

2. 嚴重之子宮內生長遲滯。

3. 胎兒窘迫。

4. 子癇症或極嚴重之子癇前症。

5. 母體出血危及生命。

6. 羊膜腔發炎。

7. 早產早期破水。

（四）處置策略

◎ 給予腎上腺皮質類固醇，加速胎兒肺部成熟

對有早產可能的孕婦，應盡量延後生產。在安胎期間可給予孕婦腎上腺皮質類固醇(Corticosteroids)以加速胎兒肺部成熟，降低早產呼吸窘迫症候群(Respiratory distress syndrome; RDS)的發生。因腎上腺皮質類固醇用藥可誘導胎兒肺臟之 Type II 細胞，製造表面張力素(Surfactant)。

1. 目前根據美國婦產科醫學會的建議，皮質類固醇的選擇與劑量如下：
   (1) Betamethasone：每 24 小時肌肉注射 1 劑 12mg，施打 2 劑，共作用 48 小時。
   (2) Dexamethasone：每 12 小時肌肉注射 1 劑 6mg，施打 4 劑，共作用 48 小時。

   低於 34 週及與上次療程相隔 14 天以上，可再打一個療程。打完第一劑後 48 小時候再出生，較能夠獲得理想效果。

2. 作用機轉：幫助胎兒肺部成熟，降低新生兒發病率、呼吸窘迫症候群、腦室出血、壞死性腸炎、動脈導管閉鎖不全。

3. 使用對象：懷孕 24~34 週，7 天之內可能發生早產的孕婦。

4. 注意事項：需注意胎動有無影響或減少。

◎ 給予安胎藥物

抑制子宮收縮的安胎用藥主要有四類，包括：β 交感神經作用劑、硫酸鎂、前列腺素合成酶抑制劑、鈣離子通道阻斷劑（見表 16-2）。

1. β 交感神經作用劑(β-adrenergic)

目前最常使用的子宮收縮抑制劑為 Ritodrine (Yutopar)、Terbutaline (Brethine)。Ritodrine (Yutopar)為美國 FDA 核可之安胎藥物，適用於妊娠 20 週以上，但可能會造成孕婦肺水腫、心搏過速等嚴重副作用，現在美國已下架且於歐洲也無使用，臺灣目前也在審慎評估中。

β 交感神經作用劑主要作用於子宮平滑肌、支氣管平滑肌、血管上 β 接受器，降低子宮平滑肌的收縮，以口服或點滴的方式給予，達到安胎效果。不過，若使用後藥物的副作用過大時，是不被建議繼續服用的；若在藥物使用後孕婦持續有不適的作用，建議降低劑量或更改藥物。

(1) 作用機轉：β 交感神經作用劑與細胞膜的 $β_2$ 接受器結合，釋放出 Adenyl cyclase，激發 ATP 轉成 AMP（AMP 會使鈣和蛋白質結合而致使鈣濃度下降），致使平滑肌放鬆。

(2) 副作用：副作用與劑量有關，產婦及胎兒副作用分別如下述：

A. 產婦副作用：心搏過速、血壓降低、血漿容積增加、心律不整；呼吸短促、胸痛、肺水腫；噁心、嘔吐；血糖上升、血鉀下降、代謝性酸中毒等。

B. 胎兒副作用：輕度心跳速率增快、胎心音變異性增加、血糖上升。

(3) 注意事項：Ritodrine (Yutopar)使用注意事項：

A. 注射前需評估血壓、脈搏、血糖、血球容積比。

B. 使用微滴輸液套。

C. 每 15 分測血壓、脈搏一次，每 4 小時測血糖、血球容積比。

D. 每小時測尿量，預防肺水腫產生。

E. 若孕婦出現胸痛、呼吸困難、水泡音、心跳＞120 次／分、心律不整、血壓＜90/60mmHg，則需停止輸液。

臨床常將 50mg Ritodrine 加入 5%葡萄糖溶液 500ml（濃度 0.1mg/ml），使用靜脈注射。開始使用靜注幫浦(Infusion pump)調整每分鐘 0.05mg，觀察 10~15 分鐘後，每次增加每分鐘 0.05mg 之劑量，直到有適當之子宮鬆弛或明顯心跳加速之副作用出現為止（但一般最高劑量不超過每分鐘 0.35mg）。靜

脈注射至子宮停止收縮後 12 小時再停藥，停前 30 分鐘改用口服 Ritodrine 10mg，每 2 小時一次，服用 24 小時，再減為每 3 小時 10mg，用 24 小時，最後每 4 小時服用 10mg，此時患者可以出院回家休息，繼續連用 4 週或到妊娠滿 38 週以上為止。

2. 硫酸鎂(Magnesium sulfate; MgSO$_4$)

　　早產分娩是造成新生兒腦性麻痺(Cerebral palsy)的重大危險因子之一。有早產現象的孕婦，於懷孕 24~32 週給予硫酸鎂治療，可有效保護胎兒神經以減少神經麻痺或其他運動神經問題的機率。硫酸鎂能夠降低早產兒出生後之嬰兒腦性麻痺風險，但長期使用硫酸鎂反會危害胎兒的骨骼發育，美國婦產科醫學建議短暫給予，針對 24 小時內會發生早產者使用。劑量上，目前並無明顯證據的建議，可單次注射 4g 再給予每小時 1g 的維持劑量（相隔 20 分鐘），或單次注射 6g 再給予每小時 2g 的維持劑量。

(1) 作用機轉：降低乙醯膽鹼(Acetylcholine; Ach)從運動神經末梢釋出，阻斷肌肉神經傳導，抑制中樞神經而形成抗痙攣劑，以降低早產兒出生後之嬰兒腦性麻痺風險；同時也可減少子宮收縮的頻率、強度，對早產亦有療效。

(2) 副作用：副作用與劑量有關，產婦及胎兒副作用分別如下述：

A.產婦副作用：深部肌腱反射消失、呼吸抑制、嗜睡；肌肉無力；面潮紅、低血壓；肺水腫、少尿、噁心、嘔吐。使用硫酸鎂需監測呼吸不能少於 12 次／分。

B.胎兒副作用：胎心音變異性降低。

(3) 注意事項：使用硫酸鎂需注意血中鎂濃度、呼吸次數、深部肌腱反射、尿量。中毒時可使用 10%葡萄糖鈣中和。

(4) 禁忌症：有重症肌無力、心肌受損或心臟傳導異常之孕婦禁止使用。

3. 前列腺素合成酶抑制劑(Prostaglandin synthesis inhibitors)

　　目前常使用的藥物為 Indomethacin (Inteban)，介紹於下：

(1) 作用機轉：前列腺素會刺激子宮收縮，此藥可抑制前列腺素的合成，以抑制子宮肌肉的收縮。

(2) 副作用：

A.產婦副作用：上腹疼痛、噁心、嘔吐、腸胃道出血。

B.胎兒副作用：動脈導管狹窄、羊水過少、新生兒肺高壓。

(3) 服用方式：口服、直腸給藥。

(4) 注意事項：妊娠 32 週以後不能給此藥，以免影響胎兒動脈導管的關閉。

4. **鈣離子通道阻斷劑(Calcium antagonists)**

目前常使用的藥物為 Nifedipine (Adalat)，介紹於下：

(1) 作用機轉：平滑肌之收縮有賴於細胞內的鈣離子濃度，藉由阻擋鈣離子進入肌肉的機轉，達到抑制子宮收縮與安胎的效果。可降低妊娠週數小於 34 週早產的風險與及服用藥物產生的不良反應，對於新生兒可以降低呼吸窘迫綜合症及新生兒黃疸之併發症的發生率。

(2) 副作用：孕婦易有面潮紅、眩暈、頭痛、低血壓、暫時性心搏過速、噁心。臨床上，因鈣離子阻斷劑的副作用相對 β 交感神經作用劑較少，因此可作為對 β 交感神經作用劑有不適孕婦的二線用藥選擇。

(3) 服用方式：口服或舌下給藥。

表 16-2　安胎藥物簡介

藥物類別	藥物舉例	母體副作用	潛在胎兒副作用
β 交感神經作用劑(β-adrenergic)	Ritodrine (Yutopar)	心搏過速、血壓降低、血漿容積增加、心律不整；呼吸短促、胸痛、肺水腫；噁心、嘔吐；血糖上升、血鉀下降、代謝性酸中毒等	輕度心跳速率增快、胎心音變異性增加、血糖上升
硫酸鎂 (Magnesium sulfate; $MgSO_4$)	—	深部肌腱反射消失、呼吸抑制、嗜睡；肌肉無力；面潮紅、低血壓；肺水腫、少尿、噁心、嘔吐	胎心音變異性降低
前列腺素合成酶抑制劑	Indomethacin (Inteban)	上腹疼痛、噁心、嘔吐、腸胃道出血	動脈導管狹窄、羊水過少、新生兒肺高壓
鈣離子通道阻斷劑	Nifedipine (Adalat)	面潮紅、眩暈、頭痛、低血壓、暫時性心搏過速、噁心	—

六、護理照護

（一）早產防治衛教指導

提供每日自我照顧方法，包含：

1. 每日左側臥 2~3 次，每次 15~20 分鐘。

2. 每日攝食 2,000~3,000ml 液體。

3. 避免攝食含咖啡因飲料及吸菸。

4. 避免拿重物及過度勞累。

5. 減少性活動。

6. 避免刺激乳頭，增加子宮應激性。

7. 若出現早產徵狀需盡早就醫。

8. 需定期返院檢查，直至足月分娩。

（二）協助已發生早產陣痛之孕婦接受延長妊娠之治療

1. 確認符合給予子宮收縮抑制劑的標準

   (1) 宮縮至少每 10 分鐘 1 次，每次少於 30 秒。

   (2) 胎膜完整。

   (3) 母體體溫正常。

   (4) 胎心率正常。

   (5) 子宮頸變薄少於 50%，擴張少於 3 公分。

2. 使用子宮收縮抑制劑，需注意藥物的副作用及注意事項監測。

3. 採絕對臥床休息(Absolute bed rest)：為臨床安胎常用的治療處置，採左側臥或半坐臥是最佳姿勢。臥床休息可促進子宮胎盤間血液灌注量，減少子宮頸變軟、變薄和擴張的刺激，進而延長胎兒在子宮內成熟的時間及預防早產。照護措施包括：

   (1) 注意長期臥床休息對孕婦帶來的身心壓力，包含失去控制感、疲憊、肌肉無力、痠痛、憂鬱、眩暈、活動受限、便秘等影響。

   (2) 教導患者深呼吸放鬆的技巧，以減緩其肌肉緊張。

(3) 澄清臥床休息並非躺著不動，鼓勵可做四肢關節運動，指導孕婦床上做肌肉等張運動，或藉由合適的支托物（如枕頭）墊於背部或側躺時夾於兩腿之間，以增加肌肉張力及舒適感。

(4) 教導使用床上便盆，勿忽視便意感。

4. 每日監測體溫，以評估有無感染發生。

5. 觀察有無早產的徵象：如下腹痛、持續下背痛、陰道出現血性分泌物、每小時宮縮超過 6 次以上。

6. 對治療病情穩定的孕婦，可返家休息。

（三）對無法安胎的孕婦在分娩過中促進母子的健康

當產程已無法執行安胎抑制其進展時，護理人員應協助孕婦做好下述的準備：

1. 減少麻醉劑使用，以避免危及新生兒呼吸。

2. 雖然早產兒頭比足月兒小，但因頭顱尚未成熟加上子宮頸尚未完全成熟，故生產時間不一定會比足月兒快。

3. 需等胎頭確實固定於骨盆入口，才能施行人工破水，以減少臍帶脫垂的危險性。

4. 早產兒頭顱較軟弱，生產的壓力易導致胎兒蜘蛛膜下腔出血，通常需較大的會陰切開來協助生產。

5. 分娩時需照會新生兒急救小組。

6. 出生後，需立即夾緊早產兒臍帶，以減少新生兒循環負荷現象。

（四）提供孕婦及其家屬心理支援

孕婦在安胎期間所面臨的主要壓力來源有懷孕的正常過程受到影響及胎兒的完好受到威脅、不確定自己及胎兒的狀況、不確定需安胎多久、失去控制感、時間感喪失；又因活動受限，諸多事務需仰賴他人協助，因此易產生焦慮、挫折、沮喪等情緒變化。故護理人員應隨時注意孕婦的壓力感受及反應，並給予以下護理措施：

1. 提供正確訊息，以減輕不確定感：鼓勵表達對早產之看法，傾聽並適時給予支持，說明安胎目的，針對孕婦及其家屬所提問題，提供正確訊息。

2. 解釋母體及胎兒健康評估，並陪伴接受檢查：每次裝置胎兒監視器時，主動告知孕婦胎心音與子宮收縮情形。

3. 以關懷、接受的照護態度來面對孕婦的情緒起伏、鼓勵表達內心想法，並介紹類似個案與其會談或住院安胎婦女之支持團體經驗分享，以緩解其內心不安；此外，主動了解問題、注意孕婦反應，給予心理支持及正向鼓勵，使安胎過程更為舒適。

4. 與孕婦討論並安排日常生活活動，使在有限的活動空間中增加自我控制感及減少知覺剝削感。

5. 關心孕婦配偶及家庭成員所面臨的壓力，如擔心妻子安胎情況不穩定、擔心胎兒健康、住院安胎天數的不確定、自己的工作行程因妻子住院而改變、無從獲得安胎相關醫療資訊及照顧方面等。

情境模擬教案

——•早產的照護•——

案例簡介／摘要(Abstract/Summary)

　　一位 $G_2P_1A_0$ 懷孕 25 週孕婦，突然感到下腹緊繃、陰道流出鮮血，因此立即就診。診斷為 Pregnancy at 25 weeks with threatened premature labor 辦理住院。

▶ 教案學習目標(Learning Objectives)

1. 能了解何謂早產。

2. 能說出早產徵象及症狀。

3. 能清楚早產醫療處置。

4. 能區辨早產安胎藥物之使用。

5. 能說出安胎之照護及注意事項衛教。

▶ 學生應具備的背景知識(Prerequisite Knowledge of Students)

　　運用此教案進行教學的學生，建議應完成產科護理妊娠期、待產期及分娩期之相關課程內容。

▶ 教案內容(Content)

第 1 幕

　　林小姐 G_2P_1 at 00:51 由先生陪同入急診，主訴晚上 11 點多在家突然發現陰道有中量鮮紅色出血、腹部緊繃，故至急診求診。於急診監測無壓力試驗，呈現不規則收縮，壓力：20~58mmHg，FHB：125~158bpm，醫師診

斷為 Pregnancy at 25weeks with threatened premature labor，GCS：$E_4V_5M_6$，TPR：36.7℃、83 次／分、18 次／分、BP：109/71mmHg，呼吸型態正常，無使用呼吸輔助肌，疼痛評估：1 分，跌倒評估：1 分（低風險族群），壓瘡危險因子：23 分，皮膚狀況完整，醫囑囑咐檢測 CBC/DC、WBC、BUN、Creatinine、Glucose AC（空腹）、GOT、GPT 生化、U/A。0.9% NS 500ml＋Yutopar 3amp keep 10ml/hr IV pump。林小姐顯焦慮，頻問醫師胎兒有無問題？並問安胎需注意事項。

提示問題(Guiding Questions)

1. 依據上述評估資料顯示，林小姐呈現哪些風險？

2. 為何醫師囑咐護理師抽血檢測 CBC/DC、WBC、BUN、Creatinine、Glucose AC（空腹）、GOT、GPT 生化、U/A？目的為何？

3. Yutopar 作用機轉？使用時需注意哪些事項？

4. 如何緩解林小姐焦慮？

5. 住院安胎需注意事項包含哪些？

第2幕

　　第二日，林小姐詢問護理師：「*我需要住多久呀？寶寶還好嗎？*」護理師告訴林小姐，昨日急診值班醫師做超音波掃描，表示寶寶心跳正常，目前子宮頸沒有開。林小姐主訴現衛生棉仍有微量鮮紅色出血情形且會陰部會癢，護理師告知醫師後，醫囑囑咐給予 Transamin 250mg/5ml/amp 1amp IV ST ＋q8h 使用、乙型鏈球菌細菌培養、Mycomb cream（藥膏）16g/tub 1tub EU ST、Cleocin 150mg/cap 1cap PO tid。

💡 提示問題(Guiding Questions)

6. Transamin 作用機轉？使用時需注意哪些事項？

7. 為何醫師會要做乙型鏈球菌細菌培養？乙型鏈球菌感染會對孕婦及胎兒造成哪些影響？

8. 為何醫師會開 Mycomb cream 及 Cleocin 藥物？目的為何？

第 3 幕 💟

　　第三日，林小姐表示陰道已無出血情形，無腹部緊繃感，尿液自解順暢，可於床上翻身或採舒適坐姿。主治醫師查房囑咐明天早上 6 點 hold Yutopar 3amp＋N/S 500ml 10ml/hr，兩小時後監測無壓力試驗，若無不適則可出院回家、Yutopar 10mg/tab 1tab PO qid 使用。林小姐詢問：「*我回家後有甚麼需注意的嗎？*」

💡 提示問題(Guiding Questions)

9. 何謂無壓力試驗？目的及代表意義為何？

10. 為何醫師停掉點滴 Yutopar 後，還需開 Yutopar 10mg/tab 1tab PO 使用？

11. 林小姐出院前衛教，應如何教導自我照護？

課後複習　　　　　　　　　　　　　　　　　　　　　　　　● EXERCISE

1. 林小姐，29 歲，G_1P_0，懷孕 25 週，腹部有繃緊不適感，下列的護理指導內容何者較為合適？(A)妳的症狀有可能是早產症狀，請妳趕快到醫院來　(B)若是腹部有繃緊的感覺又加上胎動明顯時，妳就應該到醫院來　(C)請先臥床休息並觀察腹部繃緊次數，若 1 小時內有 4 次或以上，應即就醫　(D)這是屬於正常的孕期假陣痛現象，只要觀察即可，不需要特別處理。

2. 給予可能早產的孕婦肌肉注射 Dexamethasone 或 Betamethasone 的目的，是為了預防胎兒發生下列何種疾病？(A)胎便吸入症候群　(B)視網膜病變　(C)呼吸窘迫症候群　(D)高膽紅素血症。

3. 有關安胎適應症敘述，何者正確？(1)子宮頸擴張 6cm　(2)羊膜腔發炎　(3) L/S ＜2 或 OD650＜0.20　(4)週數介於 20~36 週之間。(A)(1)＋(3)　(B)(2)＋(3)　(C)(1)＋(4)　(D)(3)＋(4)。

4. Ritodrine 治療孕婦早期宮縮的安胎現象，其主要副作用為？(A)低血糖　(B)反射降低　(C)心跳過速　(D)高血鈣。

5. Ritodrine (Yutopar)使用注意事項，何者正確？(1)注射前需評估血壓、脈搏、血糖、血球容積比　(2)需使用微滴輸液套　(3)需預防呼吸抑制　(4)當孕婦心跳＞120 次／分、血壓＜90/60mmHg 則需停止輸液。(A)(1)＋(3)　(B)(2)＋(3)　(C)1＋(4)　(D)(3)＋(4)。

6. 有關於硫酸鎂(Magnesium sulfate; $MgSO_4$)用於早產分娩，下列敘述何者正確？(1)可降低早產兒出生後之嬰兒腦性麻痺風險　(2)長期使用會危害胎兒骨骼發育　(3)為鈣離子通道阻斷劑　(4)解毒劑為 Inderal。(A)(1)＋(2)　(B)(2)＋(3)　(C)1＋(3)　(D)(2)＋(4)。

7. 下列哪些情境，可使用子宮收縮抑制劑來安胎？(1)胎膜完整　(2)孕婦體溫 39℃　(3)胎心率 120~140bpm　(4)子宮頸擴張 5 公分。(A)(1)＋(2)　(B)(2)＋(3)　(C)(1)＋(3)　(D)(2)＋(4)。

8. 對無法安胎可能面臨早產的產婦，下列照護措施何者敘述正確？(1)待產過程可使用麻醉鎮靜劑止痛　(2)生產時間不一定比足月兒快　(3)當胎頭 Floating，

可予人工破水　(4)使用會陰切開術。(A)(1)＋(3)　(B)(2)＋(3)　(C)(2)＋(4)　(D)(3)＋(4)。

9. 有關孕婦絕對臥床休息(Absolute bed rest)安胎治療，何者敘述正確？(1)建議採平躺臥位　(2)可促進子宮胎盤間血液灌注量　(3)可教導深呼吸放鬆技巧　(4)可下床如廁。(A)(1)＋(3)　(B)(2)＋(3)　(C)(2)＋(4)　(D)(3)＋(4)。

10. 有關安胎藥的敘述，下列何者正確？(1) Indomethacin 為鈣離子通道阻斷劑　(2) Adalat 是鈣離子通道阻斷劑　(3)妊娠 28 週以後不能給 Inteban，怕影響胎兒動脈導管關閉　(4) Adalat 可採口服或舌下。(A)(1)＋(3)　(B)(2)＋(3)　(C)(2)＋(4)　(D)(3)＋(4)。

11. 早產使用 Betamethasone 敘述，何者正確？(1)每 12 小時注射 1 劑，共施打 2 劑　(2)療程相隔 14 天以上，可再打一個療程　(3)打完第一劑後 24 小時再出生比較好　(4)可幫助胎兒肺部成熟。(A)(1)＋(3)　(B)(2)＋(3)　(C)(2)＋(4)　(D)(3)＋(4)。

12. 早產高危險群孕婦自我照顧宣導，何者正確？(1)鼓勵每日平躺臥床休息　(2)每日攝食 500~1,000ml 液體　(3)減少性活動　(4)定期返院檢查至足月分娩。(A)(1)＋(3)　(B)(2)＋(3)　(C)(2)＋(4)　(D)(3)＋(4)。

13. 下列哪些情境，不建議安胎？(1)嚴重子宮內生長遲滯　(2)胎位不正　(3)羊膜腔發炎　(4)高位破水。(A)(1)＋(3)　(B)(2)＋(3)　(C)(2)＋(4)　(D)(3)＋(4)。

14. 下列何者為真性陣痛之敘述？(1)尾骶骨出現痠痛感　(2)姿勢改變疼痛會減輕　(3)出現落紅或現血　(4)下腹呈現柔軟。(A)(1)＋(3)　(B)(2)＋(3)　(C)(2)＋(4)　(D)(3)＋(4)。

15. 林太太因早產徵象醫師開立 Ritodrine (Yutopar)來安胎，有關 Ritodrine (Yutopar)敘述，下列何者錯誤？(A)Yutopar 作用主要在活化 β_1 接受器平滑肌　(B)Yutopar 可鬆弛子宮肌肉，抑制子宮收縮　(C)心跳過速、低血壓為 Yutopar 副作用　(D)使用此藥物應監測心跳速率。

欲參考解答
請掃描 QR code 或至 reurl.cc/2ZL8p9 下載

參考文獻 ● REFERENCE

王淑芳、馮容莊、張宏江、王子芳、方郁文、江曉菁、王瑤華、潘婉琳、陳信孚、萬美麗、高美玲、黃國儀、陳淑溫、郭素珍、曾英芬、洪志秀、柯淑華、黃美荏、王佳音…潘怡如(2017)‧*實用產科護理*（八版）‧華杏。

馮容莊(2002)‧高危險妊娠護理‧偉華。[Feng, R. C. (2002). *High-risk pregnancy nursing care*. Weyfar.]

林淑玲、吳婉如(2022)‧高危險妊娠的護理‧於余玉眉總校閱，*產科護理學*（十一版）‧新文京。

Abramovici, A., Cantu, J., & Jenkins, S. M. (2012). Tocolytic therapy for acute preterm labor. *Obstet Gynecol Clin North Am, 39*(1), 77-87. doi:10.1016/j.ogc.2011.12.003

Aggarwal, A., Bagga, R., Girish, B., Kalra, J., & Kumar, P. (2018). Effect of maintenance tocolysis with nifedipine in established preterm labour on pregnancy prolongation and neonatal outcome. *J Obstet Gynaecol, 38*(2), 177-184. doi:10.1080/01443615.2017.1331340

Berkman, N. D., Thorp, J. M., Jr., Lohr, K. N., Carey, T. S., Hartmann, K. E., Gavin, N. I., & Idicula, A. E. (2003). Tocolytic treatment for the management of preterm labor: A review of the evidence. *Am J Obstet Gynecol, 188*(6), 1648-1659. doi:10.1067/mob.2003.356

Chandiramani, M., & Shennan, A. (2006). Preterm labour: update on prediction and prevention strategies. *Curr Opin Obstet Gynecol, 18*(6), 618-624. doi:10.1097/GCO.0b013e3280106228

Flenady, V., Wojcieszek, A. M., Papatsonis, D. N., Stock, O. M., Murray, L., Jardine, L. A., & Carbonne, B. (2014). Calcium channel blockers for inhibiting preterm labour and birth. *Cochrane Database Syst Rev, 2014*(6), Cd002255. doi:10.1002/14651858.CD002255.pub2

Fuchs, F., & Senat, M. V. (2016). Multiple gestations and preterm birth. *Semin Fetal Neonatal Med, 21*(2), 113-120. doi:10.1016/j.siny.2015.12.010

Illanes, S. E., Pérez-Sepúlveda, A., Rice, G. E., & Mitchell, M. D. (2014). Preterm labour: Association between labour physiology, tocolysis and prevention. *Expert Opin Investig Drugs, 23*(6), 759-771. doi:10.1517/13543784.2014.905541

Medley, N., Poljak, B., Mammarella, S., & Alfirevic, Z. (2018). Clinical guidelines for prevention and management of preterm birth: A systematic review. *Bjog, 125*(11), 1361-1369. doi:10.1111/1471-0528.15173

Roberts, W. E., Morrison, J. C., Perry, K. G., Jr., Floyd, R. C., McLaughlin, B. N., & Fox, M. D. (1995). Risk of preterm delivery from preterm labor in high-risk patients. *J Reprod Med, 40*(2), 95-100.

Scheans, P. (2012). The role of magnesium sulfate in the prevention of cerebral palsy. *Neonatal Netw, 31*(2), 121-124. doi:10.1891/0730-0832.31.2.121

Sentilhes, L., Sénat, M. V., Ancel, P. Y., Azria, E., Benoist, G., Blanc, J., & Langer, B. (2016). [Prevention of spontaneous preterm birth (excluding preterm premature rupture of membranes): Guidelines for clinical practice -Text of the Guidelines (short text)]. *J Gynecol Obstet Biol Reprod (Paris), 45*(10), 1446-1456. doi:10.1016/j.jgyn.2016.09.011

葉月珍　編著

子宮內生長遲滯及子宮內胎兒死亡

Intrauterine Growth Retardation and Intrauterine Fetal Death

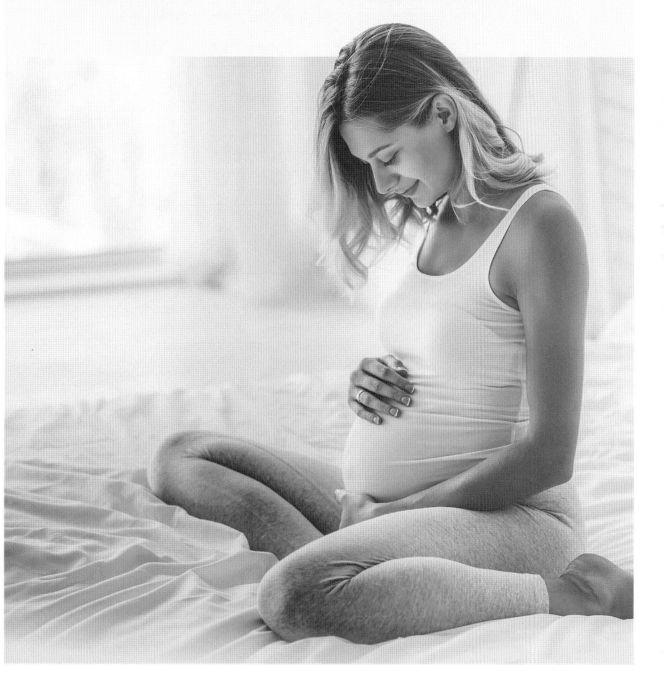

本章大網

一、子宮內生長遲滯

二、子宮內胎兒死亡

學習目標

1. 認識子宮內生長遲滯及子宮內胎兒死亡之原因及臨床表徵。

2. 了解子宮內生長遲滯及子宮內胎兒死亡之醫療處置。

3. 認識子宮內生長遲滯及子宮內胎兒死亡之護理措施。

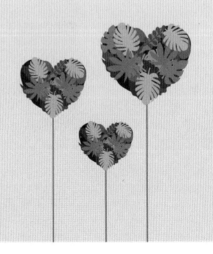

　　子宮內生長遲滯(Intrauterine growth retardation; IUGR)是指胎兒體重低於子宮內正常生長曲線的 10 百分位，無法達到預定週數的體重，胎兒生長遲滯屬於高危險妊娠之一，是由很多因素造成的。胎兒子宮內生長遲滯，通常在出生後有低體溫、低血糖、血液黏稠症及呼吸困難等現象，少部分可能出現致死畸形外，若因子宮環境不良造成缺氧現象，則會造成胎兒窘迫導致子宮內胎兒死亡(Intrauterine fetal death; IUFD)。

　　胎兒生長遲滯具有較高的周產期併發症和死亡率，是正常生長胎兒的兩倍甚至兩倍以上，所以早期診斷、早期處置能有效降低子宮內胎兒死亡之發生率。

一、子宮內生長遲滯

（一）導因

　　子宮內生長遲滯(Intrauterine growth retardation)大都是原因不明，歸納如下：

1. 母體因素：母體的病理因素導致子宮胎盤血液灌注減少，可能原因包括：
   (1) 妊娠期體重增加不足，尤其在妊娠後半期攝取 1,500 大卡／天以下的熱量。
   (2) 營養攝取不均衡：過瘦、過重、貧血。
   (3) 高齡孕婦或青少女懷孕、低社經地位。
   (4) TORCH：包括弓形蟲病(Toxoplasmosis; To)、德國麻疹(Rubella; R)、巨細胞病毒(Cytomegalovirus; C)及第二型疱疹病毒(Herpesvirus type II; H)感染，其中以巨細胞病毒感染及德國麻疹最為常見。
   (5) 妊娠高血壓(Pregnancy induced hypertension)、子癇前症(Pre-eclampsia)、晚期發生血管疾病、心臟或呼吸疾病、長期糖尿病、慢性腎臟病和嚴重貧血（如海洋性貧血）。

(6) 吸菸、酗酒、藥物成癮（如安非他命、古柯鹼、大麻、鴉片類或吸入性溶劑）。

2. 胎兒因素：包括染色體異常、侏儒症候群、先天性成骨不全症、先天心臟病、生殖泌尿道和中樞神經系統異常等。

3. 子宮胎盤因素：包括前置胎盤、胎盤早期剝離、胎盤梗塞、胎盤過小和子宮結構異常。

（二）臨床症狀與表徵

　　子宮底高度小於預估週數是最常被發現的徵兆，但會受到產婦的胖瘦、胎次、羊水的多寡，甚至膀胱膨脹的影響，所以臨床症狀非判斷生長遲滯的要件。

（三）診斷及檢查

　　診斷子宮內胎兒生長遲滯通常以懷孕 32 週為分界點，在 32 週以前出現為早發性子宮內生長遲滯(Early onset intrauterine growth retardation)，32 週以後則為晚發性子宮內生長遲滯(Late onset intrauterine growth retardation)，兩者的病理機轉及臨床意義有所差異（表 17-1），一般會先將重大先天性胎兒結構異常或染色體基因問題排除在外，再根據兩者的差異進行評估，而臨床決策也需隨之調整。

表 17-1　早發性和晚發性子宮內生長遲滯之差異

比較項目	早發性子宮內生長遲滯	晚發性子宮內生長遲滯
發生週數	小於 32 週	大於等於 32 週
發生率	0.5~1%	5~10%
病理機轉	異常胎盤形成，造成功能不良	胎盤儲備量不足
診斷條件	胎兒預估體重<3 百分位或胎兒預估體重<10 百分位，合併血流異常，包括子宮動脈搏動指數(PI)>95 百分位或臍動脈 PI>95 百分位	胎兒預估體重<3 百分位或胎兒預估體重<10 百分位，合併生長速度遲緩，或血流異常，包括中大腦動脈／臍動脈 PI<15 百分位
相關異常	較易出現臍動脈異常，及較常合併子癇前症	較易出現中大動脈異常
預後	併發症及死亡率高	併發症及死亡率低

摘自林俐玲、曾振志(2020)・胎兒生長遲緩－診斷與處置的新觀念・*中榮醫訊*，*264*，9-11。

體重過輕兒與子宮內胎兒生長遲滯

　　體重過輕兒(SGA)常與子宮內胎兒生長遲滯(IUGR)混淆，但 SGA 中有 1/4 比例的孩童仍可有較慢但正常的發育，屬於體質上較小(Constitutionally small)而已，其餘體重過小又併有母體或胎盤的病理性因素者，如有羊水過多或胎盤早期鈣化等造成慢性缺氧或營養不良者，才歸納為子宮內生長遲滯(IUGR)。

1. 出生體重低於同樣妊娠週數胎兒的第 10 百分位，為體重過輕兒 (Small for gestational age; SGA)。
2. 出生體重高於同樣妊娠週數胎兒的第 90 百分位，為體重過重兒 (Large for gestational age; LGA)。
3. 出生體重介於同樣妊娠週數胎兒的第 10~90 百分位之間，為體重適中兒(Appropriate for gestational age; AGA)。

　　胎兒發育過大或過小都是發育異常，其定義是根據胎兒發育曲線之妊娠週數及體重所決定。

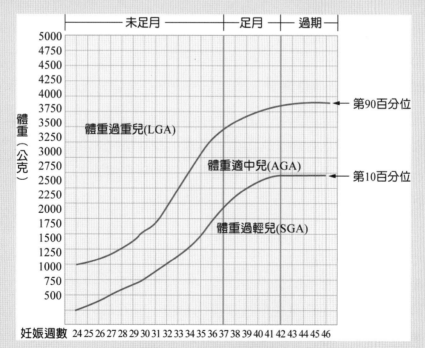

圖 17-1　胎兒發育曲線

摘自柯淑華、王佳音、李麗君(2021)·分娩期異常的護理·於高美玲總校閱，*實用產科護理學（九版）*·華杏。

　　診斷方式除了傳統的無壓力試驗(Non-stress test; NST)和胎兒生物物理學評估(Biophysical profile; BPP)之外，經由超音波杜卜勒(Doppler)檢測胎兒成長發育狀況及母體子宮動脈搏動指數(Pulsatility index; PI)來評估胎盤功能，也漸被廣泛使用，大大提升了新生兒的預後。

　　目前用來診斷胎兒生長遲滯，常用的檢查方式有下列四種：

1. 子宮底測量

　　在第 20 週以後，測量子宮體高度是從恥骨聯合到子宮底高度(Fundus symphysis distance; FSD)，臨床上所測量出的公分數值通常對應等於懷孕週數（如 28 週所測出的數值應為 28cm），亦可依據 McDonald 法則，依據子宮底高度計算妊娠週數，其計算方法為 FSD×8/7。若量到的高度較預計的週數少於 2cm 以上，則要懷疑胎兒是否為子宮內生長遲滯。

2. 超音波檢查

　　超音波診斷的三個主要標準分別為：胎頭橫徑、腹圍、大腿骨長度，利用這些數值可與成長圖比較，進而估算出胎兒的重量。胎兒腹圍是偵測子宮內生長遲滯最準確的指標，若測量的結果呈現胎兒頭部較大而腹部較瘦小的不對稱狀況，則要懷疑是否為子宮內生長遲滯。

3. 杜卜勒超音波血流速度測量

　　透過杜卜勒超音波直接測量臍帶的血流速率，若血流阻力增加與速率漸慢的變化，則要懷疑是否為子宮內生長遲滯。根據研究，在週數小於 34 週生長遲滯的胎兒，有 89%會出現杜卜勒超音波臍動脈血流異常。

　　臍動脈(Umbilical artery)和胎盤功能息息相關，可以在胎兒缺氧狀況惡化前提早出現異常的變化，所以對於早發性生長遲滯的評估較有幫助；子宮動脈(Uterine artery)的搏動指數上升，也可以預測發生早發性生長遲滯或子癇前症的風險；中大腦動脈(Middle cerebral artery)和臍動脈一起量測時，搏動指數的比值可以用來評估晚發性生長遲滯的預後；靜脈導管(Ductus venosus)和主動脈狹部(Aortic isthmus)在預測胎兒窒息或心臟功能惡化有很重要的角色，是生產時機的重要決定點。

4. 母體孕期體重增加程度

母體的體重增加變化，亦可能代表著胎兒的大小。

（四）醫療處置

一般而言，子宮內生長遲滯並沒有特別的處理方式可以改善這種情形，處置的原則會依據個案的臨床表徵來應變，具有早產風險的個案，則要及時完成糖皮質固醇類藥物之肺泡成熟藥物如迪皮質醇 Dexamethasone (Decadron)，和腦部保護藥物硫酸鎂(Magnesium sulfate; $MgSO_4$)的施打。

針對晚發性子宮內生長遲滯，則是預防勝於治療，目前沒有一個單純且有效的篩檢工具，現行的做法則是針對高風險的產婦（如有子宮內生長遲滯的病史或具子癇前症的危險因子者），於懷孕 16 週前開始給予低劑量阿斯匹靈(Aspirin)的藥物治療，期能減少胎盤功能不良造成 IUGR 的發生率。

（五）護理照護

1. 教導孕婦每天可利用早中晚三個時段，於飯後進行 1 小時的胎動觀察記錄。在 1 小時內若測到 3 次以上的胎動，代表胎兒情況良好，胎動能達 10 次以上更佳；若胎動突然減少可能是胎兒窘迫徵兆，建議立即到院進行治療及處置。

2. 鼓勵孕婦多走動或活動，以增加胎盤子宮的血流量。

3. 減輕母體的危險因素，例如妊娠合併症（妊娠高血壓、腎疾病等）。

4. 建議採高熱量飲食。

5. 依醫囑給予藥物，如連續使用少量的 Aspirin，可預防小血管栓塞，使子宮胎盤血流通暢。

二、子宮內胎兒死亡

子宮內胎兒死亡(Intrauterine fetal death; IUFD)又稱胎死腹中、死胎，是指妊娠週數大於 20 週，胎兒體重大於 500 公克，在娩出前已於子宮內死亡。IUFD 在妊娠期任何一個階段都可能發生，其發生率為 5.1/1,000。

子宮內胎兒死亡率隨著懷孕的週數增加而減少，80%的胎兒死亡發生於胎兒足月以前，發生在 28 週以前的胎兒死亡更是占了 50%以上。胎兒死亡率也會因孕婦年齡的不同而有所差異，15 歲以下的孕婦，胎兒死亡率約為 19/1,000，在 20~34 歲的孕婦為 8/1,000，年齡大於 40 歲則為 22/1,000。

（一）導因

最常見的原因為缺氧(Hypoxia)，但有 1/4 以上缺氧原因不明。發生過胎死腹中的婦女，其下一胎再發生胎兒死亡的機率較高，再次發生率大約在 10%以下。

導致 IUFD 之原因相當多，發生原因包括：

1. 胎兒本身的因素：如子宮內胎兒生長遲滯、羊水過多或過少、染色體異常、先天性畸形與胎兒水腫（免疫溶血症、重型甲型海洋性貧血）等。

2. 胎盤和臍帶的因素：如胎盤早期剝離、胎盤功能不足、前置胎盤、胎盤缺血性壞死、胎盤羊膜感染、臍帶脫出、扭結、臍帶栓塞、雙胞胎輸血症候群與胎兒母體輸血。

3. 母體的因素：如罹患妊娠糖尿病、妊娠高血壓、嚴重子癇前症、子癇症、免疫疾病，以及藥物濫用與過期妊娠等。

4. 環境因素：包括受到汙染、輻射或化學藥物的傷害；不良的飲食與生活習慣的影響，如吸菸或酗酒、服用不當的藥物，其中香菸內含有害人體氣體，包括一氧化碳、尼古丁和可丁林等，這些物質皆可穿透胎盤進入胎兒血液和羊水，造成血管收縮、缺氧和胎盤炎性反應等傷害胎兒。

5. 生產之併發症：如胎兒窘迫或是胎兒窒息等。

6. 不明原因：25~35%子宮內胎兒死亡的原因不明。一般而言，第二孕期發生原因通常不明，而第三孕期則多為臍帶因素。

（二）危險因素

根據美國婦產科醫學會臨床治療指引，危險因子包含：體重過重(BMI>30kg/m²)、高齡（>35 歲）、吸菸、母體本身有內科疾病（如腎功能異常、甲狀腺疾病、全身性紅斑性狼瘡）、妊娠高血壓、子癇前症、妊娠糖尿

病、多胞胎、胎兒異常（如染色體或基因異常）、子宮內胎兒生長遲滯、胎盤與臍帶異常、感染。

（三）臨床症狀與表徵

1. 胎兒死亡前，可能出現胎兒生長遲滯與胎動減少、胎盤血管灌流減少等情形。

2. 子宮停止增大，甚至變小。

3. 子宮底及腹圍縮小。

4. 妊娠症狀及徵象減少。

（四）診斷與檢查

1. 一般會出現胎動停止，12 小時之內胎動少於 3 次，或一整天胎動少於 10 次，或與前一天比較減少了 50%，甚至停止，表示可能有胎兒窘迫或胎兒即將死亡的狀況。

2. 超音波證實沒有胎兒心跳。

（五）醫療處置

1. 若胎兒死亡後太久，仍未娩出，產婦可能會出現瀰漫性血管內凝血 (Disseminated intravascular coagulation; DIC)或其他凝血病變，故應盡早娩出死亡的胎兒，以免造成母體出血、休克甚至是死亡。

2. 必要時給予抗生素，以預防感染。

（六）護理照護

　　目前仍然無法有效的預防胎死腹中發生，大約半數的死胎案例，妊娠時期根本沒有任何徵兆，所以很多父母是在完全沒意識到的情況下喪失胎兒，繼而出現周產期四個階段的哀傷，包括震驚休克期、尋找原因和思念胎兒期、混亂期及重整期。護理人員必須能運用專業知識及技能，及時協助產婦及其家屬：

1. 確定產婦對死產的理解程度，並詢問產婦或其家屬撫摸及擁抱胎兒的意願，以期增加對失去胎兒的現實感，有助於從「否認」的態度走出來。

2. 主動傾聽、提供照護與心理支持，以溫和言語同理其感受，接受其哭泣及抑鬱的表現。

3. 增加探視時間，觀察產婦情緒變化及產後生理變化，對不了解之處，適時提供說明與協助。

4. 安排入住安靜並遠離其他產婦的單人房間，提供支持性的環境，建議夫妻要彼此表達感受，不宜互相隱藏哀傷，並鼓勵產婦及其配偶彼此支持，以宣洩哀傷情緒。

如何預防子宮內胎兒死亡

1. 準備懷孕時即可開始補充葉酸：根據大規模的醫學研究，從懷孕前三個月到懷孕三個月，每天補充 0.4 毫克(400μg)的葉酸，可降低 40~80％胎兒神經管缺陷（如無腦症、腦膨出和脊柱裂）的發生機率，進而減少造成子宮內胎兒死亡(IUFD)的風險。

2. 治療母體的疾病：許多母體的慢性疾病，例如：高血壓、糖尿病或是甲狀腺異常，都會增加 IUFD 的發生機率，所以在懷孕之前應該進行相關的檢查，先治療疾病之後再懷孕。

3. 適度休息並調整作息：過大的工作負擔及壓力，會增加胎兒生長遲滯以及早產、流產、死產的機率，所以孕婦應該調整作息，充分的休息。

4. 避免菸、酒及毒品：以減少胎兒死亡的機會。

5. 避免接觸環境中的汙染物質：多氯聯苯和戴奧辛也可能引起胎兒死亡。

6. 注意流行性疾病：有一些傳染疾病，不但會造成 IUFD，即使胎兒存活，也會留下嚴重的後遺症，如德國麻疹。懷孕前若發現沒有德國

麻疹抗體，應該先施打疫苗後再懷孕，如果是懷孕期間，才發現沒有抗體，則在疾病流行期間，盡量避免到公共場所，以免被傳染。疑似或確診嚴重特殊傳染性肺炎(Coronavirus　disease-2019)的孕婦，則需依據疾管署公布的處理指引來接受治療及照護。

7. 注意性生活：避免多個性伴侶，或是使用保險套，以避免性病的傳染。若是發現有感染的現象，應該及早治療。

8. 按時產檢：目前全民健康保險已經提供基本的 14 次產檢給付，以期早發現問題、及早矯正，以減少 IUFD 的機會，也能確保母體的安全。

9. 重視產前教育：產前教育可以讓孕婦了解懷孕的生理變化及應注意事項，降低風險。

情境模擬教案

─•子宮內生長遲滯及•─
子宮內胎兒死亡的照護

案例簡介／摘要(Abstract/Summary)

　　一位 42 歲第三胎懷孕且患有妊娠糖尿病的吳女士，目前懷孕 37 週，今日發現整天都沒有感受到胎動，於是到診所檢查，發現胎兒已無心跳，隨後轉診醫院進行死胎引產。

▶ 教案學習目標(Learning Objectives)

1. 能說出子宮內生長遲滯及子宮內胎兒死亡之危險因子。
2. 能了解子宮內生長遲滯與胎動減少之臨床症狀。
3. 能探究子宮內胎兒死亡之原因。
4. 能衛教孕婦注意胎動。

▶ 學生應具備的背景知識(Prerequisite Knowledge of Students)

　　運用此教案進行教學的學生，建議應完成產科護理妊娠期、待產期及分娩期之相關課程內容。

▶ 教案內容(Content)

　　吳女士，42 歲，身高 156 公分，體重 87 公斤，第三胎，妊娠 37 週。於妊娠 26 週被診斷患有妊娠糖尿病，於妊娠 32 週發現血壓升高，且超音波追蹤子宮內胎兒有生長遲滯之情況。在此期間吳女士僅被告知需控制飲食，並無接受妊娠糖尿病之飲食衛教；血壓亦無每日量測之習慣，也沒有規則服用藥物控制血壓、血糖。

最近一次妊娠 37 週之產檢，血壓 160/100mmHg，飯後 2 小時血糖 180mg/dl，胎兒預估體重僅 1,980 公克。今日起床後，整天都沒有感受到胎動；傍晚到診所檢查，發現胎兒已無心跳，隨後轉診醫院進行死胎引產。

提示問題(Guiding Questions)

1. 診斷胎兒生長遲滯，常用的檢查方式有哪些？

2. 子宮內生長遲滯有哪些原因？

3. 當孕婦主訴胎動減少，應如何評估子宮內胎兒死亡的危險因子？

課後複習 ● EXERCISE

1. 子宮內胎兒生長遲滯(IUGR)是指胎兒體重低於子宮內正常生長曲線的多少百分比？(A) 10%　(B) 20%　(C) 30%　(D) 40%。

2. 子宮內胎兒死亡的定義，是指胎兒妊娠週數至少滿幾週或生產時胎兒已於子宮內死亡者？(A)16 週　(B)20 週　(C)24 週　(D)28 週。

3. 林女士 35 歲，G_1P_0，妊娠 26 週診斷為子宮內胎兒生長遲滯。現妊娠 38 週並進入分娩產程，NST 呈現良好反應(Reactive)；超音波預估胎兒體重 1,950 公克，規則宮縮，子宮頸全開，石蕊試紙試驗(Nitrazine test)呈陰性反應。此時最適當處置為下列何者？(A)持續待產　(B)進行人工破水　(C)以催產素(Oxytocin)促進產程進展　(D)安排剖腹生產。

4. 陳女士，妊娠 32 週，接受腹部超音波掃描發現胎兒身長體重與 1 個月前相同，估算約為 28 週，胎盤功能正常，所有檢查數值均在正常範圍，但陳女士體重並未增加。對此結果陳女士因焦慮而哭泣，下列何項敘述正確？(A)這是正常的誤差，請陳女士不要著急可不予理會　(B)鼓勵陳女士正常飲食及充足睡眠，並接受進一步檢查　(C)只要胎兒沒有外觀上畸形，發育遲滯沒有關係(D)胎兒體重小於妊娠週數較有利於自然生產。

5. 丁女士因孕期出血而入院治療，當確定胎死腹中，此時護理人員較適當的護理措施為：(A)讓丁女士獨處，不要去打擾她　(B)鼓勵她堅強，再接再勵懷下一胎，就會忘了這次的傷痛　(C)依丁女士意願，讓她決定是否看死產的孩子　(D)護理人員避免討論彼此間的情感反應。

6. 可能造成產婦瀰漫性血管內凝血的因素，下列何者除外？(A)胎死腹中　(B)胎盤早期剝離　(C)前置胎盤　(D)妊娠誘發性高血壓。

欲參考解答
請掃描 QR code 或至 reurl.cc/2ZL8p9 下載

林俐玲、曾振志(2020)・胎兒生長遲緩－診斷與處置的新觀念・*中榮醫訊，264*，10。

林淑玲、吳婉如(2022)・高危險妊娠的護理・於余玉眉總校閱，*產科護理學*（十一版）・新文京。

柯淑華、王佳音、李麗君(2021)・分娩期異常的護理・於高美玲總校閱，*實用產科護理學*（九版）・華杏。

黃慧琪(2021)・高危險妊娠相關疾病及其護理・於周汎澔總校閱，*產科護理學*（四版）・永大。

蕭國明(2020)・子宮內生長遲滯・*台灣週產期醫學會會訊*。
https://reurl.cc/g27NqN

顏兆熊(2003)・子宮內生長遲滯・*當代醫學，354*，320-326。

ACOG (2009). Practice Bulletin No. 102: management of stillbirth. *Obstetric Gynecol, 113*(3), 748-761.

Hu, I. J., Chen, P. C., Jeng, S. F., Hsieh CJ, Liao, H. F., Su, Y. N., Lin, S. J.,& Hsieh, W. S.(2012). A nationwide survey of risk factors for stillbirth in Taiwan, 2001-2004. *Pediatric Neonatal, 53*(2), 105-11.

Liu, L. C., Huang, H. B., Yu, M. H.,& Su, H. Y.(2013). Analysis of intrauterine fetal demise: A hospital-based study in Taiwan over a decade. *Taiwan J Obstetric Gynecol, 52*(4), 546-50.

Liu, L. C., Wang, Y. C., Yu, M. H.,& Su, H. Y.(2014). Major risk factors for stillbirth in different trimesters of pregnancy: A systematic review. *Taiwan J Obstetric Gynecol, 53*(2), 141-145.

Page, J. M., Christiansen-Lindquist, L., Thorsten, V., Parker, C. B., Reddy, U. M., Dudley, D. J., Saade, G. R., Coustan, D., Rowland Hogue, C. J., Conway, D., Bukowski, R., Pinar, H., Heuser, C. C., Gibbins, K. J., Goldenberg, R. L.,&

Silver, R. M. (2017). Diagnostic Tests for Evaluation of Stillbirth: Results from the Stillbirth. *Collaborative Research Network. Obstetric Gynecol, 129*(4), 699-706.

Sloan, E. P., Kirsh , S., & Mowbray, M. (2008). Viewing the fetus following termination of pregnancy for fetal Anomaly. *Journal of Obstetric, Gynecologic, and Neonatal Nursing, 37*(4), 395-404.

葉月珍　編著

未足月早期破水

Preterm Premature Rupture of Membranes

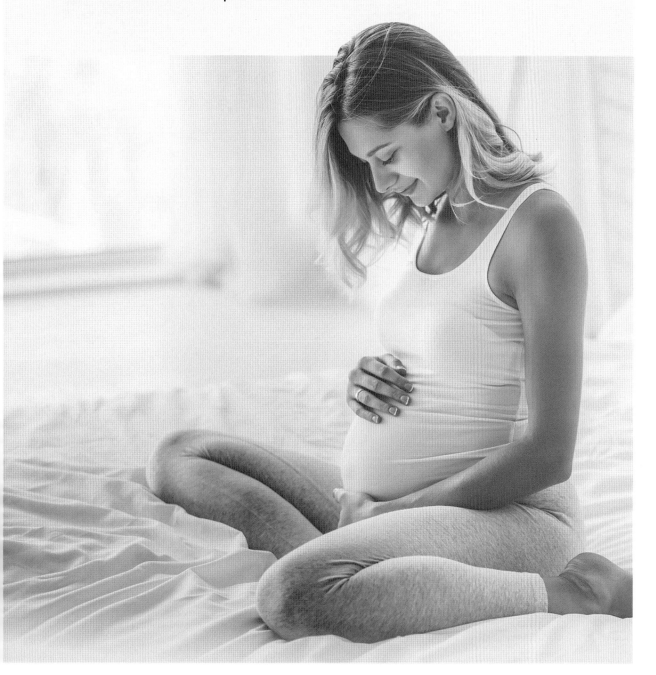

本章大網

一、導因

二、臨床症狀與表徵

三、診斷及檢查

四、醫療處置

五、護理照護

學習目標

1. 認識未足月早期破水的導因及臨床表徵。

2. 了解未足月早期破水的診斷、檢查及羊水指數。

3. 認識未足月早期破水之醫療處置及護理措施。

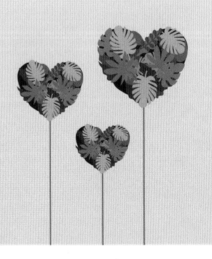

前言　Foreword ●

　　妊娠未滿 37 週羊膜自然破裂而致羊水流出，稱為早產之早期破水或未足月早期破水(Preterm premature rupture of membranes; PPROM)。未足月早期破水的發生率約為 3%，根據統計約有 1/3 的孕婦在發生破水之後，24~48 小時之內就會引發早產的現象。早期破水的處理是臨床上具有挑戰性的狀況，發生的週數對處理方式和預後影響甚鉅。感染及呼吸窘迫等併發症是早產新生兒死亡的重要原因，所以如何預防和減少早期破水後的感染和延長破水到生產之間的潛伏期，將是醫療處置上的重要議題。

　　早期破水的影響可從感染、子宮收縮和胎兒狀態此三個層面來討論：

1. 感染：懷孕時子宮腔內為相對無菌的狀態，子宮頸的黏液可阻絕陰道病菌向上感染的機會。一旦破水之後，子宮腔和胎兒即與陰道的病菌產生交通，造成感染的危險與時俱增。

2. 子宮收縮：在破水之後，前列腺素的分泌增加，導致早期子宮收縮。

3. 胎兒狀態：破水之後子宮內的緩衝保護消失，可能併發臍帶脫垂和胎盤剝離等產科急症。同時，缺少了羊水中的生長因子，破水時間拉長後也會影響胎兒的生長與成熟，長期壓迫下也可能導致肢體畸形。

一、導因

1. 目前未足月早期破水的原因尚未完全清楚，可能是因羊膜變薄，再加上子宮收縮的壓力所致。

2. 子宮腔內感染，如絨毛膜羊膜炎。

3. 子宮早期收縮。

4. 子宮頸閉鎖不全(Cervix incompetence)。

5. 羊水過多(Polyhydramnios)。

6. 多胞胎(Multiple gestation)。

7. 侵入性檢查，如羊膜穿刺。

8. 超音波下發現子宮頸長度過短。

9. 曾經做過子宮頸錐狀切片。

二、臨床症狀與表徵

　　最典型的症狀就是孕婦自述陰道流出大量的清澈液體，孕婦會覺得羊水持續地流出來，且在起身或移動的瞬間流出的更多，甚至會覺得肚子忽然變小了；亦可能伴隨產痛和陰道出血。

三、診斷及檢查

　　破水必須與尿失禁、陰道發炎和落紅(Bloody show)做鑑別診斷。通常醫師會依據產婦的症狀及情況，來選擇適合的診斷及檢查方法。茲分述如下：

1. 無菌窺陰器檢查(Vaginal Speculum)：以無菌窺陰器觀察子宮頸口，確定是羊膜破裂、羊水滲出，但若羊膜已經破裂且併發早產性宮縮時，應避免陰道檢查。

2. 石蕊試紙試驗(Nitrazine Test)：正常孕婦陰道酸鹼值(pH) 4.5~5.5，羊水 pH 7~7.5，以石蕊試紙試驗流出的液體，當顏色變為藍色，即為羊水。

3. 羊齒結晶試驗(Fern Test)：由於羊水含電解質，故羊水抹片乾燥後，於顯微鏡下可見羊齒狀結晶反應。

4. 胎兒纖維黏連蛋白(Fetal fibronectin; fFN)試驗：檢測絨毛膜所產生的胎兒纖維黏連蛋白，其可用於評估早產或懷疑破水的孕婦。

5. Actium® PROM 試驗：利用試劑檢測羊水中第一型類因素林生長因子結合蛋白(Insulin-like growth factor binding protein-1; IGFBP-1)，此試劑較不易受血液、尿液及精液的影響，其鑑別性高，若測到大量的 IGFBP-1 即為破水。

6. 超音波檢查：在破水的診斷上應做為輔助，在超音波引導下，將有顏色的染料如靛紅(Indigo carmine)注射進入羊膜腔內，觀察陰道有顏色的液體出來也是可以確定是否破水。

羊水指數

羊水是懷孕時子宮羊膜腔中的液體，由羊膜和胎兒共同製造。懷孕每個時期的羊水量不同，第一孕期羊水量較少，隨著胎兒腎臟、泌尿系統的形成，第二孕期羊水量會逐漸增加。約在妊娠 32~34 週，羊水量到達高峰，此階段約有 1,000 毫升，36 週以後又開始漸漸下降，到了 42 週時最少，大概只有 300 毫升，甚至更少。

產檢時，可藉由羊水指數(Amniotic fluid index; AFI)的測量來評估羊水量（圖 18-1），以肚臍水平線和腹白線為標誌將子宮分成左上、右上、左下和右下四個象限，四個象限的最大羊水區垂直深度之總和即為羊水指數。

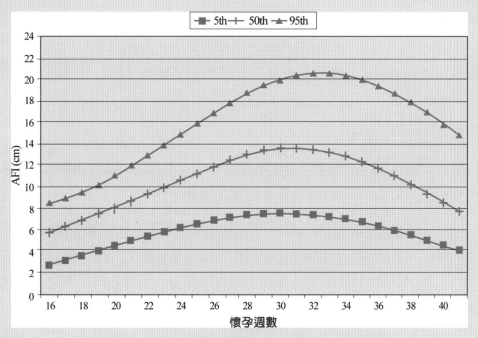

圖 18-1　正常懷孕週數與羊水指數(AFI)的關係

摘自葉長青、楊明智(2013)·早期破水·*台灣周產期醫學會會訊，2023*，2-5。

　　AFI 在 8~24cm 範圍之內屬於正常，AFI≥25cm 診斷為羊水過多 (Polyhydramnios)，其中，AFI 在 25~35cm 為輕度羊水過多，36~45cm 為中度羊水過多，>45cm 為重度羊水過多；AFI≤5cm 診斷為羊水過少(Oligohydramnios)，≤8cm 為羊水偏少。

　　羊水深度也可作為評估標準，以超音波測量單一最大羊水池的垂直深度，羊水深度 3~7cm 為正常羊水量，≤2cm 表示羊水過少，≥8cm 表示羊水過多。

四、醫療處置

　　一般破水的處理原則可分為三個層面，即周產期感染 (Perinatal infection)、子宮收縮(Uterine contraction)和胎兒狀態(Fetal well-being)，如圖 18-2 所示，若是足月、子宮腔內感染、臍帶脫垂、胎盤剝離和胎兒窘迫，不論週數則應直接考慮生產。醫療處置方式依據週數的不同，在處理上也會有所差異，詳述如下：

（一）24 週之前破水

　　如果在胎兒可存活之前就發生早期破水，其中 40~50%的孕婦會在破水 1 週內生產，大約 70~80%會在破水 2~5 週內生產。

　　妊娠週數小及羊水過少，都會導致肺部發育不良，在妊娠 24 週前破水的胎兒，大約 10~20%會有肺部發育不良的問題，造成高致死率；若是懷孕週數超過 23~24 週，肺泡開始慢慢發育，因此肺部發育不良造成的致死比例也隨著週數上升而下降。

　　新生兒在妊娠 24 週之前的存活率低，加上可能面對的併發症，孕婦也可能因為破水面臨感染的風險，因此若在 24 週之前破水，不建議安胎，孕婦可以選擇繼續觀察或者中止妊娠。

（二）24~34 週期間破水

如果孕婦在 24~34 週期間發生破水，建議安胎，給予的處置包括住院臥床休息，並接受詳細檢查，如全血液檢查(CBC)、尿液分析、測量羊水中之卵磷脂與抱合髓磷脂之比值(Lecithin/Sphingomyelin; L/S ratio)及前列腺素值(Prostaglandin; PG)。如果無子宮內感染則繼續懷孕，並視情況予以抗生素、安胎藥及類固醇；妊娠超過 34 週以上(Late preterm)，則準備提早生產，以降低新生兒的感染風險。但不論妊娠週數，若確認已子宮內感染，需立刻以抗生素治療，並考慮在 4~8 小時內將胎兒娩出。

另外，需定期監測是否有感染徵象，如發燒、白血球和 C 反應性蛋白(CRP)上升等，並可進行陰道子宮頸細菌培養，包括一般培養和乙型鏈球菌(Group B *Streptococcus*; GBS)培養篩檢。可同時給予抗生素預防乙型鏈球菌感染，如廣效性抗生素 Ampicillin 合併 Erythromycin，以降低新生兒感染風險。

早產性宮縮時應避免陰道檢查，綜合評估週數、胎兒大小給予安胎藥物控制子宮收縮，並密切觀察宮縮狀況，雖然安胎可以延後胎兒出生的週數，但也可能增加感染的風險。

對於懷孕 26~36 週無子宮內感染的孕婦，可給予類固醇注射來促進胎兒肺部成熟。類固醇的劑型為 Betamethasone 12 mg IM qd，共 2 劑，或 Dexamethasone 6 mg IM q12h，共 4 劑。妊娠不足 32 週則可給予硫酸鎂(Magnesium sulfate; $MgSO_4$)，保護胎兒神經系統，但 $MgSO_4$ 不建議長期使用（大於 7 天），因可能造成新生兒的低血鈣和骨骼發育異常。另可施行羊水灌注(Amnioinfusion)，以導管將羊水注入子宮，可以減少胎兒壓迫、改善臍帶血流、延長潛伏期和降低新生兒感染機率等。

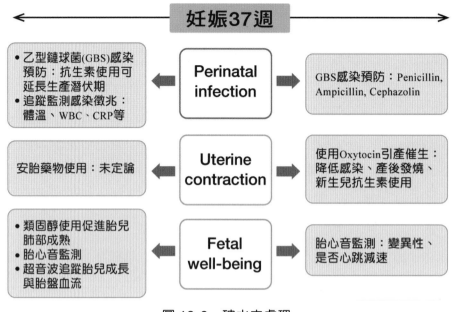

圖 18-2　破水之處理

摘自葉長青、楊明智 (2013)・早期破水・*台灣周產期醫學會會訊，2023*，2-5。

五、護理照護

1. 提供安靜舒適環境，空氣流通，保持被單乾淨平整，協助孕婦清潔，如更衣、擦澡等。

2. 觀察孕婦陰道分泌物及羊水流出的顏色、氣味、性狀及流出量，每次如廁後沖洗會陰，保持乾淨清潔預防感染，由前往後擦拭並勤換棉墊及洗手。

3. 絕對臥床休息並告知其重要性，教導做適當的床上肢體活動及肌肉等長運動。

4. 避免用力解便、便祕、腹瀉、脹氣、憋尿、久坐、久站等，易造成子宮收縮的刺激。

5. 監測評估生命徵象，尤其是體溫變化；及觀察羊水流出與子宮收縮情形，禁止陰道內診。

6. 監測胎心音、胎動、胎盤功能等，以評估胎兒生長發育情形。

情境模擬教案

─• 未足月早期破水的照護 •─

案例簡介／摘要(Abstract/Summary)

吳女士懷孕 23 週，發現有液體由陰道流出，因此立即至醫院就診。經石蕊試紙檢測為陽性反應，現入院安胎中。

教案學習目標(Learning Objectives)

1. 了解與未足月早期破水有關的母體與胎兒的危險因子。
2. 了解與未足月早期破水有關的照護。

學生應具備的背景知識(Prerequisite Knowledge of Students)

運用此教案進行教學的學生，建議應完成產科護理妊娠期、待產期及分娩期之相關課程內容。

教案內容(Content)

吳女士 G_1P_0，懷孕 23 週，凌晨 1 點自覺有液體由陰道流出，至醫院產房檢查，予石蕊試紙檢測為陽性反應，經醫師超音波檢查結果預估身體體重(Estimate body weight; EBW)為 534~557 公克，乙型鏈球菌(Group B *Streptococcus*; GBS)培養篩檢結果陰性，入院安胎治療中。

提示問題(Guiding Questions)

1. 如何鑑別破水與尿失禁？
2. 吳女士未足月早期破水建議的處置方式為何？
3. 吳女士因早期破水擔心羊水不足，若您是護理師該如何回應？

課後複習 ● EXERCISE

1. 陳太太懷孕 32 週出現早期破水，如胎兒出生容易發生什麼問題？(A)心臟及循環問題　(B)吸吮、吞嚥及呼吸協調之問題　(C)泌尿功能問題　(D)肌肉骨骼問題。

2. 妊娠 26~34 週發生早期破水，無感染現象的孕婦，醫囑予何種藥物以促進胎兒肺成熟？(A) Ritodrine　(B) Indomethacin　(C) Betamethasone　(D) Nifedipine。

3. 李女士有羊水過多情形，身為護理人員預期李女士容易出現的現象，不包括下列哪一項？(A)早期破水　(B)呼吸困難　(C)原發性子宮乏力　(D)子宮破裂。

4. 李太太妊娠 30 週，G_1P_0，今日上午突感子宮收縮痛頻繁，到院診察。經評估發現李太太約 8 分鐘規律收縮一次，收縮持續時間約 5~15 秒，無壓力試驗呈陽性反應，陰道無出血，陰道分泌物羊齒試驗呈陰性反應，胎心率正常。有關李太太之狀況，下列敘述何者正確？(A)胎膜完整，為早發性分娩　(B)胎兒有窘迫現象，予以子宮收縮抑制劑　(C)為假性陣痛，予以心理支持　(D)為早期破水，予以硫酸鎂安胎。

5. 有關孕婦合併早期破水的處置，下列敘述何者錯誤？(A)懷孕 26~36 週之無感染孕婦可給予 Betamethasone　(B)懷孕 34~36 週者需確認胎兒的成熟度，一旦胎兒成熟，即可引產　(C)易發生胎心音變異性減速，一般會考慮剖腹產 (D)確認已感染，則立即以抗生素治療，並立刻引產。

欲參考解答
請掃描 QR code 或至 reurl.cc/2ZL8p9 下載

王俊凱、蘇河仰(2017)．妊娠合併胎兒羊水量過少．*台灣周產期醫學會會訊，224，*2-4。

林淑玲、吳婉如(2022)．高危險妊娠的護理．於余玉眉總校閱，*產科護理學*（十一版）．新文京。

柯淑華、王佳音、李麗君(2021)．分娩期異常的護理．於高美玲總校閱，*實用產科護理學*（九版）．華杏。

黃慧琪(2021)．高危險妊娠相關疾病及其護理．於周汎澔總校閱，*產科護理學*（四版）．永大。

葉長青、楊明智(2013)．早期破水．*台灣周產期醫學會會訊，202，*2-5。

謝孟樺、吳秀美(2013)．協助一位初產婦妊娠中期早期破水予羊水灌注住院安胎之照護經驗．*長庚護理，24*(4)，333-453。

ACOG (2007). ACOG Practice Bulletin No. 80: Premature rupture of membranes. Clinical management guidelines for obstetrician-gynecologists. *Obstetrics and Gynecology, 109*(4), 1007-1019.

Medina, T.,& HILL, A. (2006). Preterm Premature Rupture of Membranes: Diagnosis and Management. *American Family Physician, 73*(4), 659-664.

van der Ham, D. P. , Vijgen, S. M,, Nijhuis, J. G., van Beek, J. J., Opmeer, B. C., & Mulder, A. L. (2012). Induction of labor versus expectant management in women with preterm prelabor rupture of membranes between 34 and 37 weeks: A randomized controlled trial. *PLoS medicine, 9*(4), e1001208.

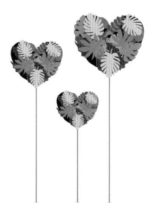

葉月珍　編著

產後出血

Postpartum Hemorrhage

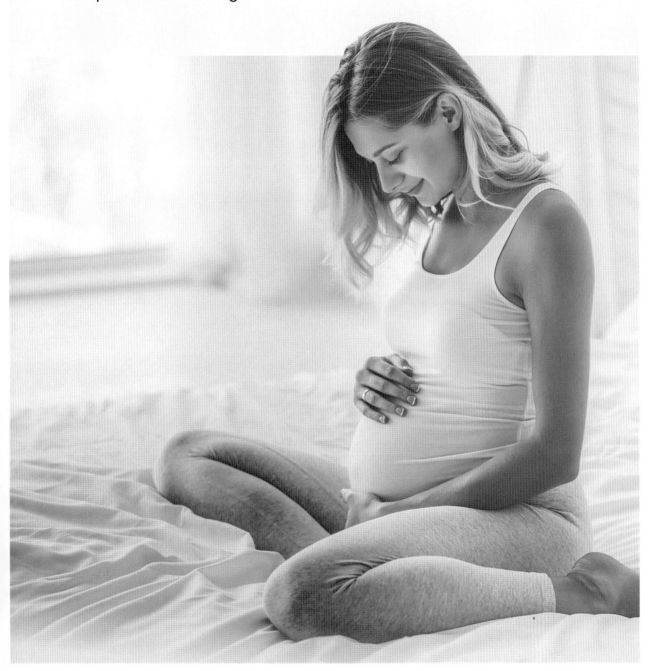

本章大綱
一、早期產後出血
二、晚期產後出血
三、產後出血的護理照護

學習目標
1. 認識產後出血的分類及導因。
2. 了解產後出血的臨床表徵。
3. 認識產後出血之醫療處置及護理措施。

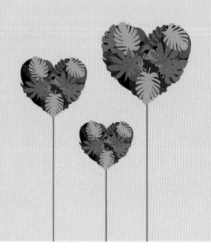

　　產後出血(Postpartum hemorrhage; PPH)為婦女產後死亡原因的第一名，是產科嚴重的急症之一，可發生於陰道自然產及剖腹生產。根據世界衛生組織(WHO)統計，全世界有 1/4 的產婦因產後出血而死亡，建議應盡早為產後婦女進行產後子宮張力評估，以早期發現子宮張力不全，避免產後出血的發生。

　　一個正常分娩的產婦出血量約 300~500ml，由於胎盤剝離後，開放的血管或子宮收縮不良等因素而異常大量出血，一般而言陰道分娩後出血量超過 500ml 或剖腹產後出血量超過 1,000ml，即可稱為產後出血。依其發生的時間可分為早期產後出血及晚期產後出血。

一、早期產後出血

　　早期產後出血(Early postpartum hemorrhage)為發生於產後 24 小時內的出血，總出血量超過 500ml，最常見的發生時間為產後 2 小時內，大多發生在胎盤未娩出及胎盤剛娩出時，故又稱立即性產後出血(Immediate postpartum hemorrhage)或是原發性產後出血(Primary postpartum hemorrhage)。早期產後出血主要原因是子宮張力不全、產道撕裂傷及血腫，分別說明於下。

（一）子宮張力不全

　　子宮張力不全(Uterine atony)為子宮肌肉收縮不足，又稱「子宮遲緩」，於胎盤剝離時，因子宮肌肉張力不足，導致子宮肌肉中的血管竇和血管間隙無法閉合，而發生出血現象，是早期產後出血最常見原因。

◎ 導因

1. 子宮過度膨脹：如多胞胎、胎兒過大、子宮肌瘤、羊水過多等，導致子宮纖維被過度拉扯而鬆弛，使產後收縮力不足而出血。

2. 待產及生產因素：生產時間過長（產程超過 24 小時）、引產或催產素 (Oxytocin)的劑量增加導致子宮過度收縮或急產（產程少於 3 小時）。

3. 使用影響子宮收縮的藥物：如麻醉藥（尤其 Halothane）、止痛劑、硫酸鎂 ($MgSO_4$)、鈣例子阻斷劑（如 Nifedipine）。

4. 子宮異常：曾接受子宮手術，或是子宮內翻、子宮外翻。

5. 胎盤異常：前置胎盤或胎盤早期剝離、人工剝離胎盤、胎盤碎片殘留等。

6. 產後初期過度按摩，造成子宮肌肉疲乏。

7. 膀胱過度脹滿，使子宮收縮不良。

8. 產婦本身的因素：高齡產婦或經產婦（五胎以上）、肥胖、妊娠誘發性高血壓、凝血功能異常、貧血、營養不良、子宮內感染、曾發生產後出血。

◎ **臨床症狀與表徵**

1. 陰道出血增加：惡露量過多是最明顯的症狀，常發生在產後 1 小時內出血浸濕整片產墊，且施壓於子宮時，有大量血塊和鮮血從陰道排出。

2. 子宮底不易固定，子宮大且柔軟、宮底位置上升，按摩子宮時，子宮會呈現堅硬狀態，停止按摩時便失去張力。

3. 產婦會感到一陣眩暈、空氣饑渴(Air hunger)、呼吸困難、噁心嘔吐、不安、口渴，隨著出血量增加會出現休克症狀，如冰冷、嘴唇發紺、皮膚蒼白、脈搏快而弱、血壓下降、呼吸表淺急促、嗜睡、昏迷等。

◎ **醫療處置**

1. **維持子宮收縮**

    (1) 子宮按摩：子宮收縮不良時首要按摩子宮，一直到子宮底變硬。按摩子宮的方法有：

    A.腹壁子宮底按摩法（圖 19-1）：按摩時一手固定於恥骨聯合上方，以固定子宮下段，另一手則溫和環形按摩子宮。

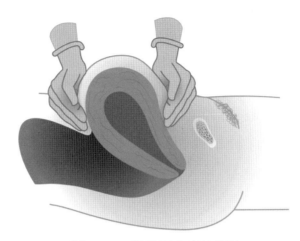

圖 19-1　腹壁子宮底按摩法

B.雙手壓迫子宮法(Bimanual compression)（圖 19-2）：常用於給予子宮收縮劑或施行腹壁子宮底按摩法後，子宮仍無法變硬時。此法為一手從腹部按摩子宮，另一手戴手套深入陰道內，與子宮後壁接觸後，手握拳頭並用指關節按摩子宮前壁，移除殘留在子宮的胎盤或血塊。

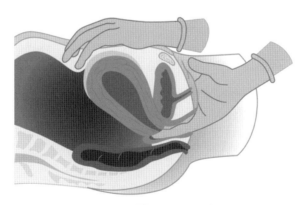

圖 19-2　雙手壓迫子宮法

(2) 給予子宮收縮劑：如果子宮按摩無效時，則依醫囑給予子宮收縮劑：

　　A.催產素(Oxytocin, Pitocin, Piton-S)：將 10U 的 Pitocin 加入 1,000ml 的乳酸林格氏液或是生理食鹽水中，以 10ml／分鐘的速度靜脈滴注，不可未經稀釋而直接靜脈注射，以免造成子宮張力過強、痙攣甚至是子宮破裂。

B. 麥角鹼類藥物 (Ergonovine)：採肌肉注射或是靜脈注射 Methylergonovine meleate (Methergine)，其可能造成血管收縮使血壓上升，所以禁用於高血壓的產婦。

C. 前列腺素(Prostaglandin)：當上述兩種藥物皆未能控制產後出血時，可肌肉注射或是靜脈滴注前列腺素 $F_{2\alpha}$、E_2（如 Dinoprostone）、E_1（如 Misoprostol），必要時可合併用藥。

🐸 催產素

催產素(Oxytocin, Pitocin, Piton-S)又稱縮宮素，是一種腦下垂體後葉所釋放的荷爾蒙，可促進子宮收縮和刺激乳腺分泌乳汁。

◎ **藥理作用**

1. 興奮子宮：增強子宮收縮力，加快收縮頻率。其收縮強度取決於所用劑量及子宮生理狀態。

2. 小劑量加快宮底節律性收縮，有利胎兒娩出；大劑量引起子宮強直性收縮，用於產後止血。

◎ **藥物動力學**

1. 注射高劑量的催產素會造成低血壓(Hypotension)。

2. 催產素於腸胃道中易被破壞，因此口服無效。

◎ **用法用量**

1. 用於誘導分娩：3IU (0.3ml)予皮下或肌肉注射，按需要，每隔 20~30 分鐘可再同量使用或將 10IU (1ml)加入 1,000ml 5%葡萄糖或生理食鹽水中，予以稀釋，以每分鐘 15 滴由靜脈輸入。

2. 用於止血：0.6~2IU (0.06~0.2ml)加入 3~5ml 生理食鹽水中稀釋，緩慢靜脈注射。

◎ **適應症**

催產及減少產後出血。

◎ **副作用**

可能有噁心、疲倦、腹痛、頭痛等現象。偶爾會有抗利尿作用、短暫性水中毒、頭痛、噁心、胎兒心跳減慢、胎糞汙染羊水、胎兒窒息、子宮壓力過高、強直性收縮或破水。

◎ **禁忌**

胎頭與骨盆不對稱、前置胎盤、胎盤早期剝離、高滲透性子宮收縮、子宮破裂、胎兒窘迫。

◎ **護理考量**

1. 給予藥物前，必須小心監測胎兒心跳率、宮縮壓力及血壓，視個別反應調整劑量。

2. 有心血管疾病之產婦，必須使用濃度較高之溶液，並維持較少滴注容量。

2. **維持正常的循環血量及電解質平衡**

(1) 瞬間急性大量出血時流失的是全血，所以應補充新鮮全血(Fresh whole blood)，以避免發生貧血或休克。

(2) 在血液尚未備妥之前先給予靜脈輸液，可使用乳酸林格氏液或是生理食鹽水，以維持循環血量，預防低血容性休克。

3. **手術處置**

(1) 子宮動脈栓塞術(Uterine arterial embolization; UAE)：若仍出血不止，為了保留產婦子宮，以剖腹手術進行子宮動脈栓塞術來控制出血

(2) 子宮切除術(Hysterectomy)：若上述方法都無效時，需立即進行緊急剖腹手術切除子宮，以挽救產婦生命。

（二）產道撕裂傷

產道撕裂傷(Laceration of birth canal)主要是胎兒經由陰道生產後，造成陰道、會陰或子宮頸的裂傷出血，是產後出血第二常見的原因。

表 19-1　會陰撕裂傷分級

等　級	範　圍
第一度	裂傷部位包括會陰皮膚、黏膜層
第二度	裂傷部位從會陰皮膚、黏膜層延伸到會陰肌肉
第三度	裂傷部位從會陰皮膚、黏膜層、肌肉擴及至肛門括約肌
第四度	裂傷部位從皮膚開始，延伸通過肛門的黏膜層深及至直腸

◎ **導因**

1. 胎兒過大。

2. 子宮頸未完全擴張而強行將胎兒從陰道娩出。

3. 急產。

4. 分娩時使用產鉗或真空吸引接生。

5. 會陰切開不夠大。

◎ **臨床症狀與表徵**

子宮收縮良好呈堅硬狀，陰道卻仍有持續鮮紅色大量的血液流出。

◎ **醫療處置**

1. 確定出血原因及部位後，醫師進行撕裂傷的縫合。

2. 在縫合處用紗布壓迫止血 24 小時，紗布取出後需注意是否有出血情形。

3. 給予軟便劑，以預防因便祕而用力排便，導致縫合傷口裂開。

（三）血腫

血腫(Hematoma)可能發生於會陰、大陰唇及會陰直腸區，由於軟組織快速出血產生瘀血的腫塊，常發生於外表沒有撕裂傷口的組織，產婦會感覺會陰部劇烈的抽痛和壓迫感。如果產婦循環血量減少，而有血壓下降或是心跳

過速等生命徵象改變時，應懷疑是否有血腫形成；如果完全沒有惡露流出，也可能是陰道內有血腫塊形成，而逐漸擴大的血腫塊可能堵住了陰道口，使惡露無法排出。

◎ **導因**

　　生產時造成軟組織損傷，其原因可能與胎兒過大、多胎妊娠、子宮頸未全開而強行陰道生產、急產，或是生產時使用催產素、生產器械（如產鉗或真空吸引器）有關。

◎ **臨床症狀與表徵**

　　宮縮硬、宮底位置正常，陰道水腫、血液堆積到會陰部皮下組織，使會陰外觀發紅、壓痛、發熱及腫脹瘀血。

◎ **醫療處置**

1. 依醫師指示，24 小時內冰敷之後採溫水坐浴。

2. 較小的血腫通常可以自行吸收，若血腫增大，則必須將血腫部位切開引流後修補，再以紗布加壓止血，並記錄其範圍大小。

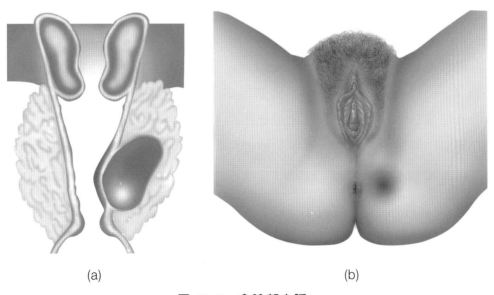

(a)　　　　　　　　　　　　　　　(b)

圖 19-3　會陰部血腫

3. 產後如果子宮底收縮良好，但仍有出血過量的情形，可能是會陰、子宮頸或產道撕裂傷，必須詳細檢查及評估，常見的處理方式請見表 19-2。

表 19-2　產道損傷的種類及處置

損傷種類	醫療及護理處置
血腫	1. 產後 24 小時內教導局部冰敷，24 小時後可以熱敷以幫助自行吸收 2. 視情況，切開血腫處引流血液，並以紗布壓迫止血 24~48 小時，如仍無法止血則需結紮出血血管
子宮頸和產道撕裂傷	因為子宮頸和產道撕裂傷一般是無法直接看到的，如果產婦主訴骨盆及會陰直腸部位的劇烈疼痛，或有生命徵象改變、膚色改變及瘀青等變化，需注意可能是隱匿性的產後出血： 1. 子宮頸撕裂傷：一般醫師會給予產婦全身麻醉，再進行修補 2. 產道撕裂傷：因為組織非常脆弱修補不易，因此會在縫合處以紗布壓迫止血 24 小時，需記錄加壓時間、紗布數量、取出時間、傷口狀況等，並注意有無再出血及感染徵兆
會陰撕裂傷	不論程度輕重，通常會進行會陰修補，此時以避免傷口感染及止痛為主要目標，不可給予灌腸或肛門塞劑使用，盡量採低渣飲食並多喝水，以預防便祕

摘自蕭仔伶(2022)．產褥期合併症的護理．於余玉眉總校閱，*產科護理學*（十一版）．新文京。

二、晚期產後出血

　　晚期產後出血(Late postpartum hemorrhage)又稱為遲發性產後出血(Delay postpartum hemorrhage)，為發生於產後 24 小時至產後 6 週內的出血，最常發生於產後第 6~10 天。出血發生的比率約為 1/1,000。發生的原因主要是子宮復舊不全和胎盤碎片殘留，其中胎盤碎片殘留為晚期產後出血主因。

（一）子宮復舊不全

　　一般產後子宮收縮良好，會讓宮底的高度每天下降 1 公分或是一橫指，在 10~14 天時會降至到骨盆腔內，便無法從腹部觸診到子宮底。而子宮復舊不全(Uterine subinvolution)是指產後子宮因為收縮欠佳而無法回復到原來大小及形狀，所以子宮較大、較軟，導致持續的紅惡露及血塊產生。造成子宮復舊不全常見的原因是胎盤碎片殘留或骨盆感染。

◎ **臨床症狀與表徵**

1. 持續出現紅惡露。

2. 出現不規則且量多的無痛性子宮出血。

3. 子宮較正常大且柔軟。

4. 出現骨盆疼痛及骨盆下墜感。

5. 腰酸背痛、疲勞不舒適。

6. 產後 14 天後腹部仍可觸摸到子宮底。

◎ **醫療處置**

1. 口服 2~3 天子宮收縮劑（如 Ergonovine 或 Methergine），一天 4 次，以促進子宮收縮。

2. 若有明顯感染的情形，則給予抗生素治療。

（二）胎盤碎片殘留

胎盤碎片殘留(Retained placental fragments)係指在第三產程時，部分胎盤未完全娩出而殘留於子宮內，這些殘留碎片很大時，會阻礙子宮收縮，引起產後出血。胎盤碎片殘留也是早期產後出血的原因之一，但其還是造成晚期產後出血最主要的原因。

◎ **導因**

1. 胎盤與子宮壁尚未分離前，過早人工剝離胎盤或用力拉扯胎盤。

2. 胎盤異常：包括植入性胎盤、穿入性胎盤、副胎盤（指在主胎盤旁邊的胎膜內有 1 個或數個胎盤小葉的發育）及前置胎盤。

3. 產後子宮收縮無力，造成胎盤無法完全娩出，滯留在子宮內。

◎ **臨床症狀與表徵**

當殘留碎片很大時，會立即發生產後出血的現象，如果碎片較小時可能會在產後 6~10 天才會突然大量出血。

◎ 醫療處置

1. 若胎兒狀況良好，無急速娩出之必要時，不得任意擠壓子宮，宜使胎盤自然剝離。

2. 胎盤剝離後，應檢查胎盤的完整性，若胎盤碎片殘留在子宮時，以手伸入子宮腔內掏出殘留的胎盤組織（圖 19-4）。

3. 腹部按摩法：一手從恥骨聯合上方向上托起子宮，另一手置於子宮底部，拇指在前，其餘四指在後，有節律地進行按摩，同時間斷用力擠壓子宮，使積存在子宮腔內的血塊及時排出（圖 19-5）。

4. 陰道按摩法：腹部按摩無效時應及時改用此法。一手握拳置於陰道前穹窿擠壓子宮前壁，另一手在子宮體部按摩子宮後壁，此法可刺激子宮收縮，並能壓迫子宮血竇，持續 15 分鐘。手術前需先擠出子宮腔內凝血塊，注意無菌操作及陰道內的手壓力不可過大（圖 19-6）。

5. 子宮刮除術：刮除無法自然剝離的較大胎盤殘留碎片。

6. 子宮切除術：上述方法皆無法完全清除胎盤碎片或持續出血時，必須進行子宮切除術。

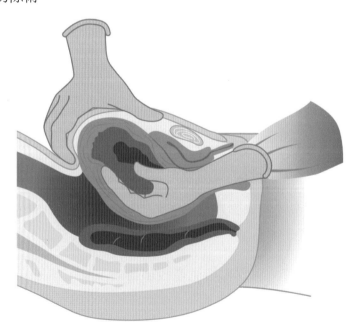

圖 19-4　掏出殘留的胎盤碎片組織

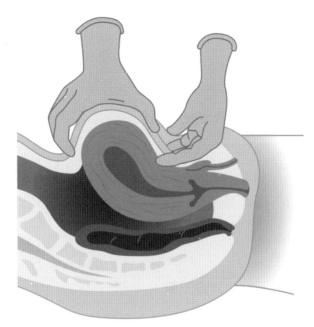

圖 19-5　腹部按摩法

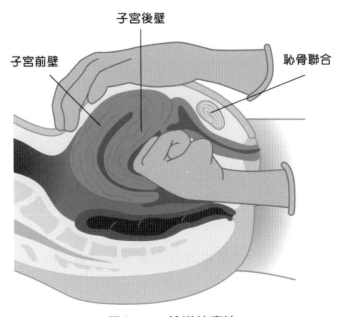

子宮後壁

子宮前壁

恥骨聯合

圖 19-6　陰道按摩法

三、產後出血的護理照護

（一）產後護理評估

1. 護理人員應仔細監測產婦生命徵象的變化，及早觀察是否產後出血：產後 1 小時評估出血的護理標準為每 15 分鐘測量一次生命徵象，共四次，接著的 2 小時，每 30 分鐘測量一次生命徵象，之後的 4 小時，每小時測量生命徵象。

2. 惡露量的評估：一般一塊產墊全濕相當於 60~100ml 的惡露量。如果 15 分鐘便完全浸透一塊產墊，或 1 個小時完全浸透一塊以上的產墊，則可能為產後出血。

3. 觀察嘴唇和口腔黏膜是否呈現粉紅色，可壓迫產婦的指甲，評估是否循環足以將血液充盈至周圍皮膚組織。

4. 評估子宮底張力：產後 24 小時的子宮應該是堅硬的球體，宮底高度應在肚臍中線位置摸到，如果子宮收縮不佳、觸感柔軟、位置不固定，則會有不斷出血的情形

5. 評估膀胱：子宮底的高度如果在肚臍之上或偏向一邊，可能會妨礙子宮收縮，造成產後出血，告知產婦產後應每 2 小時排空膀胱一次。

6. 教導產婦及家屬觀察產後出血的徵象，如發生出血過量情形時，應立即告知醫護人員，並即刻按摩子宮。

（二）矯正出血

1. 讓產婦能盡速躺下，因為臥床的姿勢可增加靜脈輸液回流和維持心輸出量，若產婦血循減少時，協助其抬高床尾 30 度，同時應配合氧氣面罩 6~8L/min 給予。

2. 若產後出血，依醫囑立即補充液體容積，可使用乳酸林格氏液、全血或血漿，使每小時尿量至少維持 30ml，以維持足夠循環血量，預防低血容積性休克。

3. 依醫給予靜脈滴注子宮收縮劑，並評估子宮肌肉收縮及宮底高度。

4. 一般會視情形進行抽血檢查產婦之血紅素、血比容和交叉試驗等，為可能的輸血做準備，並隨時準備點滴輸液。

5. 若是產道撕裂傷，協助醫師檢查產道或修補裂傷，並以紗布加壓止血；若為纖維蛋白酶原(Fibrinogen)缺乏，則給予新鮮冷凍血漿(Fresh frozen plasma; FFP)，以增加血中纖維蛋白酶原含量。

（三）提供衛教並予情緒的支持

1. 協助並教導產婦正確的子宮按摩。

2. 給予有關子宮復舊的過程和惡露的變化，及會陰護理的指導。

3. 教導有關產後出血和症狀，及需立即就醫的狀況。

4. 教導時常更換產墊，避免細菌生長。

5. 為降低焦慮及害怕，應讓產婦和家屬隨時得知目前的狀況及處理過程。

6. 提供機會給產婦問問題，並鼓勵說出內心感受。

7. 護理人員應隨時敏銳觀察產婦的語言及非語言的暗示、行為表現、主訴等，以了解產婦及家屬的焦慮反應。

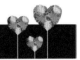

情境模擬教案

─●產後出血的照護 ●─

案例簡介／摘要(Abstract/Summary)

　　一位 25 歲懷第二胎的吳女士,懷孕 39 週,凌晨因陰道有液體流出,由家屬陪同進入產房,當天陰道分娩一女嬰,隨後陰道出現大量出血,醫師向家屬說明病情,若無法控制產後出血,可能需進行子宮切除或以動脈血管栓塞術治療。

▶ 教案學習目標(Learning Objectives)

1. 能了解早期和晚期產後出血造成的原因和護理處置。

2. 能了解低容積休克的護理及處置。

3. 能了解子宮復舊不全的原因及護理。

▶ 學生應具備的背景知識(Prerequisite Knowledge of Students)

　　運用此教案進行教學的學生,建議應完成產科護理妊娠期、待產期及分娩期之相關課程內容。

▶ 教案內容(Content)

　　吳女士,25 歲女性,懷孕 39 週又 3 天,育有一子,此次為第二次懷孕(G_2P_1),平時身體健康,沒有藥物和食物過敏史、沒有肝炎等傳染病史,懷孕期間皆規律產檢,無發現異常狀況。凌晨因陰道有液體流出,由家屬陪同進入產房,護理人員予以裝置胎心音宮縮監視器,顯示子宮沒有規律收縮,內診子宮頸口開 4 公分,子宮頸變薄程度(Effacement) 60%,胎頭位置位於兩坐骨棘上 1 公分(Station: -1),石蕊試紙試驗陽性,因子宮沒有規律收縮,故

依醫囑予催產素(Pitocin) 5U 加在乳酸林格氏液(LR) 500ml 中，以靜脈輸注控制器從 1U/min 的劑量開始滴注，之後每隔 30~60 分鐘增加 0.5~1.0mU/min，直至引發有效宮縮（每 10 分鐘有 3 次宮縮，持續時間 40~50 秒，宮縮強度約 50mmHg）。

　　吳女士於當天 21:05 陰道分娩一女嬰，體重 3,400g，身長 50cm，Apgar 評分 9 分；5 分鐘後胎盤以希氏法自然剝離，檢查胎盤胎膜完整，隨後陰道出現大量出血，色鮮紅，伴隨血塊，共失血約 1,080ml，依醫囑給予紅血球濃厚液(Packed red cell; PRBC) 4 單位輸注；醫師以手指伸入子宮腔剝除殘留的血塊，於陰道塞紗布捲，給予 Pitocin 10 U/1ml 促進子宮收縮，並按摩子宮幫助子宮收縮助惡露排出。但陰道鮮血仍呈噴流狀，血壓 80/40mmHg、脈搏 125 次／分，吳女士意識清醒、嘴唇蒼白。醫師向家屬說明病情，若無法控制產後出血，可能需進行子宮切除或以動脈血管栓塞術治療。

💡 提示問題(Guiding Questions)

1. 造成產後出血的危險因子有哪些？
2. 產後子宮收縮不良造成產後出血之建議處理方式有哪些？

1. 早期產後出血最常見的原因為下列何者？(A)子宮破裂　(B)子宮張力不全　(C)生殖道裂傷　(D)瀰漫性血管內凝血。

2. 下列關於早期產後出血的敘述，何者正確？(A)是指胎兒娩出後最初 24 小時內產婦的失血量大於 1,000ml　(B)發生在產後二小時內最常見　(C)產道裂傷是最常見的導因　(D)腹部觸診到的子宮大而堅硬，同時位置上升。

3. 李太太自然生產，產後 1 小時，仍有鮮血自陰道流出，觸診評估子宮堅硬，且位在腹部中線低於肚臍的位置，此種情況最可能的出血原因為：(A)子宮收縮不佳　(B)子宮破裂　(C)胎盤碎片殘留　(D)撕裂傷。

4. 林太太因產程延長，產後陰部腫脹，且無法自解小便，護理人員除了給予單次導尿外，應優先觀察何種生理變化？(A)膀胱有無出血　(B)子宮收縮情形　(C)有無電解質不平衡症狀　(D)泌乳狀況。

5. 產後子宮出血的原因，以下列何者最為常見？(A)子宮收縮無力　(B)黏著性胎盤　(C)子宮外翻　(D)會陰切開處出血。

6. 陳太太為第二胎經產婦，剛陰道分娩出一男嬰，體重 3,800 公克，產後陳太太惡露量較多，子宮時而鬆軟，針對產後子宮的評估與護理指導，下列何者正確？(A)告知子宮若偏離中線時必須停止按摩以免子宮受傷　(B)用指尖輕揉子宮，子宮若鼓起即可停止　(C)可按摩子宮，待子宮變硬時則暫停　(D)產後子宮必須持續用力按摩，不能間斷以促進收縮。

7. 為了避免患有高血壓的產婦發生產後出血現象，下列的預防措施，哪一項不適宜？(A)測宮底位置、宮縮情形、惡露量與會陰傷口情形　(B)宮底按摩　(C)乳房、乳頭按摩護理　(D)注射 Oxytocin 或 Ergonovine。

8. 吳太太經陰道分娩後 2 小時，顯得焦躁不安，主訴會陰及直腸有壓迫及疼痛感，護產人員觀察會陰部位有水腫現象，表皮緊繃感，惡露量少。吳太太最可能發生下列何者？(A)子宮弛緩　(B)會陰血腫　(C)子宮內翻　(D)陰道感染。

9. 李女士產後 1 個月，惡露由淡黃色轉為紅色，腹部觸診無疼痛現象，最常見的原因及處理為何？(A)正常生理現象，不需理會　(B)產道受傷，需立即就醫　(C)燉補湯喝太多，停餐即可　(D)子宮復舊不全，需就醫診療。

10. 林女士，陰道分娩後第 1 天，醫囑為：Ergonovine 1# t.i.d.，此藥物作用為下列何者？(A)促進子宮收縮　(B)促進乳腺管收縮　(C)抑制泌乳素分泌　(D)抑制催產素分泌。

11. 晚期產後出血最常見的原因為下列何者？(A)子宮張力不全　(B)產道撕裂傷 (C)胎盤碎片殘留(D)瀰漫性血管內凝血。

12. 張女士，產後 2 小時自恢復室返室，惡露呈鮮紅色，1 小時內即浸濕整片產墊，下列敘述何者正確？(1)此為早期出血　(2)此為晚期出血　(3)可能與子宮收縮不良有關　(4)可能與胎盤組織殘留有關。(A)僅(1)(3)　(B)僅(2)(4)　(C)(1)(3)(4)　(D)(2)(3)(4)。

13. 下列何者為嚴重產後出血的徵象？(A)收縮壓與舒張壓均下降 15mmHg　(B)心跳次數為 60 次／分　(C)失血超過 1,000ml　(D)體溫為 100.6℉。

14. 有關第三度會陰撕裂傷的範圍，下列何者正確？(A)從直腸黏膜延伸至直腸 (B)從皮膚及陰道黏膜延伸至會陰肌肉　(C)在皮膚或陰道黏膜　(D)從皮膚、陰道黏膜、會陰肌肉延伸至肛門括約肌。

15. Ergonovine 臨床主要用於治療下列何種疾病？(A)產後出血　(B)阿滋海默氏症　(C)催產　(D)高泌乳素血症。

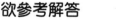

欲參考解答
請掃描 QR code 或至 reurl.cc/2ZL8p9 下載

王淑芳、馮容莊、張宏江、王子芳、方郁文、江曉菁、王瑤華、潘婉琳、陳信孚、萬美麗、高美玲、黃國儀、陳淑溫、郭素珍、曾英芬、洪志秀、柯淑華、黃美荏、王佳音…潘怡如(2021)·*實用產科護理學*（九版）·華杏。

洪麗專、萬美麗、田聖芳、林麗華、李小璐、王淑芳、吳小莉、王曉鈴、林淑華、侯本昕、陳嘉雯、廖怡惠、孫惠玲、陳嘉琦、蔡照文、傅雅麟、蔡碩心、沈滿華、張詠涵…劉美君(2019)·*產科護理學*（四版）·永大。

蕭伃伶(2022)·產褥期合併症的護理·於余玉眉總校閱，*產科護理學*（十一版）·新文京。

Anger, H, Durocher, J, Dabash, R, & Winikoff , B. (2019). How well do postpartum blood loss and common definitions of postpartum hemorrhage correlate with postpartum anemia and fall in hemoglobin? *PLoS One, 14*:e0221216

Belfort, M. A (2011). Overview of postpartum hemorrhage. *uptodate*. https://www.uptodate.com/contents/overview-of-postpartum-hemorrhage

Deneux-Tharaux, C., Bonnet, M. P., & Tort, J. (2014). Epidemiology of post-partum haemorrhage. *J Gynecol Obstet Biol Reprod, 43*, 936.

Reale, S. C., Easter, S. R., & Xu, X. (2020). Trends in Postpartum Hemorrhage in the United States From 2010 to 2014. *Anesth Analg, 130*, 119.

Sheldon, W. R., Blum, J, & Vogel, J. P. (2014). Postpartum haemorrhage management, risks, and maternal outcomes: Findings from the World Health Organization Multicountry Survey on Maternal and Newborn Health. *BJOG, 121,* Suppl 1:5.

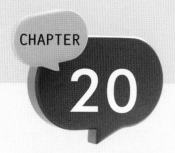

葉月珍　編著

妊娠合併瀰漫性血管內凝血

Disseminated Intravascular Coagulation in Pregnancy

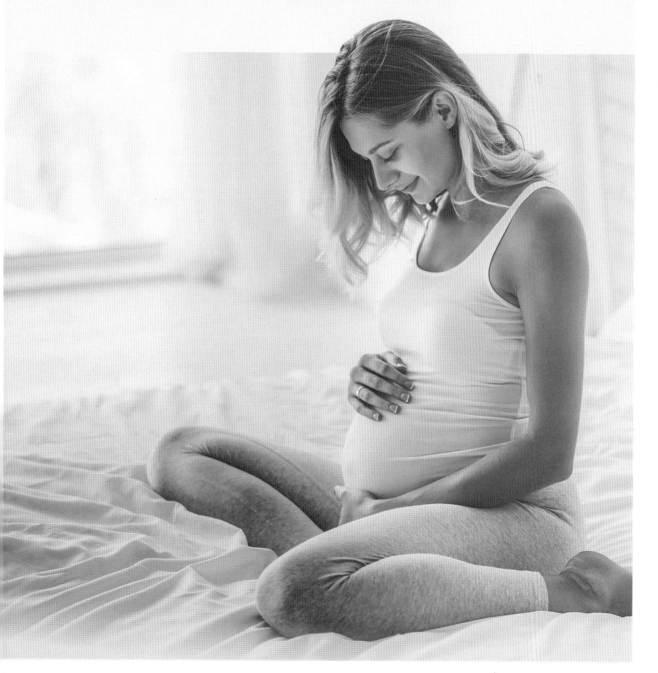

本章大網

一、導因

二、病理生理變化

三、臨床症狀與表徵

四、診斷及檢查

五、醫療處置

六、護理照護

學習目標

1. 認識妊娠合併瀰漫性血管內凝血的病理生理變化及臨床表徵。

2. 了解妊娠合併瀰漫性血管內凝血之醫療處置及護理照護。

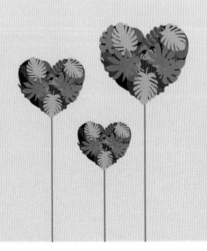

　　瀰漫性血管內凝血(Disseminated intravascular coagulation; DIC)是產科死亡率非常高的急症，其病程發展突然且快速，為一種凝血機制異常所導致的出血性疾病。由於凝血因子及血小板大量消耗，造成凝血功能不足，引起大量出血將對產婦及胎兒有致命的危險。

一、導因

　　最常發生的原因是羊水栓塞及胎盤早期剝離，其他的原因還包括：子宮內胎兒死亡(IUFD)、前置胎盤、子癇前症、子癇症、敗血性流產、過期流產、子宮破裂、子宮內感染、輸血時血液不相容、產後出血、葡萄胎、中毒性休克、妊娠急性脂肪肝。

二、病理生理變化

　　在分娩過程中，羊水、胎兒細胞或胎髮、皮屑等物質變成栓塞物，透過子宮基底的胎盤進入母體血液循環而誘發母體之發炎反應，促使組織因子(Tissue factor)的釋放，導致血管內皮細胞損傷，產生大量凝血酶而形成血栓，並消耗很多纖維蛋白、血小板及凝血因子，而產生纖維蛋白分解產物(Fibrin and fibrinogen degradation products; FDP)，最終導致凝血功能障礙（圖20-1）。

三、臨床症狀與表徵

　　瀰漫性血管內凝集症候群是一種耗損性凝固病變，以致血小板及許多凝固因子都會被消耗殆盡，而造成反覆、嚴重或多部位出血。

1. 子宮鬆弛，陰道持續流血不止，無血凝塊，使用子宮收縮劑仍無法止血。

2. 產婦身上出現紫斑、瘀青。

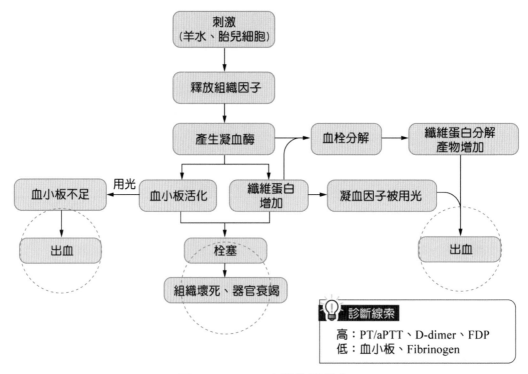

圖 20-1　DIC 病理生理變化

3. 嚴重可伴有牙齦出血、咳血、尿血，以及注射處和手術切口出血、滲血。

4. 譫妄及昏迷。

四、診斷及檢查

　　凝血功能的各類異常，並無法視為確定診斷的依據。一般認為部分凝血酶原時間(Activated partial thromboplastin time; aPTT)延長、纖維蛋白原(Fibrinogen)減少、血小板(Platelet)數目減少，加上臨床上有出血傾向，即符合瀰漫性血管內凝血(DIC)的診斷。未必所有的 DIC 皆如此，如孕婦的纖維蛋白原就比正常人高，所以發生 DIC 時，可能仍在正常範圍之內。

　　DIC 是多種疾病併發症的共通症狀，在診斷上需要仔細鑑別診斷，一般會有下列兩項以上的臨床表現：

1. 可發現出血時間(Bleeding time; BT)、凝血酶原時間(Prothrombin time; PT)延長及部分凝血酶原時間(aPTT)延長、纖維蛋白原減少。

2. 血小板及第I、II、V、VI凝血因子減少。

3. 紅血球抹片呈現紅血球破壞情形。

4. 纖維蛋白分解產物增加。

五、醫療處置

1. 去除病因：只有去除和控制病因才是治療瀰漫性血管內凝血的根本措施，如積極控制感染、清除子宮內容物（如死胎、胎盤）等。

2. 支持療法：矯正與 DIC 同時存在的缺氧、血容量不足、低血壓、休克，以提高治療效果。

3. 給予肝素(Heparin)：若無嚴重出血者，可考慮給予 Heparin 控制血管內凝血情形，並可預防血栓性併發症，減少纖維蛋白原的消耗。

4. 補充靜脈輸液、新鮮冷凍血漿與血小板。

六、護理照護

1. 觀察並記錄出血量及狀況，包括皮膚、陰道、傷口及牙齦等部位。

2. 密切持續監測產婦之意識、生命徵象（特別是血壓和脈搏）及子宮收縮情形。

3. 預防出血（不用力咳嗽、擤鼻、解便等），避免不必要的侵入性治療或檢查。

4. 穩定血流動力學及電解質平衡，注意靜脈輸液之通暢。

5. 提供產婦及其家庭成員之情緒照護及支持。

情境模擬教案

妊娠合併瀰漫性血管內凝血的照護

案例簡介／摘要(Abstract/Summary)

　　32 歲吳女士，懷孕 39 週時入院接受催生，以陰道生產產出一男嬰。胎盤娩出後，突然意識不清、血壓下降，伴隨大量的陰道出血，經醫療處置並無改善。經檢查報告顯示為嚴重瀰漫性血管內凝血，因血氧濃度無法改善，採用葉克膜輔助治療。

▶ 教案學習目標(Learning Objectives)

1. 能及早觀察妊娠合併瀰漫性血管內凝血的臨床症狀，並報告醫師。
2. 能注意產後子宮收縮及出血狀況。
3. 能了解妊娠合併瀰漫性血管內凝血之危險因子。

▶ 學生應具備的背景知識(Prerequisite Knowledge of Students)

　　運用此教案進行教學的學生，建議應完成產科護理妊娠期、待產期及分娩期之相關課程內容。

▶ 教案內容(Content)

　　吳女士，32 歲，G1P1，於懷孕 39 週時入院接受催生，17 個小時後，以陰道生產的方式產出一男嬰。胎盤娩出後，吳女士突然出現意識不清、血壓下降，伴隨大量的陰道出血，在使用 Methergine 及 Cytotec 後，出血情形並無改善，在放置中心靜脈導管(CVP)後，立刻輸血注射 Fibrinogen。

　　吳女士在產檯上心跳停止，經過 CPR 及緊急插管後，轉送加護病房，此時仍持續出血、低血壓伴隨低血氧。抽血檢查之實驗室數據結果如下：WBC：8,400/mm^3，HCT：23%(↓)，PLT：14,000/mm^3(↓)，PT：19 秒

(↑)；aPTT：67.2 秒(↑)，Fibrinogen：50ng/dl(↓)，FDP test：40ng/dl(+)，D-Dimer test：620ng/dl(+)。報告顯示嚴重瀰漫性血管內凝血，因血氧濃度無法改善，採用葉克膜輔助治療。

💡 提示問題(Guiding Questions)

1. 妊娠合併瀰漫性血管內凝血的臨床症狀有哪些？
2. 吳女士抽血檢查之實驗室數據結果所代表的意義為何？

課後複習 ● EXERCISE

1. 王女士 46 歲，產後因羊水栓塞而死亡，下列敘述何者正確？(A)因早期破水，羊水經循環滲入母體而造成　(B)會消耗母體凝血因子，因而造成大出血休克　(C)胎兒通常因為羊水過少而死亡的機率極高　(D)羊水栓塞易發生於高齡初產婦，無法預防。

2. 下列哪一項不是妊娠合併瀰漫性血管內凝血的徵象？(A)陰道出血　(B)出現紫斑　(C)血壓下降　(D)出現血凝塊。

3. 有關瀰漫性血管內凝血診斷及檢查之敘述，何者為非？(A)凝血酶原時間(PT)減少　(B)部分凝血酶原時間(aPTT)延長　(C)血小板數目減少　(D)纖維蛋白原(Fibrinogen)減少。

4. 對瀰漫性血管內凝血之病人進行治療時，不應給予下列何種治療？(A)給予Tranexamic acid　(B)給予新鮮冷凍血漿(Fresh frozen plasma)　(C)給予Heparin　(D)補充血小板(Platelet)。

5. 下列有關瀰漫性血管內凝血(DIC)之敘述，何者正確？(A)病程發展緩慢　(B)會出現低球蛋白血症　(C)因形成血栓後機化而不易出血　(D)常因耗掉大量凝血因子，而引起凝血不良及嚴重出血。

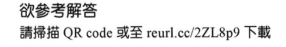
欲參考解答
請掃描 QR code 或至 reurl.cc/2ZL8p9 下載

● REFERENCE

王淑芳、馮容莊、張宏江、王子芳、方郁文、江曉菁、王瑤華、潘婉琳、陳信孚、萬美麗、高美玲、黃國儀、陳淑溫、郭素珍、曾英芬、洪志秀、柯淑華、黃美荏、王佳音⋯潘怡如(2021)・*實用產科護理學*（九版）・華杏。

洪麗專、萬美麗、田聖芳、林麗華、李小璐、王淑芳、吳小莉、王曉鈴、林淑華、侯本昕、陳嘉雯、廖怡惠、孫惠玲、陳嘉琦、蔡照文、傅雅麟、蔡碩心、沈滿華、張詠涵⋯劉美君(2019)・*產科護理學*（四版）・永大。

蕭伃伶(2022)・產褥期合併症的護理・於余玉眉總校閱，*產科護理學*（十一版）・新文京。

Belfort, M. A. (2022). *Disseminated intravascular coagulation (DIC) during pregnancy: Clinical findings, etiology, and diagnosis.* https://reurl.cc/6Z2bL6

Callaghan, W. M., Creanga, A. A., & Kuklina, E. V. (2012). Severe maternal morbidity among delivery and postpartum hospitalizations in the United States. *Obstet Gynecol, 120*, 1029.

Erez, O., Novack, L., & Beer-Weisel, R., et al. (2014). DIC score in pregnant women-A population based modification of the International Society on Thrombosis and Hemostasis score. *PLoS One,9*, e93240.

Levi, M. (2009). Disseminated intravascular coagulation (DIC) in pregnancy and the peri-partum period. *Thromb Res, 123*(2), S63.

Rattray, D. D., O'Connell, C. M., & Baskett, T. F. (2012). Acute disseminated intravascular coagulation in obstetrics: A tertiary centre population review (1980 to 2009). *J Obstet Gynaecol Can, 34*, 341.

Shamshirsaz, A. A., & Clark, S. L. (2016). Amniotic Fluid Embolism. *Obstet Gynecol Clin North Am, 43*, 779.

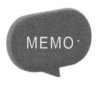

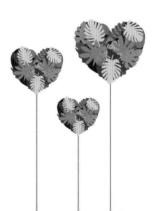

葉月珍　編著

產科急症
Obstetric Emergencies

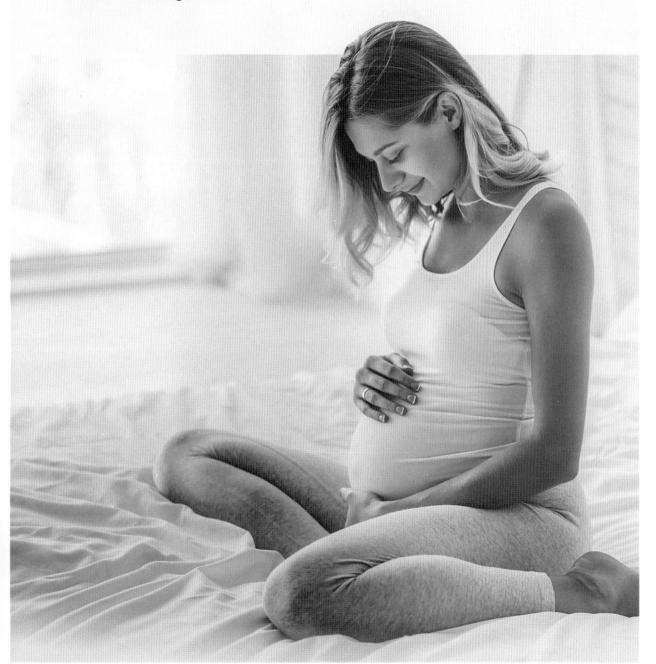

本章大網

一、羊水栓塞

二、子宮破裂

學習目標

1. 認識產科急症之種類。

2. 了解各產科急症之導因及症狀。

3. 認識各產科急症之診斷檢查。

4. 認識各產科急症之醫療處置及護理照護。

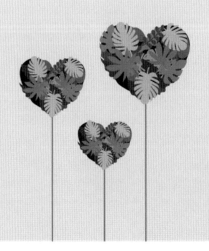

前言 Foreword

　　產科急症是指生產前、生產時及生產後突然發生嚴重威脅孕產婦及胎兒或新生兒生命的急性病症，原因包括：羊水栓塞、子宮破裂、子宮外翻、子癇前症引發癲癇、子宮收縮不良或胎盤剝離不全造成的產後出血等。當發生產科急症時，將會對孕婦、胎兒或新生兒造成嚴重的健康風險甚至喪命，因此護理人員應盡速確認產科合併症，得以即時提供有效的評估、照護及適當的醫療處置，將產科急症的風險降到最低，以確保孕婦、胎兒或新生兒的生命安全。以下就產科常見的急症「羊水栓塞」、「子宮破裂」來做介紹。

一、羊水栓塞(Amniotic Fluid Embolism; AFE)

　　羊水栓塞係因羊水或胎兒物質進入母體血液循環，引起母體對胎兒物質產生免疫反應或發炎反應(Inflammation)。常發生在生產期間或剛生產完，它是一種非常罕見、卻是嚴重且致死率非常高的產科疾病。通常是突然發作、無法事先預測，也很難預防，約有 1/4 的待產婦在發病 1 個小時內死亡。

（一）導因

　　在正常情況下，羊水存在羊膜腔內，與母體血液循環並無交流。當羊膜腔與母體血液循環當中的屏障(Barrier)出現裂隙時，羊水才有可能進入母體的靜脈系統，此裂隙可能出現於子宮頸內口的靜脈、胎盤植入處或子宮傷口。在剖腹產、胎盤早期剝離、前置胎盤、子宮頸撕裂傷、子宮破裂、腹部創傷時，可能使羊膜腔與母體血液循環間的屏障遭到破壞，故發生羊水栓塞症的機率較高。造成羊水栓塞的原因如下所列：

1. 急產。

2. 多次生產。

3. 高齡孕婦。

4. 產程延滯。

5. 羊水中有胎便。

6. 使用器械協助生產。

7. 前置胎盤或胎盤早期剝離。

8. 子宮頸裂傷。

9. 子癇症。

10. 剖腹產。

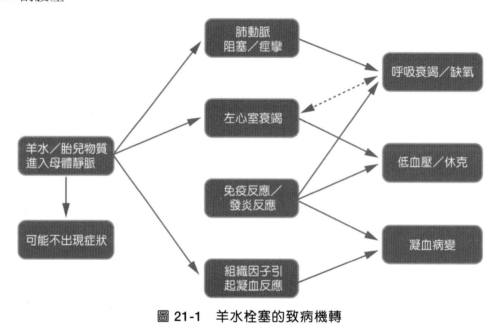

圖 21-1　羊水栓塞的致病機轉

摘自顏兆熊(2008)．羊水栓塞症．*生物醫學*，*1*(3)，239-246。

（二）臨床症狀與表徵

最常發生在胎兒出生時間的前後，可能正在待產陣痛、正在剖腹產手術中，或是產後不久。突然間發作，一旦發生就有致命的危險，大多數待產婦在發生羊水栓塞之後，很快就因心肺衰竭而導致死亡。

臨床症狀與表徵如下所列：

1. 呼吸窘迫。

2. 血壓過低。

3. 全身痙攣、意識改變。

4. 皮膚紫斑或瘀斑、子宮鬆弛、陰道大量出血，甚至休克。

5. 出現瀰漫性血管內凝血(Disseminated intravascular coagulation; DIC)，全身多處出血及低纖維蛋白血症。

（三）診斷及檢查

目前尚無可靠的實驗室檢查來確認羊水栓塞，主要是根據臨床表現，並且綜合所有症狀，但各待產婦表現出來的症狀差異性大，可能會造成診斷上的困擾。如待產婦在待產時或是剛生產後，出現休克以及突發性的心肺功能減退，就要懷疑是否為羊水栓塞。目前尚無公認的診斷標準，重要的是診斷前需先排除其他可能造成類似症狀的疾病。需與羊水栓塞做鑑別診斷的疾病如下：

◎ **當出現呼吸窘迫時**

1. 肺栓塞（由血栓、脂肪或空氣所造成）。

2. 肺水腫。

3. 麻醉併發症。

4. 吸入性肺炎。

5. 出現血壓過低。

6. 休克：如敗血性休克、出血性休克、過敏性休克。

7. 心律不整。

8. 心肌梗塞。

◎ **當出現凝血異常與出血時**

1. 瀰漫性血管內凝血(DIC)（其他原因引起者）。

2. 胎盤早期剝離。

3. 子宮破裂。

4. 子宮收縮不良。

◎ **當出現神經學異常時**

1. 癲癇症(Epilepsy)。

2. 子癇症(Eclampsia)。

3. 腦血管意外。

4. 血糖過低。

（四）醫療處置

目前對羊水栓塞尚無有效的預防或治療，臨床處置為早期發現、及早處置，針對症狀做支持性治療，盡快使心肺功能穩定下來，維持足夠的組織灌注以避免器官衰竭。醫療處置包括：

1. 治療缺氧：立即給 100%氧氣或氣管內插管，必要時可使用呼吸器，治療目標為動脈血氧分壓(PaO$_2$) >60mmHg、血氧飽和度>90%。

2. 矯正低血壓及休克：目標為收縮壓>90mmHg、尿液>25ml/hr。
   (1) 給予靜脈輸液等張性溶液，以增加心臟前負荷。
   (2) 給予血管收縮劑，以提升血壓
   (3) 給予增強心臟收縮藥物，以改善心室收縮不良。
   (4) 給予 Phenylephrine 使血管收縮。另外多巴胺(Dopamine)、腎上腺素(Epinephrine)或正腎上腺素(Norepinephrine)除具有甲型腎上腺素激導性的(α-adrenergic)血管收縮功能外，尚具有 ß-adrenergic 功能改善心臟功能，為較理想的選擇。
   (5) 若有肺水腫，使用利尿劑時需小心謹慎。

3. 治療瀰漫性血管內凝血(DIC)

   (1) 若有嚴重出血，應輸予濃縮紅血球，若血小板過低，應輸血小板。

   (2) 視檢驗結果，給予新鮮冷凍血漿(Fresh frozen plasma; FFP)、冷凝沉澱物(Cryoprecipitate)、纖維蛋白原(Fibrinogen)。新鮮冷凍血漿含纖維蛋白原以及各種凝血因子，每單位新鮮冷凍血漿(250ml)可增加纖維蛋白原濃度 10mg/dl；冷凝沉澱製品乃由新鮮冷凍血漿抽取出來，可提供較濃縮的纖維蛋白原以及第 8、第 13 凝血因子。

4. 處理產後出血：包括按摩子宮、給子宮收縮劑、子宮動脈結紮或栓塞，必要時進行全子宮切除。

（五）護理照護

1. 監測生命徵象，若呼吸、心跳停止，立刻進行心肺復甦術。

2. 羊水栓塞往往造成產婦甚至胎兒死亡，需給予家屬情緒支持，並接受家屬的情緒反應，提供支持性照護，協助度過哀傷過程。

3. 評估用藥及治療效果。

二、子宮破裂(Uterine Rupture)

　　子宮破裂是指子宮體部或子宮下段於妊娠晚期或分娩期發生的破裂，是產科極嚴重的併發症，會造成母體大量出血，導致臍帶血流降低、氧氣輸送減少而缺氧，危及母體及胎兒生命。

　　通常發生於子宮下段，因肌肉太薄，無法承受壓力。按發生原因分為自發性破裂和損傷性破裂；按發生時間分為妊娠期破裂和分娩期破裂；按破裂程度分為完全性破裂（子宮壁全層破裂）和不完全性破裂（子宮肌層全部或部分破裂）；按發生部位分為子宮體部破裂和子宮下段破裂。

🎀 高死亡率的子宮破裂

　　在已開發國家，孕產婦及胎兒因子宮破裂致死的情形較為罕見。但在開發中國家情況不同，母體死亡率可達 40~60％，胎兒致死率則在 50~75％，胎兒存活取決於子宮破裂的及時發現得以適當處理，故在某些較貧困的開發中國家，胎兒死亡率可高達 100％。

（一）導因

　　子宮破裂與下列因素有關：

1. 曾經剖腹產：尤其是前胎剖腹後自然生產(Vaginal birth after cesarean section; VBAC)，發生比率約占所有曾剖腹生產 1％；另外，生產方式若採傳統式剖腹產，其疤痕組織破裂的發生率比子宮下段橫切剖腹產，約多 4 倍。

2. 骨盆狹窄(Contracted pelvis)、胎頭骨盆不對稱(Cephalopelvic disproportion; CPD)：使胎兒先露部下降受阻，為克服阻力引起強烈宮縮，導致子宮破裂。

3. 妊娠前子宮有受過創傷：如子宮肌瘤切除、人工流產，導致子宮壁原有疤痕，因子宮收縮牽拉及宮腔內壓力升高而發生斷裂。宮體部疤痕常在妊娠晚期自發破裂，多為完全性破裂；子宮下段疤痕破裂多發生於生產後，多為不完全性破裂。

4. 使用產鉗或進行臀牽引術(Breech extraction)：導致子宮頸撕裂，嚴重時可波及子宮下段，發生子宮下段破裂。

5. 催產素(Oxytocin)的影響：因催產素劑量過大，或子宮對催產素過於敏感，均可引起子宮收縮過強，再加上先露部位下降受阻，而發生子宮破裂。

6. 自發性子宮破裂容易發生在多產婦又使用催生藥物的孕婦，若過度牽扯子宮下段導致病理性收縮環(Pathologic retraction ring)（圖 21-2），此時子宮下段膨出，壓痛明顯，子宮圓韌帶極度緊張，可明顯觸及並有壓痛，需特別注意可能是子宮破裂的前兆。

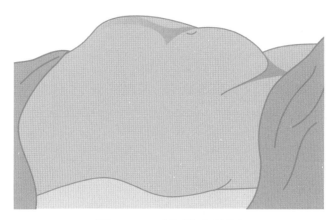

圖 21-2　病理性收縮環

（二）臨床症狀與表徵

　　症狀表現差異很大，有時發生在產程當中或產後階段，臨床症狀如下：

1. 子宮收縮型態改變、子宮收縮壓力突然消失、子宮形狀改變。

2. 產婦自述腹部劇烈的疼痛、反彈痛，極度腹脹。

3. 血壓下降、呼吸脈搏加快。

4. 膀胱受胎先露部壓迫充血，出現排尿困難、血尿。

5. 陰道有鮮血流出。

6. 胎兒游離在產婦的腹腔內、無法監測到胎心音。

7. 胎盤早期剝離。

8. 腹腔內出血。

9. 心肺衰竭、休克。

（三）診斷及檢查

根據病史、分娩過程及臨床表現來診斷，檢查方式如下：

1. 陰道檢查：胎先露部上移，甚至有時能觸到破裂口，可見有鮮血流出。

2. 腹腔穿刺或後穹隆穿刺術：通過腹壁穿刺進入腹腔，針對被吸出物進行化驗或病理檢查，以協助診斷。可明確腹腔內有無出血，另腹部叩診可發現移動性濁音。

3. 超音波檢查：可發現胎兒位置改變，胎動、胎心率改變或消失、子宮縮小有裂口、腹部有游離液體。

（四）醫療處置

1. 應立即採取措施抑制子宮收縮，給予靜脈全身麻醉，並肌肉注射 100mg Pethidine 以緩解宮縮，同時緊急剖腹手術挽救胎兒及母親。

2. 無論胎兒是否存活，均應矯正休克，緊急安排輸血、輸液的補充。

3. 手術治療，修補破裂處，控制出血量以搶救產婦生命：
   (1) 根據產婦狀態、子宮破裂程度、感染程度，及產婦有無子女，決定是否保留子宮。
   (2) 對破口大且不整齊或感染明顯者，建議可施行子宮次全切除術；若破口延長至子宮頸，則應行子宮全切術。
   (3) 前次剖腹產子宮瘢痕裂開，可施行裂口縫合術，同時予以雙側輸卵管結紮術。

4. 無論有無感染，術後均應給予抗生素預防感染。

5. 剖腹探查時注意子宮破裂的部位外，應仔細檢查膀胱、輸尿管、子宮頸和陰道，如發現有損傷，應同時執行這些臟器的修補術。

（五）護理照護

1. 持續監測並記錄脈搏、血壓、血氧濃度，依其變化適時與醫師反應及處置。

2. 將床頭放低，採平躺姿勢，使腦部有足夠血流灌注；給予氧氣 3L/min，減少氧氣不足的情形發生。

3. 每 15 分鐘評估意識狀態，並觀察病患唇色及四肢組織灌流情形。

4. 評估子宮收縮情形：觸診子宮收縮程度、位置、子宮底高度，觀察是否出現子宮破裂之徵兆，包括子宮收縮過度強烈、子宮收縮時異常疼痛、出現病理收縮環。

5. 每小時監測輸出入量並詳細記錄，持續給予靜脈點滴輸注及輸血，維持循環血量。

6. 提供患者溫毯及烤燈保暖，每 30 分鐘評估四肢末梢溫度。

7. 每 30 分鐘觀察皮膚有無新增加瘀斑、黏膜出血、牙齦出血、血尿情形，標記會陰部及下肢瘀斑範圍。

8. 移動患者時，動作輕柔，避免碰撞導致皮下出血；若需抽血檢查，需增加抽血處按壓時間至少 5 分鐘，避免出血不止。

9. 每 15 分鐘觀察出血量、顏色、性狀，使用產褥墊置於患者臀部，當浸濕 2/3 時予以更換，利用磅秤測量出血量，並記錄出血量及產褥墊更換時間。

10. 提供情緒支持

(1) 主動關懷，予患者及家屬建立良好關係，提供隱密空間，不受外界干擾。

(2) 不勉強患者回想生產當日狀況，當其願意表達時，讓患者了解此時此刻護理人員能一直陪伴在旁。

(3) 在患者敘述表達時，給予溫柔肢體接觸、傾聽並接受其情緒反應，當患者哭泣時輕拍肩、給予面紙，讓患者有真實性感受，鼓勵其情緒宣洩。

情境模擬教案（一）

——•羊水栓塞的照護•——

案例簡介／摘要(Abstract/Summary)

　　37 歲林女士，懷孕 38 週，突然破水入院待產，因出現胎兒窘迫，醫師予以緊急剖腹產。術後林女士意識不清、無法量測到血壓、陰道大量出血，立即施行心肺復甦術，持續 30 分鐘因急救無效，經醫師宣告死亡。

教案學習目標(Learning Objectives)

1. 認識羊水栓塞之危險因子。
2. 能了解羊水栓塞之臨床症狀。
3. 能了解與羊水栓塞做鑑別診斷的疾病。

學生應具備的背景知識(Prerequisite Knowledge of Students)

　　運用此教案進行教學的學生，建議應完成產科護理妊娠期、待產期及分娩期之相關課程內容。

教案內容(Content)

　　林女士，37 歲，G_3P_3，懷孕 38 週因破水入院待產，以 PGE_2 陰道塞劑和 Piton-S 5U in LR 500ml IV Pump 靜脈滴注催生，待產 5 小時後，羊水胎便染色、胎兒心跳下降到 90~110bpm，出現胎兒窘迫現象，通知醫師予以緊急剖腹產。

　　手術完成回病房後，林女士主訴「**突然喘不過氣來、頭暈**」，測量血壓 84/40mmHg、SpO_2 80%，給予靜脈滴注全開、氧氣面罩及 Ephedrine 靜脈注射。1 小時後產婦意識不清、無法量測到血壓、子宮鬆軟、陰道大量出血，立即施行心肺復甦術，持續 30 分鐘仍無血壓、心跳、意識且瞳孔放大，因急救無效，經醫師宣告死亡。

提示問題(Guiding Questions)

1. 羊水栓塞的症狀有哪些？
2. 羊水栓塞有哪些診斷方式？

情境模擬教案（二）

━•子宮破裂的照護•━

案例簡介／摘要(Abstract/Summary)

　　一位 40 歲，第二胎懷孕已過預產期的陳女士，醫師建議入院催生待產。待產 3 小時之後，胎心音消失、胎兒身體滑到子宮外面，經由醫師診斷，確認是上一胎剖腹生產後的瘢痕破裂，緊急將胎兒娩出後，但陳女士的出血仍難以控制，立即施予子宮切除手術。

▶ 教案學習目標(Learning Objectives)

1. 能學習子宮破裂之護理評估。
2. 能了解子宮破裂之護理照護措施。

▶ 學生應具備的背景知識(Prerequisite Knowledge of Students)

　　運用此教案進行教學的學生，建議應完成產科護理妊娠期、待產期及分娩期之相關課程內容。

▶ 教案內容(Content)

　　陳女士，32 歲，G_2P_1，懷孕 40 週，上一胎因為待產期間發現胎兒缺氧，所以緊急剖腹產，因為手術後傷口疼痛很久，所以這一胎希望採用自然產方式生產。此次入院因為已過預產期，醫師建議催生待產，初步評估沒有特殊狀況，待產 3 個小時之後，經胎兒監視器發現胎心音消失，超音波掃描腹部，胎兒已經沒有心跳，胎兒身體已經滑到子宮外面，而且子宮周圍都有出血。經由醫師診斷，確認是上一胎剖腹生產後的瘢痕破裂，緊急將胎兒娩出後，但是胎兒已經明顯死亡，產婦的出血仍難以控制，立即施予子宮切除手術，並輸血 4,000ml，救回產婦生命。

提示問題(Guiding Questions)

1. 請問陳女士子宮破裂的可能原因有哪些？

2. 請問陳女士子宮破裂是屬於「完全性子宮破裂」或「不完全性子宮破裂」？會出現哪些症狀？

3. 子宮破裂有哪些緊急處理方式？

課後複習

1. 破水待產的曾女士突然出現呼吸困難、尖銳的胸痛且無法呼吸，此時應懷疑她最可能發生下列哪種問題？(A)胎盤早期剝離　(B)羊水栓塞　(C)子宮破裂 (D)子宮內翻。

2. 王女士待產中突然大叫後緊抓胸部且無法呼吸，臉部發紺，血壓下降，胎心音下降至 55~60 次／分之間，最可能為下列何種情況？(A)胎盤早期剝離 (B)羊水栓塞　(C)異物阻塞　(D)子癇症。

3. 下列哪一種狀況與羊水栓塞症(Amniotic fluid embolism)的發生最無相關？(A)急產(Rapid labor)　(B)羊水胎便染色(Meconium-stained amniotic fluid)　(C)子宮靜脈裂傷(Tears into uterine veins)　(D)早產(Preterm delivery)。

4. 有關分娩過程中發生的子宮破裂，下列敘述何者正確？(A)產婦可能會發生口麻及腳麻的症狀　(B)通常發生於子宮下段，因肌肉太薄，無法承受壓力 (C)會伴隨子宮內翻，以致出血嚴重　(D)好發於合併胎盤早期剝離的產婦。

5. 孕婦在待產時，突然感覺腹部劇烈疼痛，宮縮停止、胎心音消失，此情況可能是發生了下列何種情況？(A)高張性子宮收縮　(B)子宮破裂　(C)產前早期破水　(D)羊水栓塞。

欲參考解答
請掃描 QR code 或至 reurl.cc/2ZL8p9 下載

林思妤、林玉蘭(2019)·一位子宮破裂併發嚴重出血產婦之生產照護經驗·*榮總護理，36*(4)，368-375。

林淑玲、吳婉如(2022)·高危險妊娠的護理·於余玉眉總校閱，*產科護理學*（十一版）·新文京。

柯淑華、王佳音、李麗君(2021)·分娩期異常的護理·於高美玲總校閱，*實用產科護理學*（九版）·華杏。

陳佩玉、陳雅惠、蔡寶純、林蓮馨(2018)·一位羊水栓塞重症末期產婦之緩和臨終照護經驗·*榮總護理，35*(3)，245-252。

黃慧琪(2021)·高危險妊娠相關疾病及其護理·於周汎澔總校閱，*產科護理學*（四版）·永大。

顏兆熊(2008)·羊水栓塞症·*生物醫學，1*(3)，239-246。

Al-Zirqi, I., Daltveit, A. K., & Vagen, S. (2019). Maternal outcome after complete uterine rupture. *Acta Obstet Gynecol Scandinavica, 98*(8), 1024-1031.

Al-Zirqi, I., Stray-Pedersen, B., Forsén, L., Daltveit, A. K., & Vangen S. (2016). Uterine rupture: Trends over 40 years. *BJOG An International Journal of Obstetrics & Gynaecology, 123*(5), 780-787.

Clark, S. L. (1990). New concepts of amniotic fluid embolism: A review. *Obstet Gynecol Surv, 45*, 360-368.

Combs, C. A., Montgomery, D. M, Toner, L. E., & Dildy, G. A. (2021). Society for Maternal- Fetal Medicine special statement: Checklist for initial management of amniotic fluid embolism. *Am J Obstet Gynecol,* S0002-9378 (21)00001-6.

Kobayashi, H., Akasaka, J., Naruse, K., Sado, T., Tsunemi, T., Niiro, E., & Iwai, K. (2017). Comparison of the different definition criteria for the diagnosis of amniotic fluid embolism. *Journal of Clinical and Diagnostic Research, 11*(7), 18-21.

Moldenhauer, J. S. (2021). *Amniotic Fluid Embolism*. https://www.msdmanuals.com/ professional/gynecology-and-obstetrics/abnormalities-and-complications-of-labor-and-delivery/amniotic-fluid-embolism

Sturzenegger, K., Schäffer, L., Zimmermann, R., & Haslinger, C. (2017). Risk factors of uterine rupture with a special interest to uterine fundal pressure. *Journal of Perinatal Medicine, 45*(3), 309-313.

Uszyński, W., & Uszyński, M. (2014). Amniotic fluid embolism (AFE): A review of the literature orientated on two clinical presentations-typical and atypical. *Open Journal of Obstetrics and Gynecology, 4*, 54-60.

MEMO

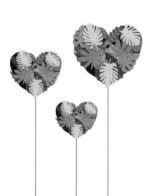

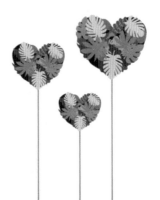

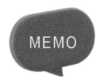

MEMO

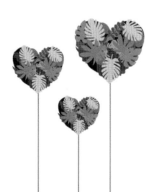

國家圖書館出版品預行編目資料

高危險妊娠護理／張靖梅, 劉錦成, 朱桂慧,
　巫曉玲, 葉月珍編著. -- 初版. -- 新北市：
　新文京開發出版股份有限公司, 2022. 12
　　面；　公分

　ISBN　978-986-430-889-7（平裝）

　1.CST: 產科護理　2.CST: 高危險妊娠

419.831　　　　　　　　　　　　111017679

高危險妊娠護理 （書號：B464）

編 著 者	張靖梅　劉錦成　朱桂慧　巫曉玲　葉月珍
出 版 者	新文京開發出版股份有限公司
地　　址	新北市中和區中山路二段 362 號 9 樓
電　　話	(02) 2244-8188（代表號）
Ｆ Ａ Ｘ	(02) 2244-8189
郵　　撥	1958730-2
初　　版	西元 2022 年 12 月 01 日

New Wun Ching Developmental Publishing Co., Ltd.

New Age · New Choice · The Best Selected Educational Publications — NEW WCDP

新文京開發出版股份有限公司

NEW WCDP

新世紀・新視野・新文京 — 精選教科書・考試用書・專業參考書